叙事医学

生命叙事的力量

杨晓霖 编著

SPM 南方传媒 广东科技出版社 全国优秀出版社

· 广州 ·

图书在版编目（CIP）数据

生命叙事的力量 / 杨晓霖编著. —广州：广东科技
出版社，2024.8
ISBN 978-7-5359-8196-7

Ⅰ.①生… Ⅱ.①杨… Ⅲ.①叙述学—应用—医
学—研究 Ⅳ.①R

中国国家版本馆CIP数据核字（2023）第245484号

生命叙事的力量
Shengming Xushi de Liliang

出 版 人：严奉强

策划编辑：刘锦业

责任编辑：彭逸伦 刘锦业

封面设计：彭 力

责任校对：邵凌霞

责任印制：彭海波

出版发行：广东科技出版社

　　　　　（广州市环市东路水荫路11号 邮政编码：510075）

销售热线：020-37607413

https://www.gdstp.com.cn

E-mail: gdkjbw@nfcb.com.cn

经　　销：广东新华发行集团股份有限公司

印　　刷：广州市彩源印刷有限公司

　　　　　（广州市黄埔区百合三路8号 邮政编码：510700）

规　　格：787 mm×1 092 mm 1/16 印张16.25 字数325千

版　　次：2024年8月第1版

　　　　　2024年8月第1次印刷

定　　价：68.00元

前言（序）

　　很久很久以前，有一位老妇人，一生都在旅行。一天，经过漫长的徒步，她疲惫不堪地来到了一个小村庄，挨家挨户地敲门，想找个地方歇息一下。无奈，老妇人不是被村民硬生生给个冷漠无情的闭门羹，就是面对委婉拒绝后悄然关上的门，只好先在村子角落的一棵大树底下暂时歇脚。不久，老妇人见到一位年轻男子也走进了村里，只见这男子一头长发，身着拖曳及地、色彩缤纷的宽大斗篷，他随意敲了敲一户人家的门，屋主开门听完男子简短的自我介绍后，便热情地招呼男子进屋，不一会儿，屋里传出觥筹交错、宾主尽欢的阵阵笑语声。之后，这男子笑着告别了这户人家，转身又敲了隔壁人家的门，再次受到了宾至如归的款待，而接下来这名男子挨家挨户地拜访村子里的每户人家，毫无例外都受到了热情的欢迎和款待。

　　相较自己所遭受的淡漠待遇，老妇人十分好奇：为何村民会对这名年轻男子这般殷勤呢？于是老妇人客气地问道："年轻人呐，请问你尊姓大名？为何你去的每户人家都将你奉为上宾，却都对我不理不睬？"

　　"老太太，您好。我的名字叫'故事'，不管到哪里，我都受欢迎。"年轻男子回答完老太太的问题，接着问道："请问您怎么称呼呢？"

　　"我叫'道理'，我多么希望也和'故事'一样受到欢迎啊！"老妇人回答道。

　　"那您何不与我同行呢？"年轻男子于是将老妇人裹进他又宽又大的斗篷里，就这样，他们结伴而行，一起成了下一户人家的座上宾。

　　人人都爱听故事，而听到的故事里，或多或少总有些道理隐藏其中，这就是故事一直存在的主要原因之一。

　　存在主义哲学大师让－保罗·萨特（Jean-Paul Sartre）讲：人永远是故事的讲述者，我们生活在自己的故事和别人的故事之中，通过故事来看待我们所遭遇的一切，而且努力像我们讲的故事那样去生活（A man is always a taller of tales, he lives surrounded by his stories and the stories of others, he sees everything that happens to him through them; and he tries to live his life as if he were recounting it.）。

具备讲故事能力的人不仅受到欢迎，还能够借由讲述故事疗愈听故事者。《一千零一夜》中，讲述了相传古代印度与中国之间一个叫"萨珊国"地方的故事，这个强大国家的统治者山鲁亚尔（Shahryar）是一位勇猛善战的国王。一天，山鲁亚尔国王偶然间发现嫂子和妻子都不贞洁，遂将二人杀死。从此，陷入创伤型叙事闭锁的山鲁亚尔不再相信任何女人，他每天娶一位少女，并且在第二天清晨将其杀掉。三年里无数少女被杀，城中女性纷纷逃离。终于，专门负责为国王找新婚妻子的丞相再也找不到合适的少女，为了拯救无辜的女性，丞相的大女儿山鲁佐德（Scheherazade）主动提出嫁给国王。

成为国王新婚妻子的山鲁佐德在当天晚上给国王讲述了一个引人入胜的故事，而故事刚到精彩处还没有讲完，天就亮了。国王正听得入神，允许山鲁佐德在第二天继续讲故事，最后，她的故事讲了一千零一夜，终于打动山鲁亚尔国王。他走出了创伤型叙事闭锁，放弃肆意报复的虐杀恶行，与山鲁佐德白首偕老。故事拯救了少女，也拯救了国王，最终也拯救了国家。

人类对故事的好奇与生俱来。透过讲述与聆听的"故事"，我们进入浩渺无垠的未知世界之中。无论是真是假，故事对于聆听者而言，都深具暗示与启发。在故事的叙述与聆听之中，我们得以代入不同时空的生命进行窥探和思考。故事中人物的境遇，都可能发生在我们身上，透过故事，我们看见生命面对命运所做的种种决定与努力的动机与可能性；聆听故事的我们，得以从中再次体验矛盾与冲突，并跳出问题，进而化解生命中的种种困境与危机。

在故事的流动递嬗之间，无论是叙事者还是倾听者，都可能会深刻地自我反思和省察。生命健康叙事处方（Bio-health Narrative Prescription）指的是一种根据生命主体所处的生命阶段和所面临的具体境遇，为其有针对性地开具叙事性作品处方，协助生命主体智慧地处理日常生活中遭遇的情绪困扰问题，借此引导生命主体主动适应生命叙事进程中的危机和困境，帮助其在最短的时间内达到心身安适状态的非医学保健方式。具备生命健康叙事处方开具能力的人不仅限于受过特殊专业训练的心理咨询师，还可由叙事素养高的家庭成员、幼儿园及中小学教师、社工、大学辅导员、社会志愿者、图书馆馆员、医护人员、健康管理或康复治疗师等不同生命主体来担任。

事实上，开具叙事阅读处方的做法在古代就有。因《巨人传》（*La vie de Gargantua et de Pantagruel*）而闻名的作者弗朗索瓦·拉伯雷（François Rabelais）也是一名医师，他在开给患者的处方笺上，总是会添上一部文学叙事作品的书名作为佐药。此外，17世纪著名的人文主义医者、临床医学之父托马斯·西登汉姆（Thomas Sydenham）也曾提到："良书胜百药。"近年来，我们在全国各地指导成立的生命健康叙事分享中心的其中一个功能就是为民众推荐叙事处方。我们在中心的叙事阅读服务专区通过放置暖色系桌椅，采用柔和的灯光，营造出温馨舒适的氛围，使读者能够放松紧绷的情绪，并在与具有情绪疗愈作用的叙事作品展开充分交流的过程中，达到心身安适、恬淡的状态。

关注叙事医学课程

聚焦生命健康叙事

倾听智者的小故事

§目 录

隐喻叙事与照护的力量

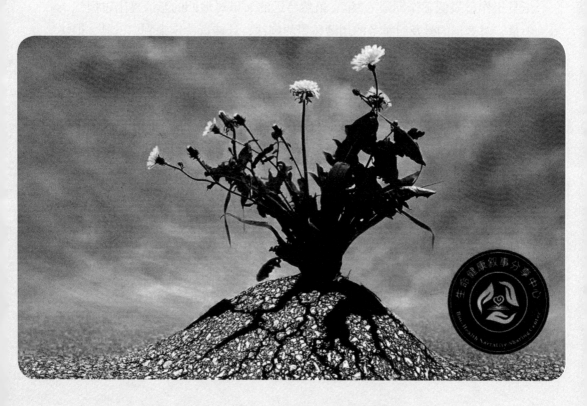

> "生活里一半是柴米油盐，一半是星辰大海。
> 想调成什么味，都靠自己。"
>
> ——杨绛《我们仨》

泥土与星辰

英国诗人弗雷德里克·朗布里奇（Frederick Langbridge）的《不灭之诗》里有一句名言——两个被监禁在小房间里的人同时从同一个铁窗向外望去，一个看到的是眼前的尘土与荒芜，一个看到的是远方的星辰与美景（Two men look out the same bars; one sees mud and one the stars.）。

病房里的年轻女性诗远是一个"孔雀女"。诗远一直生活在大城市，而丈夫秦川则是山窝里飞出的"金凤凰"，从小刻苦学习，发奋图强，考上了名牌大学，成绩优秀，连年拿奖学金。秦川读研时认识了学音乐创作的诗远，诗远被他的淳朴上进所感动，他也被诗远散发出的艺术气息和独特气质所吸引，两人一见钟情，谈起了恋爱。秦川一毕业就成为了选调生，被派去川藏边界的白玉县工作，最低工作期限为3年。虽然诗远的父母对他们的恋情提出过担忧，但是，对秦川的爱及对神圣的川藏风景的向往，让诗远决定来到白玉县。很快诗远决定与秦川结婚，并在川藏边界上举办了一场别样的婚礼。

毕业于音乐制作专业的诗远没有去找一份固定的工作，而是希望能够通过自由职业的形式，全心创作出好的音乐作品来。然而，失去了对川藏风景兴趣的诗远整天在家里埋头创作，却拿不出好作品。而柴米油盐的生活跟谈恋爱时的甜蜜不一样：秦川总是很忙碌，白天很早出去，晚上很晚回家。突然有一天，她厌倦了这种日子，当疲惫的丈夫一回到家，她就向他抱怨，为了跟他在一起，她远离了父母，远离了昔日的好友，远离了广州，远离了熟悉的环境，来到这个鸟不拉屎的穷乡僻壤，没有朋友往来，没有亲人照应，想做什么都不方便，紫外线和沙尘让她的皮肤变得越来越粗糙，不合口味的饮食让她肠胃越来越差……

久而久之，他们开始吵架。

直到有一天，诗远怀孕了。她陷入了焦虑之中，她无法继续忍受这种枯燥无味又痛苦的生活。在一次吵架之后，怀孕7个月的诗远带着行囊，飞回了广州。不知道是因为旅途颠簸，还是因为情绪激动，诗远在飞机上感到非常不舒服，一下飞机就被紧急送到了医院。她已经很久没有见到自己的父母了，当她的父母赶到医院，我们将他们带到了暖阳叙事空间，给他们讲了一个故事：

　　有一位女性，家境很好，从小衣食无忧，父母都是知识分子，在高校里任教直到退休。这位女性后来一次偶然机会需要跟随丈夫去非洲工作3年，丈夫是IT行业的，具体从事技术支持工作，每天在非洲的工作非常忙碌，经常需要加班加点，基本没有周末的概念。即便有点空闲，陪伴妻子的时间也总是很有限。由于语言不通，加上居住地点在镇上，当地气候多变、异常炎热，蚊虫很多，治安环境也不是很好，妻子整天就躲在家里的空调房子里，不愿意也不太敢外出。起初妻子还陪着丈夫到工作场所走走，后来实在无法忍受炎热的天气和恶劣的工作环境，索性就整天躲在家里玩手机。

　　时间就这样一天天地流逝，妻子总是感觉生活极度空虚和无聊，总是抱怨自己的丈夫为什么要来这个鬼地方工作。看得出来，妻子非常想念自己的祖国，尤其想念自己家乡的美食和朋友，怀念在家乡快乐逍遥的日子。丈夫是典型的"理工男"，不太擅长和妻子沟通，每次回到家里又都是极度疲惫，基本上就是倒头大睡，这让妻子感觉自己正过着暗无天日的日子。于是，她给父母发去一条消息，告知他们，自己已经无法忍受跟丈夫在非洲的生活，打算过两天就回国。

　　当她将这个想法告知父母亲时，她期待的是父母欢迎受苦受难的女儿回家的话语。因为自己是父母亲的独生女，从小就得到万般宠爱，父母听说女儿受苦，甚至有可能马上给她买好机票，催促她尽快回家，脱离苦海般的生活。然而，她没有立刻得到父母的回应。在焦急地等待了两个小时之后，她终于收到回复。她的妈妈发来一张图片：两个被监禁在小房子里的人在对着窗口画画，一个画的是窗户上的铁栏杆，另一个人画的却是窗外的星辰与美景……不大一会儿，又收到了爸爸发来的文字：亲爱的女儿，无论你做出什么选择，我们都会与你在一起……永远爱你的爸爸。

　　看着爸爸妈妈给予的回应，她陷入了思考，逐渐恢复了平静。"我不能成为阻拦自己看见外面美好世界的铁栏杆，我需要看到星辰与美景。我已经长大了，我需要自己做出选择，我不能再让父母继续为自己的生活和未来过度担心。"

第二天恰好是周末，难得丈夫休息，妻子早早起来，做起了香喷喷的美食。这是丈夫在国内平时最爱的菜品，尽管这道菜准备起来有点复杂，比较耗时，但是妻子还是想了好多办法找到食材和各种配料。妻子还主动问起丈夫工作上遇到的一些事情。第二天妻子走出家门，她开始做志愿者，与非洲的孩子们互动，了解他们的家庭，了解他们的生活。她开始努力学习当地语言，了解当地的习俗，很快与当地人打成一片，还教孩子们讲简单的中文。从此以后，她变得忙碌而又充实。妻子每天回来都会和丈夫讲述一些白天遇到的稀奇古怪和有趣好玩的事情，夫妻双方也开始有说有笑、其乐融融。

当丈夫在非洲的工作任务完成后，他们回到国内，依然很想念在非洲的日子，很想念那里质朴淳厚的邻居，尤其难以割舍对那群天真活泼的孩子的一片深情。再后来，妻子将自己在非洲难忘的经历创作成回忆录出版了，自此，妻子以作家的身份往返于中国各大城市。妻子多次在演讲中提到"泥土与星辰"的故事，她说，爱和幸福一旦失去，就像打碎的花瓶，再也无法恢复如初，珍惜与家人在一起的时光，彼此体贴关怀，就能留住家庭的幸福之光。

夫妻每年度假都会选择去非洲那个曾经工作和生活过的地方，尽管那里有些穷困和落后，但是那里已经成为他们生命的一部分，并且留下了太多太多美好温馨的回忆……

我对诗远的父母说，你们将女儿取名为"诗远"，一定希望她是那个看到风景，而不是看到铁栏杆的人吧？如果故事中的父母马上给女儿买机票回国，女儿的婚姻从此破裂，她后来会过上什么样的生活呢？

第二天，诗远的丈夫秦川也从遥远的川藏小城赶到医院，来到了诗远的病床边。我不知道父母跟诗远说了什么，但是，我知道诗远已经决定生下孩子后，再次跟随丈夫回到白玉县。诗远后来给我发来消息，说她主动去拜访当地的藏民，跟他们学习当地的歌曲，现在已经有了创作灵感……

诗远已经看到了属于自己的诗与远方……

> "对于人类的健康而言，人际叙事连接如空气、水和食物一样重要。医者为患者开具的最具人文气息的处方应该是叙事处方。"
>
> ——生命健康叙事分享中心创始人　杨晓霖

口吃与河流

诗人乔丹·斯科特（Jordan Scott）根据自身的经历，在《我说话像河流》（*I Talk Like A River*）这个绘本叙事作品中，讲述了一个口吃男孩的心路历程，配合凯特·格林纳威奖（Kate Greenaway Medal）得主西德尼·史密斯（Sydney Smith）无与伦比的图画，共同创作出了一个充满诗意且充满力量的故事。书中写道：

爸爸偶尔会在我"说话不顺的日子"来学校接我，带我到河边。在那样的日子里，我的嘴似乎停止了说话的功能，吐出每一个字都非常痛苦，同学的嘲笑也叫我难以忍受。我只想安安静静地。我们沿着河流跳踩石头、看鲑鱼、抓虫子和采黑莓，一句话也不说。

有个特别的日子，我们静静看着冲击岸边的流水时，爸爸说："儿子，你看见水怎么流动吗？我们说话就像那样。"

口吃经常会引来讥笑，因为那看起来很不正常。对许多人来说，看着和听着口吃的人说话是很不舒服的体验，因为紧绷的话语和声音，超越了他们的容忍极限。听者期待听见流畅的话语或"正常"的说话方式，但实际听见的却是从扭曲的嘴里迸发出来的奇怪声音。口吃的人无法说得流畅，而说话流利，根据我的语言治疗师的说法，是终极目标。

然而在河边，爸爸的这个隐喻，让我对"流畅"有了更深层次的理解。河流都有河口处、有交汇处，有弯道，也有激流。河流也有其天然的形态和耐性，永远朝向一个比自己更宽广的地方前进。但是，当河水流动的时候，并不是一直都流畅的，有时也会受阻，像我说话一样。

花点时间听听自己说话。你听见了什么？如果你非常专注于感受

自己说话的感觉，会发生什么事？你在身体里的什么地方感受到那些
词语？你是毫无停滞或毫不犹豫地说话吗？你多久会说错一次？忘了
要说什么或是很难一开始就找到正确的词语？你会不会偶尔害羞得不
敢开口说话？会不会有时候一句话也不想说？

　　爸爸带我到河边时，我就不会觉得那么孤单了。他伸手指着河流
的时候，给了我画面和语言，去述说那些说不出口和令人恐惧的事。
借由这么做，他将我的口吃和自然世界的活动连结在一起，我很高兴
看见自己的嘴，在身体以外的地方活动。

虽然口吃给小男孩带来许多困扰，但幸运的是，他有一位充满叙事智慧
和隐喻思维的父亲一直站在他背后，鼓励他、支持他。父亲带着男孩去河边散
步，接受大自然的洗礼和滋养，并告诉他，他的说话方式就像是河中的流水一
般，时急时缓，有时流畅，有时卡顿。正是通过父亲的引导和鼓励，小男孩终
于迈出了自我接纳最重要的一步。家人的尊重、理解、接纳和支持，对于身处
困境的儿童自我认同的形成、心身的健康发展都有着极为重要的作用。

同时，家是每个主体生命故事的源头（Family is where your story
begins）。家庭故事可能会勾起巨大的伤痛或悔恨，但也蕴含着成长的智慧。
当我们能够运用叙事智慧去看待家庭经历的各种悲欢离合，这些故事就可以给
我们带来至深的愉悦感与幸福感。《我说话像河流》中父亲的隐喻叙事赋予口
吃孩童内心巨大的力量，帮助孩子实现了自我接纳和健康成长。希望那些孤独
的、被嘲笑的、被孤立的、被讨厌的人能通过阅读这一绘本故事，领会其中的
亲子叙事沟通智慧，得到疗愈和抚慰。

这个故事让我想起了前一段时间，一位有阅读障碍的孩子被妈妈带着来
到叙事中心，焦虑的妈妈不停地重复说，家里人都很正常，唯独他读书那么困
难……恰好当时《长安三万里》上映，我就给他们推荐了这部电影。第二个周
末，母子俩又来了叙事中心。妈妈已经没有了上次的焦虑，很兴奋地跟我分享
她和孩子看到的高适："在《长安三万里》中，高适不但有严重的阅读障碍，
还口吃。高适小时候读书，书卷里的字就像跳动的蝌蚪一样，完全读不进去。
他在很长一段时间都无法独自完成阅读，不得不请村里的书童读给他听，才能
对文字有所理解。但是，这并没有阻碍他成为一代名士，名垂青史……受到电
影的启发，我这几天都在做'书童'，陪着他一起阅读，读给他听，他都能
理解……"

看着眼前释怀的妈妈和得到阅读陪伴的孩子，我告诉他们，其实爱因斯

坦、爱迪生、丘吉尔等，我们所熟知的这些名人都曾受到严重阅读障碍的困扰，对他们来说，阅读非常难，眼前的文字像蝌蚪一样"游来游去"，有时文字在"跳舞"，有时文字挤在一堆。但是他们的智商都超出常人不少呢……

> "在逆境中盛开的花朵，是最珍贵，也是最美的。
> （The flower that blooms in adversity is the most rare and beautiful of all.）"
>
> ——《花木兰》（迪士尼动画电影）

花木兰与迟开的桃花

迪士尼动画电影《花木兰》中，木兰在从军前，父母想把她嫁出去。

可是，相亲对木兰来说太难了。身为花家的长女，花木兰爽朗率真，但她并非传统的端庄淑女，长得也不漂亮，又生性好动，男人都讨厌她，相亲总是以失败告终，她也感到很挫败。

有一天，父亲坐到花木兰的身边，告诉她去看花园里的桃花，说"你看，今年的桃花开得真美"。

花木兰顺着父亲手指的方向，看着枝头上随风颤动的桃花，疑惑不解。

父亲继续说："看见了吗？有一枝含苞待放的花蕾，它还没开呢。但不用担心它，你知道吗？等到其他的桃花都谢了，这枝桃花会是花园里最美丽、最灿烂的桃花。"

借由桃花的隐喻，父亲既安慰了相亲受挫的女儿，也将那份对女儿的爱和希望传递到了女儿心里。

用不说教、不讲大道理、不劝诫的隐喻来回应孩子的情绪，是最好的教育方式。

叙事与诗歌、哲学一样，是一种古老的智力活动。认知语言学创始人、国际认知语言学协会主席乔治·莱考夫（George Lakoff）说："隐喻是无处不在的，不仅存在于语言中，也是人们的一种思维模式，是人类赖以思考和行动的概念系统和认知机制。"（"Metaphor is pervasive in everyday life，not just in language but in thought and action. Our ordinary conceptual system，in terms of which we both think and act，is fundamentally metaphorical in nature.")

父母善用隐喻叙事，就能给予孩子充满爱与智慧的回应，去疗愈孩子的创伤与挫败。

花木兰的故事让我想起了另一个故事《等待自己开花的季节》：

英国的一个少年——罗温·艾金森（Rowan Atkinson），因为长得憨头憨脑，行为举止笨拙又幼稚，常常成为同学戏弄和嘲笑的对象，有位教诗歌欣赏课的老师还请求他改选别的课：因为他朗诵时那滑稽的表情总是让同学们捧腹大笑，每堂课都会被他搅成一锅粥，无法继续。生活中的一些描述，如"四肢发达、头脑简单、呆头鹅"这些词语总是和他靠上边，他的父亲更是认定他脑子有问题，总是疏远他，基本上都不理会自己的儿子。

但是，艾金森的母亲给予他足够的耐心与包容，始终让他相信自己是优秀的。他的母亲是个花匠，她将儿子带到花园里，对儿子说："每种花都有自己开放的季节，还未盛开的花只是未到季节。人也一样，每个人都有机会成功，只是还没有等到合适的时机。但是，花草在没有遇到适合自己开放的季节时，需要吸收养分和阳光，储蓄足够的能量等待属于自己的季节来临。所以，你现在也要储蓄足够的能量，那就是学习更多的知识，经历更多的挫折，积累更多的人生智慧，这样属于你的季节一到，你自然会绽放出美丽的人生之花。"

经过一番循循善诱，艾金森从母亲对自己充满信心的目光中站起来了，他牢牢记住了母亲的话，相信不是自己无能，只是属于自己的成功的季节还没有到来。他渐渐有了自信，努力学习，在上大学的时候，他选择了电子工程专业，毕业后，又进入牛津大学攻读相关专业的硕士学位。尽管后来好长的一段时间在找工作中碰壁，他也没有气馁。终于，艾金森被一个剧组导演录用了，此后他凭借主演的电影《憨豆先生》（*Mr Bean*）一路飞黄腾达。

每个孩子都有自身的特点，作为父母，要懂得欣赏孩子的与众不同。

每个人就像花草，都有适合自己盛开的季节与时机。当没有遇到适合自己开放的季节时，需要吸收养分与阳光，储蓄足够的能量，等待属于自己的季节来临。

> "创造一个隐喻叙事意味着我们在用更智慧、更人性的沟通方式深入挖掘一个深刻的问题，揭露某些令人不安的事实。"
>
> ——生命健康叙事分享中心创始人　杨晓霖

精灵医生与小珍妮特

威廉·奥斯勒（William Osler）被誉为现代医学之父，是美国约翰·霍普金斯医学院的四大创建者之一。奥斯勒同时也是人文主义医生的杰出代表，一生有许多针对临终患者进行死亡教育的感人故事，其中一则叙事照护七岁小患者珍妮特的故事极具代表性。那个时候，尽管奥斯勒的年龄已经很大了，但是他总是喜欢使用童话世界里的语言对小患者珍妮特进行问诊，每次问诊总是充满耐心和童趣，更充满爱心和睿智。奥斯勒只要到了病房，病房仿佛立刻变成童话王国。尽管小珍妮特深受疾病折磨，疼痛难忍，但她每天都在期盼着这位"精灵医生"的到来，人文素养极高的奥斯勒医生显然成了小珍妮特活下来的重要精神支柱。

小珍妮特临终前，正值寒冬，奥斯勒如常来到她家。奥斯勒从大衣里"变出"一朵干制的红玫瑰来，让珍妮特感到万分惊喜。紧接着，奥斯勒从这朵经历寒冬看起来仍鲜活的干制玫瑰的视角出发，用童话世界的故事将玫瑰花拟人化，讲述自己在目睹其他玫瑰凋零时所感受到的恐惧情绪，以及如何恳求奥斯勒帮助它避免那样的悲惨命运，从而把它制成干花，借由另一种形式葆有生命，又帮助它来到珍妮特家里给她带来惊喜与快乐。玫瑰花变成干制花朵，从而延续生命的故事，对珍妮特而言，是一次特别的死亡教育。小珍妮特借此初步理解了生命和死亡，在奥斯勒的陪伴下，小患者带着微笑平静地离开了这个世界。

在奥斯勒的老朋友哈维·库欣（Harvey Cushing）为其所作的传记中，库欣引述小患者母亲的话："11月的一个清晨，死神即将降临到女儿的头上，奥斯勒医生将一朵用纸紧包着的漂亮玫瑰花，悄悄地从上衣口袋里掏了出来。他为我们讲述他与玫瑰花的故事，为什么玫瑰花会到这里来看我的女儿……，最后女儿明白了：无论是精灵还是人类，无论是玫瑰还是其他生物，都必有一死，但可以以另一种形式活着。这样，我的女儿明白她也将像这朵玫瑰一样，将在另一个空间以另一种生命形式存在，就这样她接受了死亡的命运，还反过来安慰我们，让我们不用太伤心。"

只有生命，可以抵达另一个人的生命。奥斯勒以玫瑰花的故事让小珍妮特理解了生命和死亡，作为一名伟大的人文主义医生，他放下了居高临下的专家身份，用最平和、最简洁和最朴实的语言与各种患者交流和沟通，达到了叙事关怀和人文照护的最高境界。正如中国肝胆外科之父吴孟超所言，这世界上不缺乏专家，不缺乏权威，缺乏的是一个"人"——一个肯把自己给出去的人。当你们帮助别人时，请记得医药是有时穷尽的，唯有不竭的爱能照亮一个受苦的灵魂。

"如果你想让自己的孩子变得睿智，请陪孩子一起阅读童话绘本；如果你想让自己的孩子变得更加睿智，请陪孩子一起阅读更多童话绘本。

（If you want your children to be intelligent, read them fairy tales. If you want them to be more intelligent, read them more fairy tales.）"

——物理学家、思想家及哲学家
阿尔伯特·爱因斯坦（Albert Einstein）

当选心理委员的千烁

医院一位医生同事小常刚上小学的儿子小千烁当上了班里的心理委员。从5岁开始，小千烁就经常来叙事中心，记得第一次来中心是在"九一八"事变纪念日的第二天。9月18日晚上妈妈回到家，奶奶告诉妈妈，小千烁晚上很奇怪，一直在问奶奶是不是会死掉。等洗完澡要上床睡觉时，千烁不愿意睡觉，他问妈妈，你是不是会死掉，我是不是也会死掉……

千烁一夜没有睡好觉，第二天一放学，小常就将千烁带到了叙事中心。我问千烁，昨晚是不是看电视了，是不是很多人被杀死了？小千烁点头，眼睛里露出恐惧的神情。我猜想应该是那天晚上，爸爸妈妈加班，小千烁与爷爷奶奶一起看电视，恰好看到了纪录片里大人、孩子被刺刀残杀的血腥场景，一个个活生生的人就这么死去……一问奶奶，果真是一起看了纪录片。

那天下午，我在叙事中心为千烁讲了很多个关于生命和死亡的故事，千烁也问了我很多问题。千烁明白了自己为什么能够来到这个世界上，为什么会最后离开这个世界：原来每个人的生命都是有限的，不仅有一天奶奶会离我们而去，我们自己也会从这个世界上消失。千烁说，那我要在奶奶、在妈妈离开之前，对他们好一点，我要给他们多一点爱。我点点头说："是的，跟家里的每一个人都要相亲相爱哦。"

这时千烁说："可是我不喜欢妹妹，妹妹太吵了，妹妹一点都不乖，经常跟我抢玩具玩，抢零食吃……她一点都不爱哥哥，我也要跟妹妹相爱吗？妹妹也会爱我吗？"我跟千烁说，妹妹还小，但是她一定很爱哥哥，因为哥哥和妹妹都是从妈妈肚子里出来的宝宝。这世界上能够从同一个妈妈肚子里出来的宝宝，现在只有你和妹妹。如果哥哥爱妹妹，妹妹一定会爱哥哥的。而且，如果你仔细观察，会发现妹妹有很多跟你相似的地方哦。

千烁睁大眼睛，兴奋地说："是啊，阿姨，你说得太对啦。爸爸的同事说我像爸爸，但是我一点都不觉得自己长得像爸爸，其实，我长得像妹妹……"

千烁说："我回去也要跟妹妹读这些绘本故事，让她知道我们的生命之间的关系，让妹妹更爱哥哥。"

我说："好啊，一会儿妈妈过来接千烁，千烁就把这几本绘本带回去，讲故事给妹妹听吧。"

可能是因为前一天晚上，怀着对死亡的恐惧，千烁无法安睡，在叙事中心还没有等来妈妈的千烁抱着要带回去给妹妹的《獾的礼物》《只要快乐不要哭泣，可以吗？》几本书，就在沙发上睡着了。

第二年，千烁上小学了。一天，他给我发来微信语音说，他当选了班里的心理委员，他要将故事讲给更多人听。

绘本叙事是一门化繁为简的艺术，简单的叙事性绘本和小故事常常蕴含着生命健康哲学，绘本所展现的是凝练的生命智慧。在生命健康叙事语境下，以"生、老、病、死"为主题的绘本和漫画是进行叙事医学教育和叙事阅读调节的首选媒介。

绘本通过细腻的图画与直白的文字在生死教育中担任着重要角色。一方面，绘本如同电影、小说一样，以故事的形式打动人心、触发思考；另一方面，绘本可以打破年龄隔阂，帮助好奇或有需要的儿童通过图文、故事认识生死、安顿情绪，妥善地面对、接触、思考死亡。通过生命教育来培养同情共感，这是寻回心灵平静的必经之路。

> "唯有透过倾听和回应故事才能走进另一个人的灵魂深处。"
> ——《故事的呼唤》作者、普利策奖得主、哈佛大学医学院儿科教授　罗伯特·科尔兹（Robert Coles）

风鞋爸爸与胖小孩之旅

德国儿童文学作家乌尔苏娜·韦尔芙尔（Ursula Wolfel）创作的《火鞋与风鞋》可谓家喻户晓。《火鞋与风鞋》里让人感动的是那位特别会运用隐喻叙事与孩子展开交流的爸爸"风鞋"。

小迪姆认为自己是个最不幸的孩子：全班数他最胖、数他最矮，而且家境贫寒，经常被同学嘲笑。迪姆根本就不想当迪姆，特别希望变成另外一个人。小迪姆的爸爸是一位修鞋匠，这位父亲没有因为生活的窘迫而失去教育孩子的耐心，反而对儿子给予了极大的包容，以及包藏着爱的积极回应。为了帮助小迪姆恢复自信，爸爸在小迪姆7岁时，为他做了一双红色的童鞋，同时给迪姆取了"火鞋迪姆"的名字，并称自己为"风鞋老爸"，带着火鞋迪姆展开了一段奇幻成长之旅。

在整本书中，每当迪姆遇到烦恼时，爸爸从来不会生硬地说教，几乎所有的人生道理都借由故事来传递，让小迪姆在故事中自己思考，自己寻找答案，自己悟出其中道理。迪姆到河边不敢过河，还一不小心掉到了河里，他生气地认为爸爸不帮他，于是爸爸讲了一个老鱼的故事，一下就转变了小迪姆的情绪；迪姆不敢走进黑暗的森林，爸爸就讲了一个黑暗和星星的故事，让迪姆明白了黑暗的美丽……最让人感动的是，有一次，"火鞋"迪姆没有听爸爸的话，自己一个人离开草地进入了森林，结果差点迷路，好不容易回到爸爸身边的小迪姆很害怕，不敢告诉爸爸。

到了晚上，小迪姆把白天发生的事情编成《两只游隼的故事》讲给"风鞋"爸爸听。

爸爸早就明白了一切，但他并没有批评小迪姆，反而鼓励小迪姆接着把故事讲下去：

游隼爸爸对游隼儿子说："以后，等到你长大的时候，你会一个人远走高飞。那时你不会再害怕黑森林和黑水湖，你会找到正确的路，可现在你还得待在我的身边。"这是游隼爸爸说的话，游隼儿子向他保证，以后再也不偷偷飞走了。

迪姆听到爸爸这样"接故事"，兴奋地叫道："没错！这一点我向你坚决保证！我现在特别特别高兴，因为我把一切都告诉了你。"

没有指责，没有劝诫，只有陪伴和故事。在这个充满了隐喻的故事里，孩子最终学会了接纳自己原来的样子，获得了心灵的成长。

可以想象在迪姆听完爸爸接故事之后，父子目光相遇的那一瞬间，脸上会心的微笑。

> "生命的目标是使你的心跳与宇宙的律动相匹配，你的天性与自然协调。
>
> （The goal of life is to make your heartbeat match the beat of the universe, to match your nature with nature.）"
>
> ——美国神话学家、作家 约瑟夫·坎贝尔（Joseph Campbell）

心中的那片牧草场

世界文学名著《卫城记》（*The Citadel*）和《两个世界之间的冒险》（*Adventures in Two Worlds*）的作者克罗宁医生（A. J. Cronin）33岁开始在伦敦西区行医。一开始，克罗宁对自己的医生职业发展抱着简单又美好的想象，以为终于可以一展身手，却残酷地发现：理想与现实之间有着巨大的落差。他曾经有研究皮肤科、耳外科、儿科的想法，但都放弃了，在医生岗位上做了几次调整之后，仍然无法形成职业认同，也无法确立生涯目标。无法在理想与现实之间找到平衡的克罗宁越来越觉得困惑和迷茫，很快陷入青年危机之中，而后又被诊断为严重的胃溃疡，饱受疾病折磨。

在妻子的要求下，克罗宁选择到苏格兰高地一处名为芬恩农场（Fine Farm）的小农舍中休养6个月，每天除了喂养牛、鸡外，无所事事。这时他想写作，但是写作过程十分困难，进展很慢，胃溃疡也继续折磨着他，导致他对自己是否具备写作天赋深感怀疑。一天克罗宁在雨中沿着湖边散步，半路上遇见老农夫安格斯，安格斯正耐心而费力地在一片泥泞荒地上开垦沟渠，想办法为这一小片贫瘠的土地输送养分。

克罗宁停下跟安格斯闲聊起来，在对话中，克罗宁讲述了自己生病的事情。安格斯问他现在在做什么，克罗宁说，他想做很多事情，但什么事情都没有做好。安格斯沉默了一下，说："医生，我不知道你我谁对谁错，我只知道我的父亲一辈子挖这片荒地，想将其变成一个牧草场，但一辈子也没实现。到了我，我也一辈子在挖，还是没能挖成牧草场。但是，不管有没有牧草地……"安格斯坚定地将脚踩在铁锹上，继续说，"我不能不挖，因为我父亲知道，我也知道，只有挖得足够多，这里才会变成牧草场。"

看着安格斯面对最简单枯燥的工作，意志却坚定不移，克罗宁恍然大悟。

在不断怀疑自己的选择，改变自己的梦想时，克罗宁陷入了对自我能力疑虑的叙事闭锁中，让自己无法真正地将决心化为行动，一步步去接近梦想。

顿悟之后，克罗宁全心投入自己的写作中。

刚刚进入职场的年轻医生克罗宁满心都是济世救人的理想。然而，在他的身边却充斥着各种不学无术、沉迷于名利场的医生。有的人年纪大了，对工作失去热忱；有的人缺乏知识，只想医简单的病，把疑难杂症推给别人；有的人抢功，利用职权，把下属和学生的医学发现据为己有；甚至有的外科医生技术不好，竟敢为人开刀，草菅人命，手术操作不当，让病人死在手术台上，却连一点羞愧之心都没有。克罗宁虽然想要有所作为，却发现面对形形色色的患者，他所接受的医学训练根本不够。在写作的过程中，克罗宁厘清了自己的困惑，逐步地实现了自我调节与自我疗愈。

克罗宁创作的《卫城记》从医疗制度的层面对当时临床医疗中的各种怪象做了深刻的剖析，小说中的主人公安德鲁·曼森（Andrew Manson）就是年轻的克罗宁的真实写照。曼森也是一位刚走出象牙塔，纯真善良，心怀崇高理想的年轻人。现实环境使曼森医生义愤满怀，他一而再、再而三地与不公正的制度抗争，时常感到心灰意冷。幸而同事丹尼医生一直支持他，还送给他一副显微镜，供他做实验，曼森的妻子克丽丝汀也一直安慰、鼓励他。从曼森医生的故事里，我们发现，正是益友和妻子的叙事连接帮助其走出事业的困境。

通过回忆自己的行医经历，创作与医生相关的叙事作品，克罗宁医生发现除了那些无知愚蠢、追名逐利的医生之外，也存在一些有才能、有道德，值得民众尊敬和信赖的医生。因而，他在《卫城记》中以这些医生为原型塑造了好几个好医生的形象，其中包括一位"医德、医术和仁心"兼具的"完美医生"——丹尼医生。克罗宁通过刻画这样的医生形象向品德高尚并具有人文爱心的医生致以崇高的敬意，也通过这一正面医者形象的塑造，明确了自己的职业方向。

在叙事创作调节和新的人际叙事连接的双重调节作用下，克罗宁走出青年危机和健康危机，成为了世界著名的作家。除《卫城记》之外，还出版了《群星俯视》（*The Stars Look Down*）、《天国之钥匙》（*The Keys of the Kingdom*）、《青涩岁月》（*The Green Years*）等小说，被誉为"20世纪的狄更斯"（Dickens of the twentieth century）。克罗宁的大部分叙事作品都与生老病死、医生职业和疾病照护等主题相关，蕴含了许多职业的细节，可以说医生经历给他带来了迷茫，但也给他带来了灵感。

> "没有人际叙事连接的社会只是一片繁华的沙漠。人文关怀的起点是走进患者的生命故事，终点是运用医者的叙事智慧引导患者走出人生至暗时刻。"
>
> ——生命健康叙事分享中心创始人 杨晓霖

原野之音

针在少女们的手上熟练地飞舞着。

那针，是绿色的松针。

那线，是刚刚才纺成草的线。

就是用这样的工具，少女们把原野的声音缝进了扣眼儿里……

以上文字节选自日本著名儿童文学作家安房直子创作的绘本——《原野之音》。

阿杰（化名），21岁，是一位胰腺癌晚期患者。阿杰在大二时，查出胰腺癌，而且是晚期，后来多次住院，病情不见好转。医护人员发现患者阿杰年纪轻轻，却沉默寡言，表情总是很冷漠，几乎不与人交流。即便是父母和看望他的亲人以及医护人员，阿杰都只是随便应付几句。当阿杰只剩下半个月的生命预期时，医护人员向叙事中心求助。叙事专家迅速介入，和阿杰展开近距离沟通，聆听阿杰的心声，并提醒医护人员和家人，一起关注阿杰的表情和情绪变化。在叙事专家的指导和耐心沟通下，医护人员发现每次当有人提到阿杰家里的兄弟姐妹时，阿杰的面部表情就变得异常复杂，举止也怪异，嘴角颤动，双拳紧握，眉毛紧缩，眼睛望着窗外或者干脆闭上眼睛刻意回避。

随后叙事专家和医护人员针对这个问题与阿杰的父母在病房外进行了私下沟通。阿杰父母一开始也是选择沉默，表情痛苦，情绪激动而复杂。叙事专家经过耐心引导后才得知，10年前发生在阿杰身上的一件事彻底改变了阿杰的性情。阿杰11岁那年，父母原本要送阿杰和4岁多的妹妹去外婆家，当天外婆家的村里办年例，这是粤西地区一个比过年还重要的民俗节日。但父母因有事要处理，临时改变行程，让阿杰带着妹妹乖乖待在家里等他们回来。但妹妹求哥哥带她去参加这场已期待几天的盛宴，哥哥觉得也不远，就自己带着妹妹出行了。却没想到会发生让阿杰后悔一辈子的事情——阿杰的妹妹在路上遭遇车祸，在医院治疗几天之后不幸去世了。这给年少的阿杰带来巨大创伤，久久挥之不去。

叙事中心工作人员了解到这家人的惨痛故事之后，立即着手从"叙事处方库"（bank of narrative therapy）中寻找最适合的故事处方。叙事团队发现日本安房直子著有一本叫作《原野之音》的绘本，里面的故事可以让阿杰产生共鸣，于是医护人员有意将这部绘本叙事作品和其他两本死亡教育绘本放到阿杰的床头。

《原野之音》讲述了一位少女在原野上远远看见一位神秘的老婆婆，从她手中不可思议的扣眼里，听到了风声和潺潺流水声等。少女被其出神入化的手艺给迷住了，决定向老婆婆拜师学艺，却没想到老婆婆是洋玉兰树精，而少女就如同其他上门的孩子一样，被吸进树里变成了洋玉兰的树叶。失去妹妹之后，哥哥勇吉一直魂不守舍，为了寻找失踪的妹妹，哥哥也来到树精婆婆的裁缝店，不过，勇吉也难逃被变成树叶的命运。

故事里，变成树叶的哥哥勇吉心头却明朗起来，不知道为什么，快乐得不得了。勇吉被变成树叶后终于在月夜下广阔的原野上和妹妹再次相聚，感受不幸结局安排下的幸福。故事的最后一句话是，第二天早上，繁茂的玉兰树下，洋裁店又像往日一样开店了。

安房直子的这个故事是关于死亡的。绘本叙事中，面临死亡的主角正好也是哥哥和妹妹，这则故事言简意赅的结尾，点出了大自然生生不息的循环运行规律，而在自然法则下，各种生灵包括人类的生命终将回归尘土，再度融入于自然的循环当中。阿杰也从故事里面顿悟到了不幸中的幸福——至少亲人可以再次见面团聚了。

阿杰读完《原野之音》后，大哭了起来。父母也随之一起抱头痛哭，他们当时只顾去照顾妹妹和处理妹妹的后事，完全忽视了阿杰，甚至恶狠狠地责骂阿杰，认为他害死了自己的妹妹，让阿杰从此陷入深深的自责当中，苦苦不能自拔。经过叙事专家的耐心引导后，阿杰主动说出了妹妹车祸现场的惨烈，尽管年纪还小，却记忆深刻。叙事专家引导阿杰尽可能地还原现场所遭受到的恐惧、害怕、无助和自责，阿杰放声大哭，断断续续地诉说着对妹妹的不舍，以及自己的悔恨。叙事专家在床边一边安抚阿杰，一边积极引导阿杰释放内心压抑太久的哀伤与痛苦。

阿杰在妹妹去世后，原本活泼的阿杰从此变得内向、寡言，半年基本没怎么说话，父母亲此时也尽量淡化妹妹去世的事，刻意回避谈论妹妹，希望时间能治愈一切痛苦，忘却一切忧伤，这是阿杰第一次讲述妹妹的事。阿杰一直在重复说：如果自己早知道会发生这样的事情，他一定不会带妹妹出去……在叙事专家团队的积极引导下，之后的每一天，阿杰都会主动讲起和妹妹小时候一起玩的事情，也会和父母讲一讲小时候的事情，以及一些在大学里的学习和生活。大家能看得出来，阿杰的心思没有以前那么重了，阿杰压抑的情感得到释放后，轻松了很多，脸上更多的是淡定和从容，不再多愁善感和悲天悯人。正是在大家的人文关怀和叙事照护下，阿杰与父母断裂近十年的叙事关系得到了重新修复。

一个多星期后，阿杰去世了，虽然阿杰最终没有逃过死亡的命运，但是阿杰在临死前与自己和解了，不再纠结于妹妹的过往，一想到自己就要与妹妹见面了，心里还有一丝释怀和从容。最后阿杰与家人也取得和解，不再埋怨父母对自己的苛责。阿杰临终前，握着妈妈的手，表情平和、安宁，还嘱托爸爸一定要照顾好妈妈。

在这个故事里，如果叙事专家和医护人员没有运用叙事智慧帮助阿杰疏导内心的愤懑与哀伤，阿杰临终前将依旧处于创伤型叙事闭锁状态，最终含恨终生，带着无限的愧疚和哀愁离世，这是父母最怕见到的场景。处在创伤型叙事闭锁状态的阿杰与实现了生命故事最后统整状态的阿杰判若两人，无论对于阿杰本人还是对其父母而言，都具有完全不同的生命意义。

面对临终者形形色色的死亡叙事，无论是医护人员，还是家人与朋友，都必须服从叙事医学的"军规"，坚守故事语境与某种特定仪式，延续人际间充满温情的叙事照护。当生命无可避免地将要走到尽头，当传统的生物医学模式已不能有效去除病灶时，内心的治愈仍可进行，对灵魂的抚慰仍可继续；身为医务工作者，不应再以科学的绝对理性来面对临终者的死亡，而应以充满人性温情的叙事来抚慰临终者的灵魂与临终者亲人焦灼的内心和祈盼。唯有人际间的叙事连接可以被大家所共同建构、分享、触摸及参悟。

生命健康叙事理念倡导我们医者以及临终者的家人有效陪伴临终者，与临终者共同面对生命最后的旅程，并对其生命故事进行重新阐释，积极引导临终者和亲人坦然面对并接受死亡。拥有良好叙事素养的医者能将"死亡隐喻"解读得更加丰满，充满人情味，散发出人性的光辉，充分发掘出人类临终期的三个层面：民族文化独有意象、个人生活经历的独特意象、人类公共意象的"思维地图"与"认知密码"，让死亡叙事的"剧本"更加丰盈与丰满，那么我们就活得有价值和有尊严，每个人的生命就会被赋予特殊的含义。

再见，怪物

急诊科，是紧张而有序的地方，也是人活得最拼命的地方。世间万象，人生百态，全都汇聚于此，而穿梭在急诊室中的大多数人心里都有着一个"怪物"。这一晚，我遇到的事情再次唤醒了我12岁那年碰到的"那只怪物"。22点32分，随着120急促的警报声由远而近，院前120同事提示接回一位昏迷的患者，值班的我立即准备好抢救器材。

患者送入抢救室后立即启动绿色通道，我们一行人有序地予患者行心电监护、建立静脉通道及颅脑CT检查。经检查，发现患者脑干出血，当危急值报送出来时，患者的妻子直接瘫软在地，专科医生建议立即送入ICU。正当我们转运准备就绪时，患者突然出现呼吸心搏骤停，医生开始心肺复苏、电击除颤、肾上腺素1mg静脉推注，紧张而有序地抢救了1个小时，可奇迹并没有出现。在抢救室外的妻子哭喊着："你们救救他吧，孩子才12岁，不能没有父亲！"面对患者妻子撕心裂肺的哭喊声，而我却只能轻轻握着她的手说："我们已经尽力了！"

当各项抢救工作结束后，我走出抢救室，看到候诊区的小男孩，仰着头，独自一人，坐在最后一排无声地落泪。我朝他走过去，只见他紧握的双拳，放在大腿上。我轻声对他说："哭出来吧。"只见他弯下身子垂着头轻声哭泣，嘴里说着："我再也没有爸爸了！"我赶忙给他递上了纸巾。过了好一会儿，他的情绪平静下来了，我递上一杯温水，轻声对他说道："看着你，我想起了我12岁那一年。"小男孩抬起头望了望我。

我接着说："那晚我正在上晚自习，突然老师让我回家。回到家门口，听到屋里传来阵阵哭声。我父亲是肝癌去世的……跟你同样的年龄，我也失去了自己最可靠的大树，我能体会你现在的心情。那时我也很难接受，甚至常常在夜里被噩梦惊醒，就像康纳每晚12：07分遇到的怪物一样。"这时小男孩一脸疑惑地问："康纳？怪物？"

我轻轻地搂着小男孩的肩膀说道："康纳是我读过的一本书里的小男孩，他的母亲患了癌症即将离世，然后他每晚12：07分遇到一个怪物……"小男孩挂着眼泪认真听我讲述《当怪物来敲门》的故事。讲到故事结尾，我说："面对怪物，他最终亲口说出最不想面对的事情，我以前也一样，有时候真相确实残酷，但我们也要面对和接受真相。"说到这里，只见小男孩抹着眼泪低头思索着。我接着说："我们要勇敢地正视自己的情绪，可以悲伤，但又要坚强。你的妈妈，需要你这个小男子汉陪她走下去。"小男孩轻轻地点了点头说："嗯，谢谢姐姐。"

佩特里克·内斯（Patrick Ness）的绘本叙事《当怪物来敲门》（*A Monster Calls*）是一部具有治愈力的暗黑童话，这部电影其实讲述的正是康纳接受亲人离去、展开自我哀伤辅导的成长故事。没有一个人的成长道路是平坦的，谁都会遇到困难坎坷、谁都会滋生负面情绪，体验到离合悲欢与酸甜苦辣。慢慢学会疏导负面情绪，调整好心态是成长中必经的过程。

影片《当怪物来敲门》讲述了一个内向孤独的12岁男孩康纳的故事，他在学校遭受着同学的霸凌，父母离异，与妈妈生活在一起。但妈妈罹患癌症，需要进行化疗，渐渐她头发脱落，变得憔悴、衰弱。自从妈妈开始化疗，康纳每天晚上12：07分都被噩梦困扰。梦中总是一片阴暗，狂风声、尖叫声让人不寒而栗，最让他感到痛苦的是无论怎么努力都无法紧握母亲的双手。他每天重复做着同样的噩梦，一次次重复着与母亲的生离死别。

直到有一天家里出现一位不速之客，拥有古老气息的怪兽告诉康纳自己是受康纳的召唤而来，它要以三个故事交换一个康纳自己真实的故事。康纳并不害怕恶魔，因为他正在面对的事——最心爱的妈妈正一步步走向死亡，是更加恐怖的事情。起初康纳并不想听，他除了妈妈谁也不想关心，但是此后，每晚12：07怪兽都会来给康纳讲一个故事。巨大的怪物"树人"的出现，让深藏于康纳内心的恐惧慢慢消解。我们每个人都是不同版本的康纳，在迷茫与痛苦中挣扎，面对离别、面对死亡、面对从未经历过的各种事情，只有正确面对它们，才能最终找到一条正确道路，迎来一个好的结局。

电影结尾，康纳翻看着妈妈小时候的画册，发现那个怪兽和怪兽讲的那些故事都出现在妈妈的画里，画册的最后，一个小女孩坐在怪兽肩头看着远方，原来，妈妈一直都是懂他的。面对最爱的人，我们往往无法表达，无法说出真相，但现实是残酷的，每个人都会与这个世界告别，人生其实就是一场漫长的告别。

死亡、疾病和离别这样的残酷现实就像一头突然敲响家门的怪物，你是本能害怕地逃避，还是勇敢地面对？如果你选择逃避，就永远摆脱不了噩梦的纠缠。如果你敢于直面它，它反而能够帮助你摆脱痛苦。直面怪物、直面心魔，与它和解就是与自己和解。这个故事告诉我们，孤独总是存在的，不要试图摆脱它，要学会跟孤独相处，那是充盈内心的必经之路。

终于，小男孩在怪兽的引导和鼓励下勇敢地说出心里的巨大痛苦——"妈妈，我不想让你走！"他也明白了有些告别，是注定要发生的，接受事实，是疗愈的第一步。只有在接受死亡、接受依附关系的结束时，我们才能将投注在逝者身上的情感抽回来，重新调整自我，寻求与死者构建一种全新的关系，这是一个痛苦的成长过程。成长意味着我们要学会与不想失去的人告别，真正的长大，是一场不可避免的"生长痛"，只有真实地感受到生活中的挣扎和内心的恐惧，才是自我疗愈真正的开始。

现实中，经过一番忙碌之后，小男孩妈妈与亲属们，终于处理完了医院的相关事宜。小男孩站起来，走到妈妈的跟前，红着眼拉着妈妈的手，跟在亲属们的后面慢慢地离开了。看着他们离去的背影越来越远，我的眼泪夺眶而出。我们每个人都是康纳，终会在某一刻，失去挚亲，最后得以成长。

跟怪物说再见，重启我们幸福快乐的生活。

（本文素材由深圳盐田人民医院赵茵蓉提供）

叙事调节与转化的力量

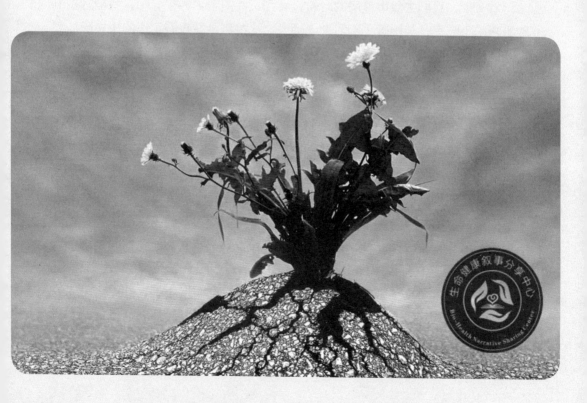

"从容，不只是一种速度，更是一种态度。当我们不再把所有的时间投注在追逐金钱与权力上，而是学会灌溉我们自己生命的花园，才能活出真正有意义的人生。"

——阿里安娜·赫芬顿（Arianna Huffington）《从容的力量》

盔甲骑士与职业叙事闭锁

住在医院心血管部33号病床的是陈市长，一年前，他被提拔为市长，是班子里最年轻的领导。每天总是有一群人、一溜溜的果篮和一箱箱慰问品围在他身边，陪护他的妻子——朱老师总是被挤到外围，仿佛是局外人一般。陈市长还有一个不到10岁的儿子，来过一次病房，但是站在离爸爸挺远的地方，在陈市长面前，他看起来怯生生的，眼前的陈市长好像与他很陌生。陈市长这些年为了事业有意选择了晚婚，虽然此刻妻子陪在身边，但是陈市长很少与她交谈，因为总是有接不完的电话和做不完的指示，偶尔消停下来，跟妻子说句话，也打着官腔……

有一天，我们去叙事查房的时候，看到正在流眼泪的朱老师，我把她拉到叙事暖阳小吧里，与她聊了聊。朱老师说，这些年，在政府工作的丈夫已经跟当初的他判若两人了，天天风风火火，眼里没有她和孩子，他与孩子之间也越来越疏远；天天处理政务，作息习惯混乱，脾气也变得越来越暴躁，这是他心血管出现问题的最根本原因。虽然现在好像不算严重，但是再这样下去，会越来越危险，但是无论我和他的父母怎么劝他，他都听不进去。虽然他是市长，虽然很多人认为她一定很幸福，但是事实并非如此，她不想再这样过下去。

听完朱老师的讲述之后，我了解到陈市长目前处于大多数领导容易陷入的职业叙事闭锁状态。我向医院叙事督导请教如何来帮助陈市长和他的家庭，了解到最适合的故事是《盔甲骑士》。因而，我与陈市长的主管医生，著名的心血管领域专家葛教授商量，让他以权威身份推荐陈市长在住院期间抽出一点时间来阅读两三本不太厚的书，然后选择其中一本印象最深刻的书来跟他交流。我们把几本书放到了他床边，其中一本就是《盔甲骑士》，并约定每晚的8:30～9:30设为心血管阅读调节时间，让陈市长收起手机，朱老师也一起安静地陪着阅读。

《盔甲骑士》（*The Knight in Rusty Armor*）的作者是美国当代著名喜剧作家罗伯特·费希尔（Robert Fisher）。这是一部篇幅不长的童话作品，但呈现的是一个关于生命本质的睿智故事。很久很久以前，在遥远的地方，住着一位骑士，他每天穿戴着象征自己光荣过去的荣耀盔甲。曾经，骑士浴血奋战，赢得一次又一次战斗，铲除一条又一条恶龙，拯救一位又一位公主。骑士的功绩一直位列所有王国的骑士之首。为了证明自己是全世界最优秀的骑士，骑士只要一听到战争的呼唤，便立即穿上那身闪耀的盔甲，迫不及待地跳上战马，向前冲去。

骑士很少有时间与妻子朱丽叶还有儿子克里斯托弗相处，因为他不是在打仗，就是在铲除恶龙，不是拯救公主，就是穿着盔甲自我陶醉。随着时间一天一天过去，他越来越迷恋自己的盔甲，他穿着盔甲吃饭，甚至上床睡觉也不想脱下，似乎只有盔甲才能让骑士感受到自己存在的价值。最后，他完全不愿意脱下盔甲，从此，他美丽的爱妻朱丽叶再也无法与他亲近，可爱的儿子再也无法目睹父亲的真容。家人都已记不清不穿盔甲的他到底是什么模样，甚至连他自己都忘了自己的长相。偶尔，克里斯托弗问起爸爸究竟长什么样时，朱丽叶就把儿子带到壁炉边，指着壁炉上方的一幅画像，说道："这就是你的爸爸。"

骑士认为自己是一个心地善良、充满正义和爱的好人。事实上，真正让骑士声名远扬的却只有他那金光闪闪、耀眼夺目的盔甲。就算骑士在家，白天除了穿着盔甲自我欣赏，就是滔滔不绝地炫耀自己的光辉战绩，晚上也不愿意脱下盔甲的骑士总是发出当啷当啷的响声，让朱丽叶无法安睡。忍无可忍的朱丽叶终于提出抗议，对他说："你爱盔甲远甚于爱我。"妻子让骑士做出选择，如果不脱下盔甲，她将带着儿子远离他。骑士很沮丧，他穿在身上的引以为傲的盔甲，却让他的妻儿离他远去。他爱他的家人，但也爱这件国王特赐的光荣。内心几经挣扎后，他决定脱下盔甲。然而，当他伸手去取下盔甲时，却发现盔甲动也不动，便用力地拉扯，盔甲仍然不为所动。

自己打造的这件保护自己不受伤害的盔甲，现在却将自己牢牢困住。骑士只好找人来解决他的难题，而住在森林里的智者梅林是唯一一个能够帮助他摆脱盔甲的人。当骑士找到梅林，梅林问他，因为这身冰冷的盔甲，你有多久没有感受到亲吻的温暖，没有闻到花朵的芬芳，或者没有听到优美的乐曲了？事实上，骑士为了保护自己和实现最初的梦想而穿上盔甲，但盔甲却让自己与自己隔绝，阻碍了自己与家人展开叙事性互动，无法享受真正的亲密关系，更不用说形成叙事共同体关系，与家人和亲友交心。更糟糕的是卸下盔甲变得越来越困难，因为已经习惯了，而拯救骑士唯一的方法就是从认识自己开始。

梅林告诉他："你必须靠自己走过三个城堡，这条路是你从未走过的路，也是你脱下盔甲唯一的方法。"这一次，骑士开始了一段特殊的旅程，他不是为了国王，不是为了公主，也不是为了那些敬仰他英勇的国民而战，而是为拯救自己出征。为了卸下盔甲，看见真实的自己，骑士踏上了比以往为国王出征更勇敢的征程，走进寻找真我的森林中，经过沉默之堡、知识之城、志勇之堡的考验，最后到达真理之巅，找回自我。骑士逐渐发现，真诚的眼泪可以让他脱离这件盔甲的束缚。

首先进入沉默之堡。通往真理之道又陡又窄，梅林请了松鼠和小鸟来陪伴、鼓励骑士。他在沉默之中，必须面对自我，当外在吵闹喧嚣都静止时，内心的不安浮现了出来，用心去倾听真我的声音，真我会告诉自己什么是真正值得的目标。骑士在沉默之堡中看到过往自己对待妻儿的自私与冷酷，十分内疚，流下了悲痛的眼泪。骑士第一次听到了自己内在真实的声音，他为此痛哭失声，泪水腐蚀了头盔，也洗净了心灵，随着头盔的脱落，他的头部不再受到拘束。骑士顿悟到，过去他不断说话，都是在谈自己，他一直想把自己呈现出来，所以无法听到别人的心声，也无法听到家人的悲伤。骑士意识到这么多年来，自己一直逼迫妻子朱丽叶住在另一座沉默之堡里。

在知识之城中，骑士惊讶地领悟到自己一直把需要当作爱，他需要妻子、儿子的爱，却不懂如何爱他们，根本原因是他不爱自己，而如果他不爱自己，就不能真正爱别人。他也领悟到原来自己就是希望别人喜欢他，他努力证明自己，却忘了他根本不需要证明任何事情，因为他生来就是有价值的。梅林指出骑士之所以不满足，总是想要成为什么，所以无法放松享受，因为他太忙着想变成其他的样子，想抓住些什么，所以忘了活着的真谛。当发现这些，骑士开始痛哭，随后他惊异地发现，他手臂与腿上的盔甲在泪水中掉落下来，最后只剩下胸甲，他感到多年来未有的轻松。

在志勇之堡，骑士打败疑惧之龙，内心真诚的热泪完全溶解了胸甲。他笑了，他学会了如何爱自己和别人，他知道过去的虚伪和害怕都是他不曾关心自己和别人的结果，也终于发现自己可以是爱的源头。最后，骑士来到真理之巅。骑士低头向下，凝视着无底的深谷，他放开手，向下坠落，掉入记忆的深处。他坠落的速度越来越快，同时他的思想也降至内心深处。这是第一次，没有评价，没有成见，他清晰地看到了自己的一生。在那一瞬间，他为自己的生命全然负责，他不再为了自己的错误或苦难，责怪除了他之外的任何人或事。

坠落的过程让他感觉到一股全新的力量，他不再感到恐惧。当一种不熟悉的平静感突然充满全身，奇怪的事发生了，他开始向上升到山顶。他摆脱掉所有他害怕的东西，放掉所有他知道和拥有的东西。拥抱和接受不可知和生命的不确定性使他自由了，现在，宇宙真正是属于他的，他得到更多释放与自由。感激的眼泪从他眼中泉涌而出，他回到自己原本的身体里，他不用再穿着盔甲去证明自己。骑士笑了，一道明亮的光芒从他身上放射出来，这股光比他的盔甲擦得最亮的时候，更加光亮。

人本身是由多个身份组成的，在不同叙事语境下承担不同的身份，比如父子身份、兄妹身份、夫妻身份、朋友身份等等，但是职业型叙事闭锁者只是承认和享受职业身份，否定其他身份，职业永远是他（她）的绝对优先考虑。这导致他们缺乏亲密的家庭叙事连接，也无法与自我建立和谐的认同关系，从长久来看，这种状况必然引发"关系性危机"和"存在性危机"。长期处于叙事闭锁状态的主体被一层层枷锁所禁锢，不再体验生命故事的变化和自我的动态成长，也就是说，陷入叙事闭锁的主体会失去对生命故事的流动性和开放性的把握。

将自己隔绝在单一职业身份中的"我"，久而久之会陷入关系性孤独中，失去感受生活中其他美好事物的能力。我们汲汲营营地追求金钱与权力这两种传统的成功标志，导致身心俱疲、生活质量恶化。我们一天二十四小时、一周七天不停地连轴转，活成了做事的人（human doing），却与真正重要的东西失去连接，不再具备存在的人（human being）应该有的存在性陪伴和叙事性反思的能力。事实上，目前对成功所下的定义，反而正在害我们，我们亟须一个新的指标，帮助我们重新找回生活的支点。

《盔甲骑士》本身就是一个关于职业型叙事闭锁最形象的隐喻，也是一个重新找回生活支点的故事。行走于天地间整日忙忙碌碌的我们，以"盔甲"为荣，也因"盔甲"而伤，忽视了身边重要的家人，也远离了真实的自己。在人生经营自我的过程中，我们倾慕或为之骄傲的所谓成功、财富、荣誉，有时正是禁锢自由身心的盔甲，像毒蛇一样缠绕着人心，日积月累，使曾经有爱的心灵蒙上灰尘。然而，这些盔甲总有一天会生锈再也取不下来，使我们难以体验人生中最美好的时光。

沉重的盔甲往往让我们身心疲惫。比利时哲学家帕斯卡·夏波特（Pascal Chabot）认为身心疲惫是一种"文明病"，它是个人机能失调——对职业过于投入，不懂得为自己的职业生活设限。瑞典卡罗林斯卡学院的玛丽·亚斯柏格（Marie Asberg）教授形容身心疲惫如同一个"疲惫漏斗"（exhaustion funnel），当我们放弃我们认为不重要的看似可有可无的东西时，我们放弃的往往是最能滋养我们的东西，比如亲情连接。

在读到"克里斯托弗问起爸爸究竟长什么样时，朱丽叶就把儿子带到壁炉边，指着壁炉上方的一幅画像，说道：'这就是你的爸爸。'"时，朱老师失声哭了出来。而陈市长在读完《盔甲骑士》之后，也陷入了沉思。在病房里，他握着朱老师的手，流着眼泪向她道歉，说他在不经意间就做了这个卸不下盔甲的骑士，他不想等到朱老师让他选择时，他才去尝试脱下盔甲，他现在就要用眼泪融化盔甲，以后他要改变，在家里，他就是父亲、是丈夫，不再是市长。

第二天，孩子来到医院，爸爸与他一起趴在床上阅读起绘本，我看到了他身上散发出来的一道明亮的光，不是盔甲的光……

"故事帮助人类大脑进行信息记忆并做出最佳决定。我们在故事中认识自己和他人的弱点与优点，评判自己和他人的愚蠢与智慧。"

——生命健康叙事分享中心创始人　杨晓霖

家族大厅的老照片

王淑贞出身于清末王颂蔚所在的王氏家族。王氏家族是苏州的一个大家族，族内多为知识分子，后有多人成为中国科学院院士，多人成为近现代中国各领域的开创者和先驱。王淑贞的祖父王颂蔚是晚清著名历史学家和文字学家，被誉为清末苏州"三才子"之一，著名教育家蔡元培也是其门生。王淑贞的祖母谢长达一生致力于教育和社会公益事业，1905年，在苏州创办"振华女校"，旨在以教育振兴中华。王淑贞幼年时生母因产褥病逝世，自己也在13岁时因病休学长达两年，而后她立志学医，以求解除中国女性的痛苦。王淑贞就读于其祖母创办的苏州振华女校，此外，杨绛也是这所振华女校的毕业生。

成年后的王淑贞考取"庚子赔款"奖学金赴美留学，先后入读巴尔的摩高氏女子大学和芝加哥大学，并获理学学士学位。1921年，王淑贞考入约翰·霍普金斯大学医学院，仅用4年时间就获得了医学博士学位。1926年，学业有成的王淑贞回到上海，进入上海西门妇孺医院，也就是著名的红房子医院，担任医师工作。王淑贞很快在医院建立妇产科，并于1932年出任妇科主任，成为这家医院第一个担任科主任的中国人。王淑贞将美国所学的医疗技术和教学方法全部引入医疗实践中，使国内的妇产科得到长足发展，其社会美誉很快传遍上海及江浙地区。

1928年，王淑贞与倪葆春（1899—1997）结为伉俪，夫妻二人同是约翰·霍普金斯大学医学院校友，倪葆春回国后曾出任上海圣约翰大学校医、教授及医学院院长等职，并曾一度代理圣约翰大学校长，是中国整形外科创始人之一。1932年，33岁的王淑贞出任上海女子医学院院长。1951年7月，王淑贞出任上海西门妇孺医院副院长，当年底西门妇孺医院、华山医院妇产科及中山医院妇产科合并组建上海第一医学院附属妇产科医院，王淑贞被任命为院长，同时兼任上海第一医学院教授兼妇产科教研室主任。

　　王淑贞在"文革"初期受到迫害，后被下放到"五七干校"劳动。家族其他成员也都在"文革"期间受到迫害，但是都没有被压垮。"文革"结束之后，王淑贞没有倾诉自己的委屈，没有控诉身心遭受的痛楚，而是重新开展妇产科工作。王淑贞早年丧母，之后在国外求学，遭遇各种困苦，但是非凡的叙事智慧让她很快调整了自己的心绪，没有沉沦，而是积蓄力量，最终在妇产领域产出丰硕成果，个人也收获了幸福人生和健康晚年。这一切离不开家族灵魂人物祖母谢长达的言传身教。

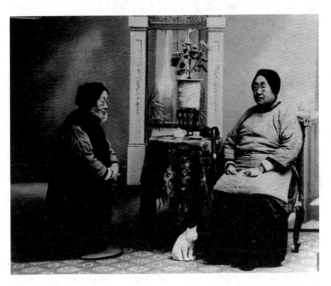

　　王淑贞祖屋的客厅上方悬挂着其祖母谢长达的照片。按照常规思维去看这幅照片，大多数人都会认为两个人物之间是"婆媳""师徒""母女""主仆"等关系，但是，在叙事医学强调的是横向的人际关系，而非纵向的上下关系，因为只有横向的平等叙事连接才是最利于关系双方健康和成长的生命状况。照片里，采用特效技术呈现出两个谢长达的形象，其中一人坐在椅子上，另一人跪在椅子面前。在那个照相技术相对落后的年代，谢长达懂得使用特效将照片进行编辑，可谓想象力非凡。

　　祖母谢长达透过这幅照片告诫我们，人生最重要的人际关系，是人与自我之间的关系。通过与自己对话，讲述发生在自己身上的故事来"认识自我"是每个人都必须经历、无法回避的事情。你需要的是一个不受人打扰的时间与空间，去听见自己的声音，听见自己对过去所经历的事情以及未来即将做出的行动的想法。借助这张照片，谢长达告诫子孙后人，遇到棘手问题，首先主动向自己求助，从而获取叙事主动权，积极找到解决问题的方案，进而赢得发展和成功的先机。

祖母谢长达的照片也是在用形象的方式演绎孟子为人处世的理念，这幅照片教导我们如何与自我、与家人、与同事、与周围人、与社会和谐相处。正如孟子所言："爱人不亲，反其仁；治人不治，反其智，礼人不答，反其敬。行有不得者，皆反求诸己，其身正而天下归之。"

"爱人不亲，反其仁"主要是针对亲人之间的关系，当我们很爱一个人并对其付出很多，但是这个人却不亲近我们时，我们不要急着责怪和生气，因为爱是两个人（"仁"）之间的事情，而非单方面的。我们应该回过头看看，是不是我们给予他（她）的爱并非他（她）想要的爱，调整自己爱对方的方式，就能最终获得我们想要的亲近。"治人不治，反其智"，当我们管理一个家或一个部门（公司或者单位）时，他们却不服从自己的管理，这时我们不要气恼，而是回顾一下，自己是不是不懂得用人性的智慧去管理，当我们真正走入管理对象的内心，他们就能很好地配合自己。"礼人不答，反其敬"讲述的是社会交往，待人以礼却得不到别人相应的对待，那就要反省自己的恭敬之心。"行有不得，皆反求诸己"，贤圣之人，唯恐自己还有过失没能改正，所以时时检视自己、反求诸己。我们每天都在做不同的事情，当我们没有得到自己预想的结果时，我们应当去回顾事情经过，反省自己在哪个环节做得还不够好，从内在出发求得改变现状的驱动力。

当一个家族的所有成员都具备这样的叙事素养、这样的为人处世境界时，大家之间的相处一定非常融洽。遇到事情，也能全盘统整，齐心应对，高效解决，因而，可以做到"其身正而天下归之"。反过来，面对任何情况，若只会挑剔他人的过错、苛责别人，而不能反省、转念，那么不论到哪里，都会处处碰壁，在烦恼中打转，不得自在。内求是安心的最大法门，内求，就不会产生怨恨恼怒烦，不会产生忧愁悲恐，也不会影响身心健康。祖母谢长达的照片中就蕴藏着这种"诸事内求、慎终如始"的非凡智慧。

在健康和谐的家庭氛围熏陶下，谢长达后代在中国现当代物理、医学和机械工程等学科领域创造出不朽的成绩。王淑贞的父亲王季同是著名的机电工程学家；弟弟王守武、王守觉都是中国科学院院士；丈夫倪葆春是中国整形外科先驱，上海第一医科大学创始人；两位表妹是被誉为"中国居里夫人"的何泽慧和中国物理学家何贞怡，妹夫分别是国际滞弹性内耗研究领域创始人葛庭燧和中国原子能科学事业创始人钱三强。王淑贞的兄弟姊妹都享有盛誉，可谓中国最强书香世家。

医学前辈的故事都体现出家族非凡的叙事智慧、生存智慧和家族可持续发展力。家庭叙事生态和叙事智慧，包括如何让后世子孙掌握生存的本领，懂得读书做学问和做人做事的基本道理；鼓励子孙后代投身事业不受功名利禄所蛊惑，不陷入职业型叙事闭锁，追随内心，做好自己；不在事业取得成功之际骄傲自满，陷入目标型叙事闭锁。家族优良叙事生态和叙事智慧使成员维持稳健的生命叙事进程。

> "人类所有的智慧可以归结为两个词：等待和希望。
> （All human wisdom is summed up in two words：Wait and Hope.）"
>
> ——法国大作家　大仲马（Alexandre Dumas Pére）

等待亲人的百岁村妇

在一个偏僻的山村里，住着一位孤苦伶仃的老奶奶。在她26岁的时候，丈夫外出做生意，却一去不返，是死在了乱枪之下，还是病死在外，亦或是像传闻的那样被人在外面招了养老女婿，都不得而知。当时，她唯一的儿子只有5岁。

在丈夫不见踪影的几年后，村里人都劝她改嫁。没有了丈夫，孩子又小，这守寡得守到什么时候？然而，她没有同意。她说，丈夫也许在远方做了大生意，没准哪一天就回来了。她被这个念头支撑着，带着儿子顽强地生活，把家里整理得更加井井有条。她想，假如丈夫发了大财回来，不能让他觉得家里寒碜。

就这样过去了十几年，在她儿子17岁的那一年，一支部队从村里经过，她的儿子跟部队走了。儿子说，他要到外面去寻找父亲，不料走后又是音信全无。有人告诉她儿子在一次战役中死了，老妇人不信，心想一个大活人怎么能说死就死呢？她甚至想，儿子不仅没有死，还做了军官，等打完仗，天下太平了，儿子就会衣锦还乡。她还想，也许儿子已经娶了媳妇，给她生了孙子，回来后一家人就可以团圆了。

尽管儿子依然杳无音信，但这个等待和想象却给了老妇人无穷的希望。她是一个小脚女人，不能下地种田，就做起刺绣的小生意，勤奋地奔走四乡，积累钱财。老妇人告诉人们，她要挣些钱把房子翻新，等丈夫和儿子回来的时候一起住。

有一年老妇人得了一场大病，医生已经认定无力回天，但老妇人最后竟奇迹般地活了过来。她说，她不能死，她死了，儿子回来到哪里找家呢？

这位老人一直在这个村里健康地生活着，已经满百岁了，还是做着她的刺绣生意。老妇人天天算着，她的儿子生了孙子，她的孙子也该生孩子了。这样想着的时候，她那布满皱褶的沧桑的脸，即刻会变成像绣花一样绚烂多彩的花朵。

史怀哲说过："人类有史以来最伟大的发现，就是可以借由改变思维态度来改变自己的命运。"在生命健康叙事语境下，可以说，人类所有的智慧都可以归结为创设充满希望的故事空间。耐心等待也许很漫长，但是一切皆有可能。

"叙事智慧"是"解决人际冲突的能力"，是基于已有的生命体验对复杂事件和困境的理解与预测能力。智慧不同于智力，智力很可能随着年龄增长而下降，而智慧则随年龄增长而增长。

俄国诗人普希金说：假如生活欺骗了你，不要悲伤，不要心急。以宽容的心化解伤痛，怀着希望迎向明天。

> "人生故事不总是一帆风顺的，有时也会遇到艰难和失败，痛苦与挫折也是生命故事的一部分。向前看，更美丽的故事在等着我们。"
>
> ——生命健康叙事分享中心创始人　杨晓霖

我的海星爸爸

败血症（septicemia）往往因霉菌、病毒或寄生虫侵入体内而引发。全球每年的死亡人数高达 1 100 万人，超过了因癌症而死亡的人数。即使侥幸生存下来，在日后康复的过程中，败血症患者本人和家庭也将遭受严峻考验。因为败血症导致截肢的患者在职场、生活和日常交往等方面都会严重受限。即使最终得以重返职场，庞大的医药费、冗长的复健过程都会给家庭造成沉重的经济负担。这个过程需要的心理调适非常考验家庭与照护者的叙事智慧。

属于棘皮动物的海星，其再生的本能可以让失去的腕足重新生长。

《我的海星爸爸》描述了一家之主汤姆突然倒下，被诊断出罹患败血症，他因此失去了四肢，还要割除嘴鼻，面容严重变形。截除的四肢让他无法正常工作，原本幸福的家庭一夕间变样，而他在脱离危险后，在自尊心与苦涩现实的夹击下，重建家庭的考验才正开始。

他变成了一个喜怒无常的"怪兽"，动辄折磨要工作、要照顾稚龄儿女、要为巨额的医药费烦恼、还要照顾他的妻子，不仅持续伸出援手的岳母都经常受到波及，连在路上多看他一眼的路人，都要承受他的怒骂。

汤姆性格变得时而狂躁易怒，时而悲戚抑郁，让家人备受折磨。原先的他矢志要和父亲截然不同，但随着人生的意外，他变得比不负责任的父亲更可怕。诚如爱他的妻子所言，他的自暴自弃吸尽了所有的空气，让最想帮助他的家人无法呼吸。

人不是海星，失去的肢体已无法再生。不过当家人愿意同舟共济、不离不弃时，若当事者愿意面对现实、勇敢踏出步履，那么自立自强的心灵力量会让人像海星一样，斩断的生命得以再生，从而在生命的汪洋中再次展现活力。

> "很多时候，话语表面的意义并不重要，听到那些隐藏在话语和故事之下的、来自更深处的内心诉求才重要。
>
> （Sometimes too, in a message which superficially is not very important, I hear a deep human cry that lies buried and unknown far below the surface of the person.）"
>
> ——20世纪最著名和最受敬重的人本主义心理学家
>
> 卡尔·罗杰斯（Carl Rogers）

越战伤兵的悲伤故事

三八妇女节，叙事中心举办了一场中年女性健康叙事分享活动，主题为"当我们谈论孩子的青春期的时候，我们在谈论什么"。40多位母亲参加了活动，许多人都分享自己孩子青春期的各种困境以及父母跟孩子之间冲突的故事。

其中一位妈妈，是一位高校教师，我们叫她"潘教授"。潘教授的女儿在英国曼彻斯特大学读本科，她说："我的女儿赛琪从小就很独立，去英国读书，我一直很放心。去了英国之后，一切都非常顺利，每一个周末都会跟我视频。现在已经大四了，正在申请英国大学的研究生，比较忙，两三周才跟我联系一次，每次又都匆匆下线。昨天她突然跟我说，打算利用复活节假期回国，还要带一个女同学回来。她说是她的室友，得了严重的抑郁症，她不忍心将室友一个人丢在那里，问我同不同意让她一起回家住一段时间，然后一起回英国。我问她，为什么她不回自己的家呢？我女儿说，可能她不想让她的父母担心吧。抑郁症太可怕啦，大家给我想想办法，怎样说服我的女儿，让她别管其他人的闲事，不要带室友回家；还有怎样劝她搬走，不要再跟室友住在一起啊。万一她的抑郁症影响到我女儿的学习和健康了，那可怎么办呢？……"

大家都七嘴八舌地给她出起了主意。

但是，活动结束后，我把潘教授留了下来。我跟她讲了一个故事：

这是一个来自越战归来的美国士兵的故事。他从旧金山打电话给他的父母，告诉他们自己回来了，可是有个不情之请，他想带一个朋友一起回家。

"当然好啊！"父母回答，"我们会很高兴见到他的。"

儿子继续说下去："可是有件事我想先告诉你们，我的朋友在越战中受了重伤，少了一条胳臂和一只脚，他现在走投无路，我想请他回来和我们一起生活。"

"儿子，我很遗憾，不过或许我们可以帮他找个安身之处。"父亲又接着说，"儿子，我不知道你有没有想过，像他这样残障的人会对我们的生活造成很大的负担。我们还有自己的生活要过，不能就这样让他破坏了。我建议你先回家然后忘了他，他会找到属于自己的一片天空的。"

就在此时，儿子挂了电话，父母再也没有他的消息。几天后，这对父母接到了来自旧金山警局的电话，告诉他们，他们亲爱的儿子已经坠楼身亡了，警方相信这只是单纯的自杀案件。

他们伤心欲绝地飞往旧金山，并在警方带领之下到停尸间去辨认儿子的遗体。那的确是他们的儿子没错，但惊讶的是，儿子居然只有一条胳臂和一条腿。

讲完故事，我跟潘教授说，我们不希望真的是你的女儿赛琪得了抑郁症，但是如果你最近感觉女儿有些反常的话，最好不要拒绝她的请求，而是欢迎她们一起回来。此外，你可以告诉她，如何帮助患有抑郁症的室友展开内在调节。你可以推荐一些抑郁症叙事作品给她，让她跟室友一起阅读，告诉她，这是帮助室友的最好办法……

果不其然，是潘老师的女儿因为疫情原因和学业压力，患上了抑郁症，她不知道如何跟父母讲这件事情，就用这样的方式与母亲沟通。潘老师第二天回复女儿时，没有嫌弃"室友"，还给"室友"推荐了几部有关抑郁症的作品，因此她和女儿之间建立起了关于抑郁症这个话题的叙事连接。母女畅谈之后，复活节假期，赛琪回来了，潘老师还带她来了叙事中心。室友没有跟着一起回来，赛琪说，她的室友在她们母女的帮助下，已经走出了抑郁。

回到越战伤兵的故事里，很显然，这名伤残军人无法开口将如此悲伤的消息告诉自己的父母，他担心自己的父母一时承受不了这个重大打击，因而，选择假设有一个战友的方式进行沟通。然而，日夜牵挂儿子安全的父母并不具备良好的人际叙事沟通能力，至少从儿子的口中没有听出来儿子故事背后所要表述或者传达的真实意图，父母更没有一定的叙事想象力提前预见到由此带来的可怕和灾难性结局。

第一次听说这个故事时，我一直在想，如果伤残军人的父母能够听出故事背后的真实意图……

如果伤残军人的其他战友或者顶头上司能第一时间将伤残军人的英勇事迹讲给他的父母听……

如果伤残军人身边能有一位叙事素养高的人生导师陪伴和引导一下……

这个故事也让我想起《风鞋与火鞋》中的风鞋爸爸。风鞋爸爸就是一位懂得"听到那些隐藏在话语和故事之下的、来自更深处的内心诉求"的人。

"真实的故事能够滋养心灵，增强患者对疾痛的忍受力。它们让思想充满内涵，内心充满希望和力量。

（True stories are...nutritious and sustaining. They feed the mind with information and the heart with hope and strength.）"

——菲利普·普尔曼（Philip Pullman）

凌晨的祈祷

威廉·奥斯勒善于运用信件叙事与患者及其家人建立叙事连接，开展死亡教育、哀伤辅导，以及化解医患之间一触即发的危机。

一位年轻的英国人到蒙特利尔访学，在大都会俱乐部遇见奥斯勒，奥斯勒经常跟他在那里共进午餐。一天这位年轻人看起来不太舒服，奥斯勒便询问他发生了什么，并随后在照料他的过程中发现这位年轻人患上了恶性天花。毫无疑问，他的病情将会持续恶化，因此，奥斯勒立即安排内科医生帕默·霍华德（Palmer Howard）对年轻人进行诊治。在奥斯勒的安排下，这位年轻人住进了医院，但他的病情依旧每况愈下，最终还是去世了。

年轻人去世后，奥斯勒给他的父母写了一封信，翔实地讲述了年轻人患病的经过和医务人员开展的及时救治，告诉他的父母，年轻人在去世前得到的是最好的治疗与照护，并讲述在生命最后的时光里，这位年轻人谈起家中光景，多次提起他的母亲，并恳求奥斯勒给他读了一段母亲挚爱的《以赛亚书》中的篇章，年轻人听着诗歌、回忆着自己的亲人，安详地离开了人世。此后30年，奥斯勒没有收到关于这家人的任何消息。后来，在牛津大学的一次招待会上，一位女士走上前来向奥斯勒问道："您就是当年那位照顾了我弟弟的奥斯勒医生吗？"女士激动地说："我无法用言语来形容您的来信对我母亲有多么重要。她的余生都一直珍藏着那封信。每当想念儿子时，就会拿出来读一读。这封信在我母亲去世时，被放置到了她的灵柩里，永远陪伴她。"

这是一起看似普通的急救事件，却潜藏着巨大的医患危机。奥斯勒全程参与整个急诊过程，叙事素养非常高的他不只是关注患者与治疗本身，还能够充分预见到远在英国的患者父母一定无法接受身体强壮的儿子会突发重疾死去的事实。心理学者沃登（J. William Worden）在其所著的《哀伤咨询与哀伤治疗》一书中指出，亲人意外过世所造成的悲伤有几个特点：事发突然令人无法置信，不理性地寻找一起承担后果的对象，对一切感到无能为力，悲伤引发情绪剧烈波动等。如果家属不在现场，家属会产生强烈的否认与抗拒感，严重者还会产生愤怒和疑虑情绪，不相信对方的任何说辞。

奥斯勒站在患者父母的视角想象，失去儿子的父母在悲痛之余，内心一定充满各种疑问。从父母的视角来看，自己的儿子年纪轻轻在异国他乡突发重疾是非常不幸的，可是他已被送到医院急诊，为什么急诊医生没能救回儿子的性命？是不是某个人应该对我儿子的死亡负责？医护人员会不会在整个诊治过程中出现严重误判或者用药失误？会不会是哪个环节出错导致年轻的儿子不治身亡？离世前的儿子会不会没有陪伴，一方面饱受疾病的折磨，另一方面在孤独中苦苦煎熬？年轻的儿子在去世时会不会特别悲惨？……

在沃登所说的"指责的需要"的驱使下，在各种疑问的折磨下，年轻人的父母可能会不远万里来到加拿大这家急诊医院讨说法，而这无疑将给奥斯勒与医院带来诸多麻烦。然而，奥斯勒决定第一时间写信，并在信中详述当时的情况，包括如何及时发现年轻人生病，如何第一时间被收治，并得到了最好的治疗和照护等。此外，奥斯勒在信中讲述，在年轻人生命的最后几个小时里，自己如何陪在床边听他讲家人的故事。年轻人告诉奥斯勒，生病时，母亲总是会为他诵读《以赛亚书》中的祷文，奥斯勒因此也为年轻人念诵了这段祷文，年轻人最终在平和与安详中离开人世。

如果没有奥斯勒的叙事参与，父母想象中孩子孤苦离世的故事就成了最终的主导叙事，即使他们不再到医院讨说法闹事，身心也会受到严重打击，甚至在各种疑问的折磨下，郁郁而终。然而，幸运的是，奥斯勒医生在信件里描述的细节将他们的故事编织到一个更大的故事空间里，让父母从奥斯勒视角所讲述的故事中，看到了一幅充满爱和关怀的画面，而不是一个冰冷悲惨的场景。

奥斯勒的信"解构"了死者父母视角的故事，让老人看到了他们视角之外的更多故事。

在这个故事中，奥斯勒医生具备的职业叙事能力成功化解了潜在的医患危机。奥斯勒在信件里如果只站在专业立场上，讲述医院和自己如何抢救患者，那么，悲痛欲绝的死者父母并不一定愿意相信救治过程的真实性。换句话说，双方之间不存在叙事交集。但叙事素养高的奥斯勒首先将自己想象成年轻人父母，然后再回到医者的视角位置，用急诊中的诸多人文关怀细节回应家属的诸多疑惑，预先化解家属的负面猜测和可能出现的过激行为，死者家属的叙事基调从对急诊医生心怀怨气自觉转化为对他们的感激。

明者远见于未萌，智者避危于无形。祸固多藏于隐微，而发于人所忽者也。事实上，对于希望避免与对方正面冲突的当事一方而言，通过信件叙事来斡旋化解潜在危机是一种有效形式。通过这个故事，我们了解到在急诊语境下，医患危机极易发生。奥斯勒运用从人文关怀思维出发的叙事调解模式，通过主动进行叙事沟通和哀伤辅导，有效改变纷争各方或纷争可能发生的各方主体的行为、认知和情感，成功化解了潜在的医患危机。急诊语境下，医护人员应该遇事不回避，沉着稳重地应对危机，但前提是必须具备深厚的叙事素养。

奥斯勒懂得"陪伴患者和患者家属，给予丧亲的家属以心灵抚慰"的重要性。奥斯勒将医疗的范围扩大到"药物"和"手术刀"之外，也将服务对象扩大到患者家属，甚至在患者去世后不忘对家人进行哀伤辅导。1886年，奥斯勒被一封费城著名外科医生威廉·威廉姆斯·基恩（William Williams Keen）的紧急电报召去鳕鱼角（Cape Cod）治疗他突患重病的妻子。不幸的是，基恩的妻子病太重，两位名医都无力回天，奥斯勒只能在外科医生家里整夜陪伴着基恩和他病床上的妻子。基恩在后来写给奥斯勒的信中说："你与我坐了一整夜，听我讲述我内心里的一切，你一定不知道，这样的陪伴与倾听对我来说是多大的安慰……"

奥斯勒不愧为"所处时代最伟大的医生"，奥斯勒的医学人文精神势必将如灯塔般指引世界各地的医务工作者奋勇前行。

"故事最美好的一点是让我们意识到，我们所经历的所有挣扎并非自己独有的，而是人类普遍的生命历程，每个人都在以自己的方式面对和克服。"

——《杀死一只知更鸟》（*To Kill a Mockingbird*）的
主人公 阿蒂克斯·芬奇（Atticus Finch）

奇迹男孩

一群医生井然有序地进行查房工作，此刻的病床上是一位"唇腭裂"儿童，旁边坐着他满脸担忧的妈妈。在结束一些简单的检查后，队伍末端的跟诊医师悄悄地拉下口罩，朝着母子微笑，母子俩深受这一动作的触动。这名医师是张孝瑜，身为双侧唇腭裂患者的他，通过这个简单的动作告诉这位特殊病人，没有什么会限制一个人生命故事的可能性。患有严重唇腭裂的他尚且通过努力能够成为一名医生，那么，仍是孩子的这位病人不应该被"唇腭裂"限制了自己的人生。

张孝瑜医生的这个动作唤起了这个家庭面对未来的信心，让他们相信人生充满可能性。事实上，张孝瑜在儿童时期同样也历经好长一段时间才慢慢接纳自己，他希望其他的唇腭裂或有颜面缺陷的孩子能够比自己更快接纳自己，不要陷入悲观和失望，而是积极进取地面对人生。他深信自己的故事可以治愈别人。张孝瑜医生说："我不觉得颅颜畸形患者需要他人同情，这只是每个人生下来的差异；颅颜畸形患者也不是永远都需要别人去医治，只要有勇气，我们不但可以治愈自己，有一天也可以去治愈别人。"

张孝瑜医生以自己本人与患者相同的疾病经历向患者或其家属展示了另一种人生故事的书写方式，为患者或其家属创设新的故事，给予了更多想象和希望，更给予了一点点抵抗生活重压的魔法。有时，患者可能自身无法从旧的、不幸的故事中走出去，这时需要他人的介入，告诉他们如何创设并进入新的故事。医护人员无法控制患者生命中会发生什么，但可以帮助患者及其家属控制他们面对这些事情时的情绪与行动，也可以帮助他们控制故事走向，创设一个有利于自己身心健康的故事。

对于特雷彻·柯林斯综合征（Treacher Collins syndrome，简称TCS）的儿童，我们可以推荐其观看相关影片，并与其建立良好的叙事连接来使其人格变得健全。R·J·帕拉西奥（R. J. Palacio）的《奇迹男孩》（*Wonder*）在2017年底正式拍成电影，是第一部以"特雷彻·柯林斯综合征"为主题的罕见病电影。特雷彻·柯林斯综合征又称下颌骨颜面发育不全，临床表现包含结构异常的外耳廓、腭裂、颧骨发育不全或缺失等，因此从小要进行多次的颅颜手术，如腭裂的修补、耳朵、下颌骨的重建及面部整形等。尽管外貌与常人不同，但病人的生长发育及智力并不受影响。

《奇迹男孩》从一个患上"特雷彻·柯林斯综合征"的孩子奥吉（Auggie）的视角出发，讲述脸部天生有残缺的他如何面对世界的冷暖，融入到正常生活的故事。一生下来就做了27次面部手术的男孩奥吉，虽然成功活了下来，却有着一张和别人不一样的脸。就在奥吉10岁那一年，他开始踏入异常艰难的校园生活，身边的老师、同学、朋友都发现他长得和别人完全不一样。来到学校后果不其然，奥吉遭受到大家的异样眼光。奥吉的姐姐薇亚、薇亚的手帕交米兰达、奥吉的挚友杰克，以及姐姐的男友，也都在自己的世界中，体验着各自的"生命位移"。

奥吉的心境从无奈转换成接受自己的不一样，这一切都归功于奥吉父母不断的鼓励和学校校长塔西曼先生（Mr. Tushman）对于残疾孩子发自内心的关怀。影片中，校长一句"奥吉无法改变他的外貌，但是我们可以改变看待他的眼光"（"Auggie can't change the way he looks. Maybe we can change the way we see."），带给观众深刻的触动，激发我们反思自己与身心障碍者的交往态度。全片以奥吉的独白作为结局：每个人都在为自己的人生奋战，如果你想知道一个人真正的样子，你只需要用心去看。如果我们能放下成见，以善意之心对待每个人，用心感受对方真正的样子，而非以貌取人，我们就能用善与爱，为每位身心障碍者创造生命中的奇迹。《奇迹男孩》所带给周围人的改变才是最大的奇迹。

现实中，通常5万个新生儿中就会有一个患上特雷彻·柯林斯综合征，因此我们身边也有可能出现跟奥吉一样情况的孩子。我们也可以用现实生活中的故事介入患者的人生之中，让其重新获取关于疾病人生的新认知。美国一位名叫迈克尔·古德曼（Michael Goodman）的男子跟《奇迹男孩》中的奥吉一样，从小就患上特雷彻·柯林斯综合征。古德曼的耳朵、颧骨与下颚都发育不全，自小就因脸部畸形而被众人嘲笑与欺凌，因此，古德曼逐渐将自己隔绝在自我的世界里。人际叙事连接处于断裂状态的古德曼在高中时曾经两度自杀。

但是，随着古德曼的叙事性阅读经验的累积，他成功地超越了身体的缺陷和外在的评价，反躬内求，从内在去接受自己，改变自己与这个世界交往的方式，最终这名现实版的"奇迹男孩"成为一名儿科医生。除了临床工作之外，古德曼也会去学校讲述自己的故事，对孩子们进行现实版的疾病科普。古德曼的故事分享为这类特殊患者营造了适合他们健康成长的良好叙事生态。

> "人类的生命境界一般可以分为三种：
> '美好人生'（The Good）、'坎坷人生'（The Bad）和'地狱人生'（The Hell）。
> 从生命健康叙事理念的角度而言，拥有'美好人生'的生命主体大多具备良好的生命健康叙事素养以及亲密的人际叙事连接。"
> ——生命健康叙事分享中心创始人　杨晓霖

安妮的盒子

《安妮的盒子：达尔文、他的女儿和进化论》（*Annie's Box：Charles Darwin，His Daughter and Human Evolution*）这部传记叙事作品讲述的是英国博物学家和生物学家达尔文与其女儿之间的真实故事。安妮是达尔文的长女，是一位很聪慧的女孩子，喜欢观察和提问，充满好奇心。达尔文十分钟爱乖巧聪明伶俐的女儿安妮，也很喜欢给安妮讲各种关于自然、科学和进化论的故事，也常跟安妮讲述自己到处旅行的故事。安妮最喜欢听的是小猩猩珍妮的故事，小猩猩从婆罗洲被带到伦敦动物园，最后因肺炎死在饲养员的怀里。

这是一个结局非常悲惨的故事，令达尔文感到悲痛的是，自己的女儿安妮也像这个故事中的小猩猩一样，不到10岁就死于莫名的热病。安妮在生命的最后时光请父亲给她讲的也是小猩猩珍妮的故事。极度悲伤而彷徨的达尔文为她写下令人动容的悼念文，妻子艾玛将悼念文和病房日记放进女儿平时收藏自己喜爱的物件的木盒里，一直珍藏着。虽然通过写日记和悼念文，达尔文的情绪得到一定的舒缓，但是自从女儿去世后，夫妇双方一直没有打开各自的心扉，更没有建立关于丧女之后的人际叙事连接，因而两人都不可避免地陷入长时间的悲伤之中。达尔文极度不愿意在其他小孩或家人面前提起安妮，这充分说明他已经处于严重的创伤型叙事闭锁状态。

长期处于叙事闭锁状态的达尔文出现了身心健康问题，精神恍惚，备受煎熬，苦不堪言，女儿的音容笑貌总是如影随形，于是他决定去宝贝女儿安妮治病的小镇疗养一段时间。在女儿安妮去世的旅馆，睹物思人，一向坚忍的达尔文想起过去和女儿共同拥有的美妙时光，尘封的往事终于让达尔文再也不能抑制自己的情感。就在女儿去世的小旅馆，达尔文终于倾泻出之前没有完全发泄出来的悲痛之情。这次难忘的旅程最终成为达尔文人生中的一个重要转折点。

达尔文回到家后，主动找到自己的妻子，此时夫妇双方长时间各自刻意回避丧女之痛，已经处于人际叙事断裂状态。达尔文打算勇敢地走出这一步，和妻子一起坦然面对女儿的离世，一起分担各自内心的忧伤、牵挂、思念、彷徨、迷茫和痛苦等情绪，一起讲述和回忆女儿生前的点点滴滴，不再刻意隐瞒自己的真情实感。这是夫妇二人在女儿安妮去世后第一次互相倾诉了对女儿安妮之死的恐惧、悲伤和思念之情。夫妇双方决定互相扶持，接受女儿已然去世的现实，共同走出阴影和忧伤，一起面向未来，因为生活毕竟还要继续。

从此之后，达尔文逐步恢复了健康，继续开展他的研究工作。达尔文的妻子——艾玛也逐渐恢复了对婚姻的信心，不再抱怨，也改变了自己对丈夫——达尔文进化论观点所持的排斥态度，全力扶持丈夫这项极具争议的工作，并推动了达尔文惊世之作《物种起源》的最终出版，为进化论贡献了自己的叙事智慧。

> "那些能够在压力环境下，更好地完成任务的人，在本质上是'会讲故事的人'（storytellers）。"
>
> ——查尔斯·都希格（Charles Duhigg）　《习惯的力量》
> （*The Power of Habit*）

格格不入的年轻医生小颖

《叙事医学　人文交响》（*Bio-health Narrative: Polyphony*）的中英学者栏目曾经点评过英国牛津大学人文研究中心（TORCH）研究员艾米莉·T·特罗斯安科（Emily T. Troscianko）的《医学人文真能让你成为一名更好的医生？》一文。这篇文章的核心观点是："如果医学与人文不能进行创设性的互动、交流，那么这两门学科都会丧失一些珍贵的东西。人文学者需要努力向医学学科证明自己的价值，医学从业者同时也要扩大自身的视野、吸收人文学科能给自己带来的益处。"作为中国叙事医学的研究者和教育者，我十分赞同特罗斯安科的观点。然而，我们可以看到无论在西方，还是在中国，医学人文理念的推广都遭遇过困境。

特罗斯安科在文中提到一名医学生选修医学课程受到实习科室的医生的嘲笑的故事。记得我2012年在南方医科大学推广叙事与人文系列课程时，也有一位大二的临床医学专业的女生找我，聊到她在我们的课程中收获了许多从别的医学专业课程中无法获取的智慧和反思。但是，她却因为积极参与书院叙事与人文工作室活动，经常跟同学谈论一些医学史故事和医学大家的人文故事而遭到排挤，大家认为她浪费时间在没有用的课程上，有些格格不入。后来，这位女生坚持了下来，大学五年都跟着我们的进阶课程一起学习。

前一段时间，这位年轻女医生小颖跟我讲起她曾遭遇的几个故事。第一个故事发生在小颖当班的一个凌晨，一位看似情况已经平稳的年轻患者突然去世了，当时没有家人在身边。面对这样的突发事件，她脑子里浮现的是我在"叙事医学与生命智慧"课程里给他们讲述的多个场景，大都是餐厅里突发疾病的年轻人，年轻人的父母在得知噩耗时的悲痛一幕，以及没能陪在身边而引发的各种猜测、疑问和自责等。她马上想象在眼前的这个事件当中，年轻患者的家人来到医院追究各种细节的情形，医护人员不主动与患者家人建立叙事连接可能出现的危机，以及现代医学之父威廉·奥斯勒运用叙事智慧化解因年轻患者死亡而可能出现的危机的故事。

　　而现实中，许多缺乏叙事素养和共情能力的医者可能只懂得从专业和科学的角度解释死因，并极力排除自己的责任，最终反而让自己和医院陷入纠纷当中。小颖也回想起我在课堂上跟他们分享的一部影片——《罗丹萨的夜晚》。在这部影片里，技术精湛、从未遭遇过医疗事故和纠纷的外科医生在临近退休时，因为一位手术中的患者在麻醉阶段离世而被患者家人告上法庭。科学理性和技术至上主义让他丧失了共情能力，反复用麻醉阶段5万人中会有1个出现意外的数据跟逝者家人进行机械的、不近人情的解释。最后，外科医生终于顿悟，他到逝者家属家中，倾听他们讲述的故事，并对家属表达歉意，最终矛盾得以化解。

　　小颖说自己在回想了这些故事之后，立即整理思路，回想与患者交往的一些细节，主动与其家人进行了推心置腹的沟通，并告诉患者的家人，自己跟他们的孩子是同龄人，一直对他的病情感到揪心，也在尽自己所能救治他。但是，医学是不确定的科学，仍有很多当下无法解决的问题，虽然大家都按照应有的程序做了相应的治疗，但是最终还是没能挽回他们孩子的性命。小颖还跟其家人提到，男孩昨晚吃妈妈做的云吞时，特别提到，妈妈做的云吞永远吃不厌……小颖说她一直与这对夫妻有联系，想到他们，她就会给自己的父母打电话，多关心关心他们……

　　小颖还跟我讲起，在这个临床情境中，我推荐给他们阅读的一个短篇故事对她也很有启发。她说的是极简主义作家雷蒙德·卡佛（Raymond Carver）的《好事一小件》（*A Small，Good Thing*）。这也是一个关于医院死亡事件的故事，凸显的是面对儿童患者去世，医护人员共情能力的缺失，虽然没有导致医疗纠纷，但是，故事让我们理解到了叙事性交流对于丧亲者哀伤辅导的重要作用。小说讲述一对夫妇安和霍华德在孩子斯科蒂被撞昏迷之后在医院里的遭遇。在医生都认为不会有大碍、随时可能苏醒过来时，斯科蒂却突然离世了，留给年轻夫妇的只有错愕惊恐和无助悲伤。

　　小颖说，从故事阅读中，她深切感受到在整个治疗过程中，医师弗朗西斯及其他医护人员虽然有定期按时对斯科蒂进行治疗和观察，却让人感觉他们与患者和患者家属之间十分冷漠，而这正是许多医护人员在现实临床境况中的常态。小颖读过这个故事之后，就告诫自己不要成为像故事里的医护人员那样冷漠无情的人。在故事里，没能从医生那里得到任何同情，原本对黑人不太待见的白人妻子安，在小说里却与同样遭遇丧子之痛的黑人家庭之间形成某种共情连接，两夫妻也最终在与也曾遭遇丧子之痛、未能走出创伤型叙事闭锁的面包店店主之间的对话中接受了现实。

另一件事情是，前一段时间，小颖所在科室的主任在高强度工作之后猝死。好多位同事很长时间都没走出来，但她说自己在生命健康叙事中心的推荐书目中看过一些跟生老病死相关的绘本和视频，而且我也曾向她推荐过北京协和医院李飞老师主编的《生命消逝的礼赞》，那里面收录了70余名医学生书写的亲历死亡事件，这些故事让她更快地从这个创伤事件中走了出来。有一位与科主任关系特别好的同事在这个事件之后一直失眠，甚至需要服用精神类药物，小颖主动运用自己从叙事医学课程中学到的叙事照护方法，成功地帮助她走了出来。

小颖感受到，自己虽然比很多同事年轻，社会阅历和经验也无法相比，但是，她从叙事医学倡导的故事分享和阅读中，积累了许多现实生活中没有经历过的叙事资本，这让她在真正遇到类似的事情时，具备了比许多职业年资更长的医护人员更好的应对能力和调节能力。虽然一部分医护人员已经从叙事医学的系统学习中受益，但是，目前大多数医学生仍然受医学科学主义和技术至上主义影响，追求实用，认为医学人文只是花拳绣腿、锦上添花的东西，没必要花时间系统学习。

1978年诺贝尔经济学奖获得者、认知心理学家赫伯特·西蒙（Herbert Simon）提出，对科学技术和量化数据的绝对追求会导致专注力和共情力的缺失。我希望更多像小颖这样的叙事医学践行者能够将他们的故事讲述出来，只有更多这样的故事被听到，我们才能改变对医学人文的偏见，营造关于叙事医学和医学人文更良好的叙事生态。小颖虽然还是一位资历尚浅的年轻医生，但她已经拥有了比一直不去接受叙事医学新理念、卷在技术至上主义的漩涡中的医者更高的叙事素养，而这一素养将会让她在医学生涯中，走得更远、更稳、更顺。

> "没有人际叙事连接的社会只是一片繁华的沙漠。"
> ——生命健康叙事分享中心创始人　杨晓霖

深夜加油站遇到苏格拉底

笔者有个大学同学，家境贫寒，却学习很用心，是学生中的佼佼者。20年前，他本科毕业后考上了硕士研究生，毕业后顺利留校，后来又顺利拿到哲学博士学位，并晋升为副教授，主要负责给医学院的医学生讲授医学英语，偶尔也搞搞科研，工资和福利待遇在当地已经很好了。为了庆贺，他们全家人特地来广东、香港和澳门一游。笔者作为其老同学，在谈话间特别能感受他的兴奋和个人奋斗历程的不容易，但是从他的眼神里，我也能洞悉他的无奈和迷茫。终于有一天，我正在忙着处理一些杂事时，他估计是喝醉了，特意打了一个长途电话给我，很认真严肃地问我一个问题："老同学，我最近很痛苦，不想搞学术了，想躺平了，为了拿到哲学博士学位，我差点累到半死，后面为了晋升副教授，也用了太多心思，你说人活着的意义在哪里呢？我最近评正高又失败了。"我当时给老同学推荐了一部电影。

这部电影叫《深夜加油站遇见苏格拉底》（*Peaceful Warrior*，也被翻译成《和平战士》），影片由同名小说《深夜加油站遇见苏格拉底》改编。影片的主角丹·米尔曼是一名优秀的大学体操运动员。丹天赋异禀、学业有成、少年得志、奖牌无数、家境富有、外表帅气，深得女孩子喜欢。此时的他正在备战奥运会，每周七天都在进行高强度的训练，整天想着如何挑战高难度动作，却屡试不得，晚上经常做噩梦，频繁失眠。一直处于紧张、焦虑状态的丹完全以通过资格赛、夺得奥运冠军为自己生命的终极目标，这也许是丹生命的全部意义所在。

在生命健康叙事语境下，我们认为，年轻气盛的运动员丹陷入了目标型叙事闭锁，这将威胁到生命主体的健康甚至生命。处于目标型叙事闭锁状态的生命主体，无论未来有没有完成自己设定的最终目标，都很容易陷入严重的健康危机。他们不懂得"成功不是终点，失败也并非末日，最重要的是继续前行的勇气"（Success is not final. Failure is not fatal. It is the courage to continue that counts.——温斯顿·丘吉尔），而是将设定的目标当作生命中的一切，假如目标实现，也很难再有能力设定继续前行的新目标，挑战已有的荣光。更有甚者，在达成自己设定的"生命之巅"后，生命主体会陷入虚无之中，进一步失去自我；而假如目标没有如期实现，主体则认为自己跌到了"生命的谷底"，难以获得生命复元力，而陷入绝望，甚至自杀，影片里的丹就因车祸粉碎性骨折，被判定无法再参赛之后，试图跳楼自杀。

但是，影片里的主人公丹·米尔曼是一个幸运的年轻人，他于一个失眠的深夜，在一家24小时营业的加油站误打误撞遇到了加油站服务员，一位身怀绝技并充满叙事智慧的神秘老人。在这位自如地运用苏格拉底式生命智慧的智者的启悟下，丹逐步获得了关于生命意义和存在方式的全新体悟，从此懂得为自己脆弱的内心加油打气的重要性。当他不再闭锁在过去荣耀的故事里，也不再沉迷于虚无的名声中苦苦不能自拔时，丹从对未来不确定性的焦虑中慢慢走出来，更加专注于感受和体验活在当下的重要性，抛弃了对奥运金牌的外在追求，他的生命最终得到了超越式成长。

充满叙事智慧的老人的出现让丹的命运产生了决定性转折。老人充满哲理的话语与神秘的行事作风，使得丹自然而然地称其为"苏格拉底"。影片中，当"苏格拉底"戳到丹内心的痛点之后，自负的丹质疑"苏格拉底"的智慧，短暂地与"苏格拉底"决裂了。这时，回到一开始的生活模式和思维状态的丹遭遇了作为运动员最悲惨的厄运，在选拔赛前遭遇严重车祸，导致大腿粉碎性骨折，被医生判定为永远不可能再继续他的运动生涯。

当丹得知自己无法再继续追逐自己的梦想时，陷入到了深深的绝望之中。丹尝试用自杀来结束这可怕而痛苦的一切，但在经过一番痛苦的内心斗争之后，丹最后放弃了自杀念头，他再次来到加油站，寻求"苏格拉底"的教诲和帮助。借由苏格拉底的引导，丹开始产生一个全新的思想观念——"自己应该将个人意志凌驾于智慧之上，发挥思想和灵魂的作用，而不是一味地进行身体强度训练。"丹放下他所有对未来不确定性的期待，真正活在当下。他的心境越来越平和，人生的意义也越来越清晰，失去的体能也逐渐恢复。

"苏格拉底"告诉丹："战士并不是完美无缺、攻无不克、刀枪不入的人，而是一个无论遇到什么事情，都能始终坚持内心最真实的自己的人；虽然你遇到意外，在严重的车祸中摔伤，但意外也是一种训练。"每个人在其生命叙事进程中都会面临各种顺和不顺，各种好与不好，这些都是练习的过程，艰难困苦有时会成为我们的最高学府。

在"苏格拉底"的启发和心智训练下，丹决定再次勇敢面对现实并调整好内心状态，开始从自己的内心中聚集生命的能量和智慧。最终，在忘却昔日陈旧的故事后，丹将心身调整到最佳的平衡状态，重新登上竞技赛场，获得金牌。那种状态被称为某种"化境"（the zone）——"物我两相忘"和"天人合一"的一种最佳状态。不只是成功才有意义，失败对人生而言也是有意义的。在生命叙事进程中，每一位生命主体唯一拥有的就是生命的过程。一个只想使过程精彩的人是不会落入绝境的，因为死神也无法将精彩的过程变得不精彩，因为厄运也无法阻挡你去创造精彩的过程，相反，厄运能让你创造出更精彩的过程。于是，在这样的心态中，绝境溃败了，它必然溃败，因为你把绝境送上了绝境。追求使你充实，失败和成功都是伴奏；当生命以美的形式证明其价值的时候，幸福是享受，痛苦也是享受。

这部影片虽然是以运动员为主角，但所蕴含的生命哲理却适用于我们任何一个普通人。人们都知道要替爱车补充燃料，但总是选择遗忘为自己的"心灵"补充一些燃料。只有内心燃料充足，我们的生命才能绽放得更美，更有活力，更健康。

老同学观看这部电影后，认真思考了很久，最后终于明白了我的良苦用心。一年后，老同学的正高职称还是没能评定成功，但是从他身上能看到更加淡定、从容、阳光和奋进的学者风貌。

> "只要心理上的平静能顶住最坏的境遇，你就能焕发新的活力。"
>
> ——中国著名哲学家、作家林语堂的《生活的艺术》

卡瑞尔万灵公式

空调制造行业开创者卡瑞尔曾提出自己面对困境的解决方式，后被称作卡瑞尔定律（又称卡瑞尔万灵公式），即：唯有强迫自己面对最坏的情况，在精神上先接受了它以后，才会使我们处在一个可以集中精力解决问题的地位上。这套公式曾经帮助一位胃溃疡十分严重，被医生认为药石无医的垂死病人艾尔·汉利增加体重80斤：

艾尔·汉利讲述："在20世纪20年代，我因常常焦虑发愁而患上胃溃疡。一天晚上，我的胃出血了，被送往芝加哥西比大学医学院附属医院治疗，体重也从150多斤降到80多斤。我的病非常严重，骨瘦如柴，医生认为我药石无医了。我只能吃苏打粉，每小时吃一匙半流质的食物。每天早晚护士都会用一条橡皮管插进我的胃里，把里面的东西洗出来。"

"当我告诉那几位医生我要去周游世界的时候，他们大吃一惊。'这是不可能的！'他们警告说，他们从来没有听说过这种事。如果我去周游世界，我就只有葬在海底了。'不，不会的。'我说，'我已经答应过我的亲人，我要葬在雷斯卡州老家的墓园里，所以我打算随身带着棺材。'"

"我买了一具棺材，把它运上船，和轮船公司商定，万一我死了，就把我的尸体放在冷冻仓中，直到回到我的老家。我踏上了旅程，心里默念着奥玛·凯恩的那首诗：

啊，生命，即将零落为泥，

在此之前，不拼搏一番，

岂不是辜负这人生？

物化为泥，永寂黄泉下，

没酒、没弦、没歌伎、没明天。"

"这首诗伴我度过整个航程。从洛杉矶上船向东方航行的时候，我就觉得身体好多了，渐渐地不再吃药，也不再洗胃。不久之后，任何食物都能吃了——甚至包括别人说我吃了一定会送命的东西。几个星期过去了，我甚至可以抽雪茄，喝几杯老酒。多年来我从未这样享受过。尽管我们在印度洋上碰到了季风，在太平洋上遇到了台风，可我却从这次冒险中得到了很多的乐趣。"

"我在船上玩游戏、唱歌、交新朋友，晚上常常聊到半夜。我抛弃了所有无聊的忧虑，觉得非常舒心。回到美国后，我的体重增加了80斤，我几乎忘记我曾患过严重的胃溃疡。一生中我从未感到这么舒畅，这么健康。"

艾尔·汉利告诉我，他发觉自己在潜意识中运用了威利·卡瑞尔克服忧虑的办法。

"首先，我问自己：'可能发生的最坏情况是什么？'答案是：

死亡。"

"其次，我让自己勇敢地迎接死亡。我不得不这样，因为我别无选择，几个医生都说我没有希望了。"

"最后，我想方设法改善这种状况。办法是：尽量好好享受剩下的这一点点时间……"他继续说，"如果我上船后继续忧虑下去，毫无疑问我会躺在棺材里结束这次旅行。可是，我完全放松，忘记所有的烦恼，而这种心理平衡，使我产生了新的活力，拯救了我的生命。"

事实上，人生经历的意义通常出现在遇到困境的时候，在陷入困境时会出现"心灵顿悟"（Epiphany）。这种生命契机不一定会使我们的生命得到延长，但至少一定会使我们过得更好。也就是说，"我们也许无法替生命多增添一些日子，却可以替日子增添一些生命。"那场病痛其实是上天给的"恩典"。那场病，让他开始在生命统整之后，力行"减法"生活，回归单纯，感受生命的纯粹与美好。

正如美国教育学家、心理学之父，美国本土第一位哲学家和心理学家威廉·詹姆斯（William James）曾说过的："能接受既成事实，是克服随之而来的任何不幸的第一步。"（Acceptance of what has happened is the first step to overcoming the consequences of any misfortune.）当患者已经接受必死的结果时，在医护人员、社工和家人的正确引导下，也可能产生意想不到的生命契机。

叙事想象与成长的力量

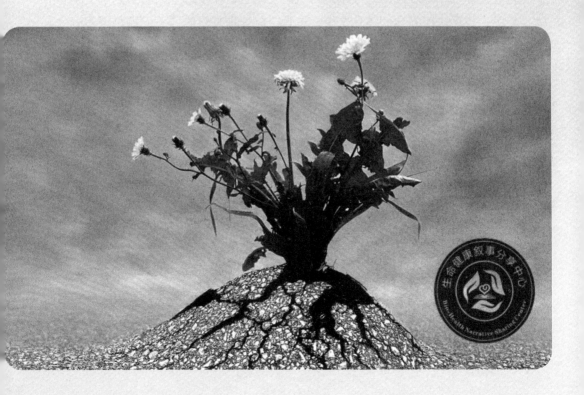

"故事是喂养我们内在生命的乳汁。儿童时期和青年时代读过的故事都会住进你我心中。我们读过的故事已经成为我们生命的一部分。每个孩子、每个曾经是孩子的大人都是书之子，都是故事之子。"

——奥利佛·杰弗斯（Oliver Jeffers）与山姆·温斯顿（Sam Winston）的《书之子》（*A Child of Books*，2017）

厕所女神与植村花菜

说到创设故事空间的力量以及自己孩童时代关乎家庭的美好记忆，我很容易想到《厕所女神》这首歌。这是日本著名女歌手植村花菜的代表歌曲，也是植村花菜的成名作，讲述的是自己对已故外婆的思念。歌词中植村花菜没有过多的抒情成分，主要讲述了小时候跟外婆一起生活的小故事。

植村花菜小时候受父母分居影响，性格变得很内向。植村花菜觉得自己被爸爸抛弃了，不爱说话的她跟哥哥姐姐之间也逐渐疏远了，后来到了上小学的年龄，也无法与同学们建立友谊，总是一副郁郁寡欢的样子。妈妈因为一个人抚养四五个孩子，无法分身，决定将其中一个孩子送去距离不远的外婆家。植村花菜毫无疑问地被大家选出来，来到了外婆家。

外婆想让6岁的植村花菜帮忙打扫厕所，但如同其他小女孩一样，植村花菜嫌厕所脏，不愿意去打扫。外婆就跟植村花菜讲了厕所女神的故事，告诉她厕所里住了一位女神，她会保佑帮她把厕所打扫干净的女孩子越长越漂亮，像女神一样。

听了外婆的故事，植村花菜每次打扫厕所时，都充满好奇心和想象力，她一边打扫一边想象厕所女神长什么样，平时躲在哪里，什么时候才能见到女神，还会对着镜子想象长得更漂亮的自己将是什么样子。在愉悦的时光中，她将厕所打扫得干干净净，总是获得外婆的赞扬。

这首回忆家庭故事的歌曲获得了日本民众的热捧，后面也衍生出同名小说、绘本、电视剧等叙事作品。据笔者的一位日本好友说，他每一次听这首歌都会流泪，因为歌曲里有太多动人的家庭故事和对童年的回忆。

我们经常会说家庭是一个需要我们付出爱和责任心的地方。责任心一词的英语responsibility，就是response＋ability，即回应的能力。植村花菜的外婆是一位叙事素养非常高的长辈，积累了一辈子的叙事资本。她用厕所女神的故事回应了外孙女对脏厕所的嫌弃，让小孙女心甘情愿地去打扫厕所，从小就养成热爱劳动的习惯。睿智的外婆没有用物质和金钱来诱惑年幼的植村花菜，因为她知道这些都不能回应"外孙女对脏厕所意象的嫌弃"。外婆不是用敷衍的态度，而是运用了一定的叙事智慧去引导小孙女，这是这首歌里最能引发我们深思的一点。

良好的家庭叙事生态（family narrative ecology）对家庭成员尤其是小孩子的健康成长至关重要。而现代人快节奏的生活方式，导致在家庭教育中往往会忽视叙事的教育力、叙事的人际互动力以及叙事带给家庭成员的美好想象力和温馨记忆力。父母总是想当然地认为只要能为孩子挣更多的钱和做得更多，这就是对孩子最大的爱了。实际上不是这样的，如果父母忽视了对孩子的陪伴和倾听，就很容易丧失与孩子建立亲密叙事关系的最佳时机。

在一些家庭中，甚至会出现亲子之间的叙事断裂状况。如果父母疏于与孩子之间的叙事交流，只是一味地要求和训教孩子，或者以物质、利益和金钱等方式建立与孩子之间的所谓亲子关系，很容易造成亲子沟通不顺畅，导致关系疏离。单纯用功利的方式刺激孩子只会增加孩子生活的无意义感，导致孩子身心不健康。由于父母的叙事素养不够或者缺乏与孩子的叙事性沟通，当孩子陷入某种严重的心理困境时，父母很可能会毫无觉察，或者干脆就是无能为力，最终导致家庭悲剧的发生。比如孩子由于叙事意识淡薄，性格极度孤僻和内向，容易出现抑郁、自残甚至自杀等倾向，如果叙事介入不及时或者不懂得如何干预，很容易酿成家庭悲剧。

从家庭叙事生态对孩子的影响视角来看，在父母叙事关系不和谐的家庭里，孩子大多出现厌学、网络成瘾、自闭、偏执和自杀等倾向，自杀已成为导致全球青少年死亡的三大原因之一。随着互联网的快速普及和越来越发达，现代科技看似拉近了彼此距离，实则不然。高科技让我们越来越趋向于逃避和害怕亲密的叙事性交流，甚至身处同一间房子，大家也习惯了用手机等社交媒体进行交流。由于父母和孩子本应该亲密的叙事性沟通和交流变得越来越淡化，亲子情感也变得越来越疏离。由于家庭叙事生态堪忧，孩子大多性格偏执、冷漠、自私、不通情理，疏于或者不屑于人际交流，喜欢沉迷于个人世界，在虚拟世界中找寻快乐或者做自己的英雄。久而久之，这将最终影响孩子的社交能力，甚至还会影响到孩子成年后重新建立温馨和睦健康的家庭叙事生态的努力和信心。也就是说，父母与子女的叙事关系是否良好可能会波及好几代人。

良好的家庭叙事生态能让家庭成员在正向推进的生命叙事进程中扮演好各自的角色。尤其是针对青少年儿童，健康和谐的家庭叙事生态可以正向引导未成年人成功过渡到"成年初期"（emerging adulthood）这个最为关键的阶段，顺利克服自我认同危机。身处"成年初期"的子女可以利用从家庭中传承而来的优良的个人叙事素养将"自我"成功地整合为具有连贯性与一致性（congruence and coherence）的整体。这个时期的子女能体会和感受到"心理—社会的安适性"（psychosocial well-being），较容易实现身心安适的整体感受（psychosomatic integrity）。

> "医者要
> 用艺术唤起神圣使命
> 用艺术觉悟至上悲悯
> 用艺术点燃生命之光
> 用艺术抚慰痛苦心灵
> 用艺术超越生死极限"
>
> ——协和医学院　袁钟教授

神奇的魔法师

"现代医学教育之父"威廉·奥斯勒爵士不仅是一位临床医生、病理学家与医学教育家，还是一位藏书家、历史学家、古典文学家和人文主义者。奥斯勒同时也为现代大学医学图书馆和医学博物馆的建设作出重要贡献，对全球医学教育与现代临床教学改革产生了深远影响。作为约翰·霍普金斯医学院的创始人之一，奥斯勒还是现代住院医师规范化培训制度的开创者，这一制度在世界各地推广，已成为国际通行的医生培养模式。奥斯勒一直强调医学人文之于医学的重要性，将人文与科学喻为"一个枝叶上的双生莓"，并一直践行此理念。作为"所处时代最伟大的人文主义医生",奥斯勒与许多患者之间的感人故事不断地激励着一代又一代临床医生奋勇前行,践行人文医学。

威廉·奥斯勒曾医治过一个患有百日咳的小男孩。一天奥斯勒穿着全套正式的导师服正准备去参加牛津大学的毕业典礼,路上被一位朋友拦下,这位朋友的孩子患有百日咳,而这种疾病在当时是无法治愈的。同时,奥斯勒发现这位小男孩还有严重的支气管炎。尽管快要迟到了,奥斯勒还是坐在病床边给男孩进行了身体检查。奥斯勒判断,威胁这位小男孩生命的最严重的问题是他不愿意吃东西。

奥斯勒了解到这个情况后,小心翼翼地剥了一个橘子,把它分成几瓣,在每个橘子上涂上了一点糖浆,一瓣一瓣地喂他。一边喂,一边告诉男孩,这是一种神奇的水果,每天吃一些,病很快就会好起来。随后,奥斯勒走到门外对小孩爸爸说:"我很抱歉,欧内斯特,您儿子的病情很糟糕,很难完全康复……"

当奥斯勒得知小男孩认为穿着导师学术服的自己是一位神奇的魔法师后,在接下来的40天里,奥斯勒每天都带上他的导师服去医院,在小男孩的家门外把导师服穿好,然后走进去,像魔法师一样出现在男孩面前。小男孩每天都在欣喜地期盼奥斯勒的到来,他一边跟穿着像"魔法师"一样的奥斯勒聊天,一边吃他所喂的任何食物。在奥斯勒的关怀下,小男孩也奇迹般地恢复了健康。

奥斯勒一生曾医治过许多小患者,他是一位善于在患者面前暂时忘却自己专家身份的医生典范。他非常注重根据患者的特征,与患者建立不一样的医患关系。

> "真正有智慧的人会将自己的生命视为一个发展的故事，……有智慧的人会反观他们自己述说生命的故事，从他人的故事中学习，并且改变自己的生命叙事进程，创设出新的故事。①"
>
> ——韦恩州立大学（Wayne State University）
>
> 露丝·雷教授（Ruth E. Ray）

嘈杂的菜市场与充满爱的家庭游乐场

2020年5月，全国首家"生命健康叙事分享中心"迎来这样一位患者，她是医院的护士，叫小枫（化名），刚刚被确诊为甲状腺癌。小枫跟家人有矛盾，与周围同事关系也有些紧张。被诊断了癌症之后，辞职的想法就浮现在她的脑海中。

小枫的日常工作总是非常忙碌，每次下班都十分疲惫，一副无精打采的样子，回到家只希望能有个安静的环境，好好地放松和休息。然而，家婆（丈夫的母亲）却很喜欢热闹，总是把自己的外孙和外孙女，甚至自己兄弟的孙辈都安排到家里住下来，尤其是寒暑假和节假日，家里更是人满为患。因而，家里每天总是充满嬉笑打闹，按照小枫的话来说，家里比菜市场和游乐场还吵闹。一向喜欢安静的小枫认为自己工作本就很辛苦，每次回家还要照顾这么多孩子，自己本来是嫁给一个人的，现在嫁给了一家子人，内心很是痛苦，怎么想也想不通家婆为什么要这么做，导致婆媳关系异常紧张。

叙事中心工作人员在耐心倾听的过程中，及时给予回应。工作人员很清晰地了解到了小枫护士的家庭故事和内心困境。《管子·内业》中提到："暴傲生怨，忧郁生疾，疾困乃死。"小枫护士罹患甲状腺癌很可能就是长期忿懑和忧虑所致。她因没有及时调整好自己与家庭成员的关系，郁气难消，日积月累导致自己罹患甲状腺癌。叙事中心工作人员尝试积极回应她的困境，运用叙事

---

① 原文是："A person is truly wise, when she is able to see life as an evolving story and to create some distance between self and story by reflecting on it from multiple perspectives. Wise people watch themselves tell life stories, learn from others'stories, and intervene in their own narrative process." 引自：Ray, R. E.（2000）. Beyond nostalgia: Aging and life-story writing. Charlottesville, VA: University Press of Virginia. 28-30.

调节的理论来化解小枫护士的健康危机和家庭危机。

首先我们从小枫护士的视角，向她抛出了几个可能的解决方案。工作人员询问小枫的工作时间能否有所改变，投入更多时间来陪伴家人和孩子成长？护士摇头苦苦回答：不能，除非辞职。接着又问小枫能否改变自己的家婆，让家婆把其他孩子带走，各回各家，各找各妈？小枫护士回答，根本就没可能，自己之前一直在跟家婆抗争，家婆每次都说自己年纪越大就越喜欢大家庭，喜欢和孙辈一起生活，尤其喜欢几辈人热热闹闹地生活在一起。工作人员再问护士是否会因此而选择离婚？小枫斩钉截铁地回答：不会。因为丈夫很爱自己，自己也不想家庭破裂，况且她对这个家、对丈夫、对孩子都很有感情。

工作人员经过几次问询后，又结合小枫护士的自身情况，创设了两个场景。第一个场景：我们再次邀请小枫来叙事中心，让小枫全程参与叙事中心正在讨论的独生子女家庭所面临的各种问题，比如孩子的孤独、与父母疏离、自我封闭、不愿交流、上网成瘾、不愿吃饭、不愿早睡、熬夜打游戏和厌学等。这些问题大多数是因为孩子缺乏同辈之间的有效叙事性沟通所导致，我们只有帮助这些独生子女家庭重新建立家庭叙事连接，才能尝试恢复孩子正在遭遇的身心健康危机问题。

工作人员之所以这样做，就是想让小枫感受到她的孩子尽管成长环境嘈杂，其实是很幸运的，因为她的孩子经常有这么一群兄弟姐妹陪伴，每天不再孤单寂寞，大家可以追逐嬉戏，一起快乐成长。稍稍年长几岁的孩子看似无意中的嬉笑打闹，或者一起看书看动画片，分享故事和喜悦等，说不定就可以让更小的孩子获得健康生活和成长所必需的人际叙事智慧。与此同时，工作人员也让小枫看到叙事中心的许多老人由于出现职业叙事断裂、社会叙事断裂和家庭叙事断裂之后，陷入身心不健康的状态。

小枫终有一老，自己的孩子将来也会长大成人，也许会在外地工作，一年难得回来一次。这些昔日在小枫家里长大的孩子将来也许会有那么几个留在本地工作和生活，说不定已经长大的孩子能感受到小枫晚年的孤苦，会时不时过来看望小枫夫妇，即便偶尔的嘘寒问暖也会好过自己的孤苦伶仃。亲情在，情感的叙事连接或者纽带就会在，更为长久的亲人间的叙事连接就成为可能。也许最终能关怀和照顾小枫或者小枫能否拥有健康快乐的老年生活，就可以寄希望于那些小时候曾经在自己家里又吵又闹的孩子们身上。

工作人员同时也创设了第二个场景，也是比较现实和最为紧迫的场景。小枫现在的关切点无非是孩子太多，太吵闹，认为花费时间去照顾别人家的孩子很不值得，如果将过多的时间用来关注和照顾别人的孩子，用在自己孩子身上的时间势必会少之又少，自己有点于心不忍，毕竟孩子还太小。工作人员运用叙事调节的理念让小枫逐渐意识到：如果孩子们一起生活，一起成长，彼此会更容易建立起亲密的叙事关系。同辈之间良好的叙事关系与和谐的亲友气氛必然有助于构建积极、健康的家庭叙事生态。孩子们终究会长大，而有着良好家庭叙事关系的孩子长大后，会更懂得互相关心和互相照应的重要性，这对于自己孩子以及亲友孩子的健康成长有百利而无一害，自己又何乐而不为呢。

叙事中心工作人员有意引导小枫护士主动想象在自己生命叙事进程的延长线上几个或者若干个可能的故事走向，逐步引导小枫走出局限于眼前故事的叙事闭锁状态。小枫护士的甲状腺癌经过治疗得到康复，她没有辞职，而是重新回到护理工作岗位上。小枫下班回到家，欣然接纳了家庭游乐场的吵闹声，把孩子的欢声笑语视作工作之外的消遣时光，并与孩子们建立起融洽的家庭叙事关系。小枫每每看到自己的孩子和哥哥姐姐玩得兴高采烈、有说有笑时，就不再纠结于过往，相反会感到很欣慰。从此，小枫与公婆的关系也融洽了许多。

事实上，健康和谐的家庭叙事生态可以有效舒缓我们繁忙工作后出现的倦怠感，有助于调节我们身心的健康。叙事中心工作人员后续又了解到，重返工作岗位的小枫护士不断得到同事们的一致好评和称赞，她仿佛变成了另外一个人，工作积极主动，敢于承担责任，想同事之所想，急患者之所急。小枫经由这场疾病，接触了叙事调节这一全新理念，一方面提升了个人的叙事素养，认清了生命的本真；另一方面，也与同事和身边的朋友以及一众亲友家的孩子连同自己的家婆等建立起更为亲密的叙事关系。正如戏剧《心灵病房》（*Wit*）里的主角所言："生命的真谛，在于走出内心世界，与人建立叙事关系。"

> "当你开始提升你的同理心和想象力时，整个世界都会向你开放。
>
> （When you start to develop your powers of empathy and imagination, the whole world opens up to you.）"
>
> ——苏珊·萨兰登（Susan Sarandon）

天堂鸟的故事

1858年，瑞典的一个富裕家庭诞生了一个女儿，父亲是一名医生，母亲是一位诗人。然而不久，孩子染患了一种无法解释的疾病，身为医生的父亲也无能为力，疾病导致女儿髋骨发育不良，很快就丧失了走路的能力。

一次，家人带着女孩一起乘船旅行。船长太太很同情这个染病的小女孩，就给她讲了好多有趣的故事，其中她讲到了船长的一只天堂鸟的故事，小女孩立刻就被这只鸟迷住了，很想亲自看一看。于是，船长太太起身去拿那只神奇的天堂鸟，将小女孩留在甲板上。等了一会儿，小女孩实在忍不住就要求船上的服务生立即带她去看那只神奇的天堂鸟，那服务生并不知道小女孩的腿不能走路，而自顾自地领着她一起去看那只美丽的小鸟。

这时奇迹发生了，小女孩竟然能拉着服务生的手，慢慢地走了起来。从此，小女孩的病痊愈了。小女孩长大后，又忘我地投入文学创作中，成为第一位荣获诺贝尔文学奖的女性，她就是茜尔玛·拉格洛夫（Selma Lagerlöf）。

茜尔玛的故事让我想起了《海蒂和爷爷》这部影片中的克拉拉。

在这部影片中，海蒂的父母早逝，她由姨母抚养大。但是姨母为了生计，必须外出去法兰克福替一家有钱人家工作，无可奈何的姨母只好将海蒂送往独自住在阿尔卑斯山上的爷爷家。海蒂的爷爷年轻时曾犯下错误，村里人都不谅解他，他也从不与村里人交往。海蒂天性热爱生活，热爱自然，助人为乐，对别人充满了爱和关心，生活在她周围的人都因为她而获得欢乐。海蒂像寒冬的阳光一样温暖了爷爷冷漠的心，饱经沧桑、心情抑郁的爷爷变得开朗起来。村里的人不再对爷爷持有偏见，瞎眼的邻居奶奶因此重拾生活的勇气，野孩子彼得因此开口诵诗、……

　　海蒂8岁时又被姨妈带到法兰克福，在一个大户人家给12岁的瘫痪姑娘克拉拉当玩伴。原来自从克拉拉的母亲过世后，她就生了一场大病，之后，对克拉拉呵护过度的爸爸和奶妈让身体虚弱的克拉拉天天坐轮椅，一步都舍不得让她走，结果克拉拉因为极度缺乏锻炼，身体越变越差，几乎丧失了行走能力。而克拉拉的父亲塞泽曼因为无法接受妻子的离去，也无法面对重病瘫痪的女儿，于是总让自己忙碌在外，他没有意识到缺少父亲的关爱和陪伴的女儿有多么孤独。海蒂的到来，给了克拉拉最需要的陪伴，给了她阳光与温暖，克拉拉从阴郁的性格和丧母的阴影中走了出来。

　　克拉拉的父亲和奶奶对这位天真的孩子充满感激。然而，后来远离爷爷和阿尔卑斯山的草地与山峦太久的海蒂生病了，克拉拉的父亲将其送回了爷爷身边。克拉拉又回到了孤独之中，她决定去山里找海蒂和爷爷，这对瘫痪的克拉拉而言不是一件容易的事情，但是她的爸爸答应了。来到山里的克拉拉在海蒂的感染下，在空旷与自由的自然风景中，在充满阳光的草原上，一天天地活泼开朗起来。在与大自然的亲近以及与同龄人的玩乐中，克拉拉成为了自己应该成为的模样。一天，一只蝴蝶落在克拉拉的脚上，为了追寻蝴蝶的行踪，克拉拉居然不自觉地站了起来，向前追去……

生病的人不能单一地将自己闭锁在一个身份——疾病身份里。生病的人与不同的人接触得越多，就越能够认识自己，让自己感受到关爱，让自己获得成长。生病的人与自然界接触越多，身体与精神的健康状况就可以得到越大幅度的改善。巍峨绮丽的山峰，广袤无垠的草原，满目苍翠的森林，奔腾不息的河流……大自然神奇的治愈力不仅有益身体健康，更有利于放松精神、拓宽思想的尺度。

环境心理学家罗杰·乌尔里希（Roger Ulrich）在《科学》期刊中发表的名为《窗外景观影响病人的术后恢复》的研究报告中指出，一项对照病人手术后复原情况的观察显示，在病房里及其视野内能看见植物的病人明显较只能看见空白墙面的病人复原得更快，外科手术患者并发症更少，使用的止痛药更少，出院时间也更快。在《南丁格尔与近代护理》书中也有一段话："看不到天空的病房，会对病人的身心恢复造成极大的损害，而心灵的痛苦比身体的苦痛更深刻。人需要看到天空，或者在床边摆几朵小花，这对残弱的病人而言，都是很大的鼓舞，能为心灵带来喜悦。"

俄国小说家、哲学家列夫·托尔斯泰（Leo Tolstoy）认为幸福的第一要素，就是不要去破坏人与自然的连接。自然景观是现代疗养学的组成部分，是一种重要的疗养因子，对于人体健康有着重要的作用。

> "你如果从来没有做过傻事和错事，你大概不会成为智者。"
> ——与狄更斯齐名的维多利亚时期英国小说家
> 威廉·梅克比斯·萨克雷（William Makepeace Thackeray）

医生的忏悔与成长

杰克是一位非常受社区民众信任和爱戴的年轻家庭医生，他来到偏远的山区小镇已经4年。杰克工作兢兢业业，一丝不苟，对待镇上来就诊的民众和蔼可亲，许多居民都将他当作家人或朋友。然而，杰克遇到的一个奇怪的医疗事件让其陷入困境，差一点断送自己的职业前途。幸运的是，杰克在偶然的情况下参与了一项同行叙事交流活动，从此在反思和道歉之后，走出困境。

一次，一位叫艾瑞思（Iris）的41岁女性来到杰克的全科诊所，经过检查，杰克很开心地告诉艾瑞思她怀孕的好消息，因为早孕试纸检测结果为阳性。艾瑞思是来自亚洲菲律宾的移民，为了生计，丈夫在外地做工，一年难得回来几次，但是，怀孕做妈妈是艾瑞思多年来的梦想。艾瑞思很兴奋，一脸的慈祥和幸福，多年来的梦想终于要实现了。杰克医生也是满脸笑容，为艾瑞思和胎儿送去祝福。然而，过了一段时间，当艾瑞思因为不适来进行身体检查时，杰克却发现尿液检测变成了阴性，这意味着她未怀孕或者胎死腹中。杰克医生不敢马虎，几天内又给艾瑞思做了多次尿液检测，但是，结果非常令人失望，都是阴性。

这个消息让艾瑞思感到非常伤心，当妈妈的喜悦和期待就这么被无情地打断。虽然艾瑞思自己感觉胎儿应该在正常发育，但是杰克认为，科学检测不容置疑，很可能因为艾瑞思是高龄孕妇，胎儿发育不正常，已经胎死腹中。如果是这样，为了艾瑞思的健康和生命安全，要尽早引产。当然，为了稳妥起见，杰克也建议艾瑞思去上级医院确诊，因为当时社区诊所里没有辅助检查的B超设备，而要做B超进一步验证，需要驱车到200多千米外的城里。但是，艾瑞思自己不会开车，山区的公共交通也不那么便利，丈夫也无法及时赶回家。艾瑞思一直都非常信任杰克医生，她再三向杰克医生确定情况。杰克医生只能如实告诉她，按照这么多次的试纸检测，胎儿还在正常发育的可能几乎没有。

既然是已经停止发育，胎死腹中，杰克医生认为，从孕妇的角度考虑，引产宜早不宜迟。艾瑞思只好接受杰克医生为自己引产。然而，在引产手术过程中，杰克医生感到大为震惊，胎儿居然是活着的，而且看起来也很健康。短短的几秒钟，杰克却度日如年，身上的衣服早被汗水湿透了。杰克无法理解为什么会出现这样的情况，经过一番激烈的思想斗争，他最终选择将错就错，没有告诉艾瑞思这个事实。手术后，艾瑞思表达完谢意就离开了，之后很长一段时间，她都没有走出失去孩子的伤痛，后来去了丈夫工作的地方生活。

杰克医生以为这个事情只有自己知道，只要自己不说出来，就永远不会有人追究，也以为随着时间的推移，一切都会过去；但同时，他对自己的能力和医学职业也产生了严重的怀疑。年轻的杰克从此心神不宁，无法专注眼前的医疗工作，晚上噩梦不断，总会在睡梦中惊醒，年纪轻轻居然患上了高血压。这样的状态持续了几年之后，杰克医生处于崩溃的边缘，也一直没有结婚生子，甚至萌生了不再从事医生工作的想法。

正在那段时间，世界范围内的叙事医学开始萌芽。虽然这个概念还没有正式提出，但一些地方已经开始激励医患分享故事。杰克医生有机会参加了一个同行的故事分享活动。这个环节设置很温馨，就是让与会的执业医师参与分享自己职业生涯中所经历的一些棘手的故事。前面已有几位业界同事很认真地反思自己的职业生涯，以及在各自多年的临床实践过程中所遭遇到的让自己异常苦恼的故事，讲到动情处他们甚至会痛哭流涕。大家感同身受，能够理解他们悲喜交加和纠结的情绪，而在得到大家的回应和帮助之后，他们的状态都发生了很大变化。

受此氛围的影响，杰克也第一次将自己的这个故事讲了出来，杰克仿佛回到了几年前的引产现场，看到胎儿没有停止发育的手术现场，一边讲述故事，一边颤抖冒汗。杰克得到了其他同行医生的回应，他们帮他分析，认为不完全是杰克的错，可能是当时某一批次的验孕试纸出现了质量问题，而杰克没有告诉艾瑞思胎儿引产时的状况是因为当时非常困惑，无法理解自己完全按照规程和医学科学知识做出的判断，为什么最终会出现这样的情况，又担心艾瑞思已经基本接受胎儿停止发育的事实，再跟她说被误诊而失去孩子，会给她带去更大的打击，所以潜意识里指引自己做出隐瞒真相的决定。大家认为，杰克要摆脱这个事件对他的长久影响，应该主动找到艾瑞思，寻求她的谅解。

杰克医生接受了大家的建议，想方设法联系到了艾瑞思，诚实地讲述了当时整个事件的经过。杰克真诚地向艾瑞思道歉，电话那一头的艾瑞思哭了出来，恢复平静后对杰克说，犯错的不是杰克，而是那些试纸，所以她让杰克医生不要过多自责，她选择原谅杰克，也感谢杰克把真相告诉自己，至少她现在知道了实情，这已经足够了，一切都不重要了。从此，获得谅解的杰克医生不再受噩梦困扰，他的身体状况有了明显好转，他没有再选择离开医疗行业，而是以更热情的态度对待自己的工作。从此之后，杰克做事更加认真仔细，他谦卑地对待每一位前来寻医问药的社区居民，尤其是对于一些新移民，更多了一些人文关怀和叙事照护。10年之后，杰克成长为一位知名的妇产科医生。

> "故事力是用故事思维去看待自我和世界并与自我和世界展开沟通的能力，也是帮助我们决胜于未来的一种重要思维能力。故事力是人类智慧的最高体现。"
>
> ——生命健康叙事分享中心创始人 杨晓霖

梦精灵与小女孩

苏珊·佩罗（Susan Perrow）在《每当孩子伤心时，故事是最好的陪伴》（*Stories to Light the Night：A Grief and Loss Collection for Children，Families，and Communities*）中提到，故事并不是为了转移孩子对分离、失去和哀伤的注意力，而是用他们能够理解的语言来认识生命中必经的体验。故事中的想象与画面能深入孩子的内心，用他们能够理解的方式诉说困难的经历，回应他们难以理解的哀伤。而身为成人的我们，也能在故事蕴含的意义里找到疗愈之光，与孩子一同面对失去的伤感。

在许多设有叙事中心的医院，经过叙事医学团队培养的医护人员都懂得运用绘本成功帮助许多主体走出苦难境遇。

我们曾经借用"故事医生"苏珊·佩罗的绘本作为叙事处方帮助一位丧父之后不睡觉的小女孩走出困境。在佩罗的叙事赋能案例里，小女孩的父亲突然在睡梦中死去，之后的一个月，女孩害怕睡觉，也害怕她的妈妈入睡。因此，她尽一切努力让自己保持清醒，不断地围着房子奔跑、哭泣。而被外婆和妈妈带到中心的4岁女孩也有类似的表现。她的爸爸在睡眠中突发心肌梗死去世，还无法理解死亡的女孩反复听家人提起爸爸是睡觉时去世的，因而认定睡眠带走了爸爸，同样也会带走自己、妈妈和其他亲人。小女孩不敢睡着，即使极度疲惫，也只是勉强睡一小会儿，打个盹后很快就会惊醒，然后在房间里不停奔跑。

我们采用佩罗的"芭蕾女孩的故事"作为"隐喻叙事处方"。在这个故事里，喜欢跳芭蕾舞的女孩住在音乐盒里，盒盖一打开，女孩就会一圈又一圈地跳芭蕾。当她跳累了，音乐盒会合上，她就可以得到休息。生活这样日复一日地继续着。有一天夜里，正当她在音乐盒里休息时，一场可怕的暴风雨降临了。房子猛烈晃动，音乐盒也飞了出去，盒盖摔开，再也合不上了。疲惫的女孩开始跳舞，一圈又一圈，她跳啊跳，一刻也停不下。

某个夜晚，梦精灵从窗旁经过时看见女孩早已疲惫不堪，却仍在无休止、不受控制地跳着芭蕾舞，梦精灵感觉自己必须帮助女孩。于是梦精灵唱了一首催眠曲，音乐盒盖神奇地重新合上了。那晚女孩安心地入睡；第二天早晨，梦精灵又来了，这次她唱着另一首歌——觉醒歌。随着音乐，盖子缓缓打开，芭蕾舞女孩再次一圈又一圈地跳起舞来。在梦精灵的帮助下，女孩恢复了正常的生活，日复一日，开心地跳舞、安静地休息，享受着跳舞的乐趣。

绘本叙事讲的不是"你"的故事，而是"他"的故事，从第三人称的视角凝视绘本故事中的人物，可以让"你"跳出自己故事，更好地看待自身的处境和问题。这就是绘本中的隐喻性叙事所具备的"反身性"，它们不仅扩宽了主体对外在世界的认知，也扩宽了主体对自我的认知。从这个故事可以看到，这个由芭蕾舞女孩、音乐盒、暴风雨、梦精灵构成的叙事性隐喻很好地回应了女孩的焦虑，产生了强大的疗愈效果。对不理解死亡与睡眠区别的小女孩开具的"隐喻性叙事处方"，让小女孩理解"睡眠不等于死亡"，最终走出阴影，安心睡觉。

　　遭受丧父之痛的女孩可以看作所有丧失苦难表达能力的受苦者。苦难让他们一直处于躁动不安的状态，睡眠是一种折磨，他们努力让自己保持清醒，以为这样就能不被苦难抓住，不被死亡带走。然而，这无异于陷入生命叙事进程的停滞或闭锁状态，他们悲伤、焦虑和恐惧，无法感受当下生活。每一个生命都不可避免地会经历痛苦，成为苦难者。深谙生命叙事智慧的人可以运用隐喻智慧和叙事赋能为闭锁者及时开展叙事调节，帮助他们按下重新体验和阐释人生故事的按钮，赋予他们由内而外突破闭锁的能量，恢复完整的身心健康状态。因此于医护工作者和生命健康叙事照护者而言，儿童绘本、疾病叙事绘本和漫画无疑是健康教育和疾病科普的首选阅读介质。

　　隐喻性叙事既是一种日常语言表达形式，也是一种叙事智慧，恰当的隐喻有助于我们理解生活的不同层面。文学叙事和童话叙事大多是隐喻性叙事，可以帮助我们达到身心健康复元的目的，我们称之为"叙事照护"（narrative nurturance）。它们拥有一种微妙且强大的潜在"药效"，可以化身为治疗不同苦难境遇的"叙事处方"，最终帮助苦难者走出伤痛叙事闭锁，迈向和谐的生命叙事进程。

> "爱不是自然而然的，而是需要自律、专注、耐心和信心。爱不是一种感觉，而是一种行动。
>
> （Love is not natural, but requires discipline, concentration, patience, faith. It's not a feeling, it's a practice.）"
>
> ——社会心理学家和哲学家　艾瑞克·弗洛姆（Erich Fromm）

隐形的披风

电影《撞车》中有一对父女之间的对话很有感染力，给我留下深刻的印象，也带来很多感悟。

电影中，爸爸晚上回到家，已经是该睡觉的时间了，但女儿却因为害怕而躲在了床底下。爸爸并没有选择训斥女孩，也没有威胁女儿3秒内立刻从床底出来，也没有用小女孩最喜欢吃的小蛋糕引诱女儿从床底爬出来，因为聪慧的爸爸知道这些都不能有效回应女儿的恐惧。

爸爸走到女儿床边，将枕头扔到地上，自己也躺到了地上，好以耐心的姿态跟女儿保持平等交流，然后快速地调动他的叙事智慧，寻找回应女儿的害怕、帮助她克服胆小的交流方式。他找到了，于是有了下面的对话：

爸爸："你在下面感觉怎么样？"

女儿："还好。"

爸爸："你没有害怕什么吧？壁橱里没有怪物，对不对？因为我讨厌怪物。"

女儿："根本就没有怪物。"

爸爸："啊，那不错嘛。"

女儿："我听到一声响。"

爸爸："就像爆胎的声响？"

女儿："像枪声。"

爸爸："这很好笑，因为我们已经搬出那个糟糕的地方了。而且这里已经没那么多枪了。"

女儿："子弹能飞多远？"

爸爸："好远好远。但通常被东西挡住就停下来了。"

女儿："要是没有东西挡住呢？"

爸爸："你还在想那颗打在你窗户上的子弹吗？你觉得我们应该再搬一次家吗？"

女儿："我喜欢这儿。"

爸爸："我也是。但是，如果那颗子弹找到我们住的地方了……"

女儿："什么？"

爸爸："好蠢啊，我怎么会忘了这个？"

女儿："什么啊？"

爸爸："不，算了。你不会相信我的。"

女儿："告诉我吧。"

爸爸："好吧。我5岁的时候，有个晚上，一个仙女来到我的房间。"

女儿："骗人。"

爸爸："我跟你说过，你不会相信我的。好了，去睡觉吧，你个小淘气。"

女儿："不，告诉我吧。"

爸爸："好。那个仙女进入我的房间。我们聊了好久。她在我的房间里飞来飞去，把墙上的海报都碰掉了。"

女儿："她在飞？"

爸爸："她有小翅膀，可能是粘上去的，对不对？我不太相信她是小仙女。于是她说：'我证明给你看。'她把手伸进背包里，拿出一件隐形的斗篷，把它系在我的脖子上，告诉我它是坚不可摧的。你知道坚不可摧是什么意思吗？意味着没有什么东西可以穿过它，子弹不行，什么都不行。她告诉我，如果我穿上它，什么都不能伤害我。所以我就穿上它，而且，我这一生从来没有被打中过，刺穿过。没什么能伤害我，我是说，多神奇啊！她告诉我，我应该在我女儿5岁生日的时候给她，但是我给忘了。"

女儿："我能摸一下吗？"

爸爸："当然了，摸吧。"

女儿："我感觉不到。"

爸爸："是的，但它很棒，是不是？我可以把它脱下来给你系上，她告诉过我怎么做。除非你认为这很蠢。"

女儿："你不需要了吗？"

爸爸："对，不再需要了。你觉得怎样？你想要吗？（小女孩点点头。）好吧，你出来吧。"

（爸爸把小女孩从床底抱出来，给她穿隐形斗篷。）

爸爸："会不会太紧？"

（小女孩摇摇头。）

爸爸："你感觉得到它吗？"

（小女孩摇摇头。）

爸爸："很好，那就对了。"

女儿："我洗澡的时候要脱下来吗？"

爸爸："不用，你一直穿着它就好。除非你有了女儿，等她5岁的时候，你再把它脱下来给她。好吗？"

女儿："好的。"

爸爸："好的，晚安，宝贝。"

女儿："晚安。"

作曲家、莱斯大学（Rice University）音乐学院教授、现代乐团的艺术总监安东尼·布兰特（Anthony Brandt）曾说过："也许有些事情会改变，但唯一不变的是我们都开始和结束于家庭中（Other things may change us，but we start and end with family）。"

美国作家亚利克斯·哈利（Alex haley）曾花费10年时间研究家族史，写成了横跨七代的长篇小说《根》，最终凭借这本书荣获普利策奖。他说：家庭连接我们的过去和未来。

家庭叙事生态是生命主体最初成长的土壤。家庭叙事生态指的是一个家庭里的几代人，尤其是核心家庭成员之间的叙事关系和叙事智慧所构成的动态系统。叙事是连接家庭亲密关系的基本架构。家庭叙事生态中长辈的叙事智慧对家庭成员的快乐成长和健康生活非常重要，晚辈的叙事素养和叙事意识对长辈的老年健康也非常重要。也就是说，个人的健康状态并不只是内在心理的表征，还涉及人际以及人与社会之间的互动和适应关系。

家庭叙事生态与人体系统一样，内部的完整和平衡对于家庭健康和谐的维系非常重要。一个家庭生态中先有夫妻关系，然后才有亲子关系。因而，夫妻之间的叙事关系对亲子之间的叙事关系影响深远。当夫妻叙事关系没有得到良好的维护时，亲子关系也得不到良好发展。夫妻任何一方与孩子建立的叙事关系比重相差太大，都不利于整个家庭叙事生态的和谐。家庭中，夫妻双方任何一方过于关注孩子时，几乎将所有时间都用于与孩子建立叙事关系而无法与另一方建立良性叙事关系，则被冷落的一方便会失去其在家庭生活的地位和意义感。

此外，夫妻亲密叙事关系作为贯穿生命主体成人之后的所有生命阶段，对每一个生命主体都非常重要，良好的夫妻叙事关系能有效减缓老化对身心造成的冲击。

"因为我的工作和努力，而使他人的生命如鲜花般重新绽放，我为此而感到无比的骄傲和自豪。

让我们用智慧和爱心，燃烧自己，照亮别人。"

——生命健康叙事分享中心创始人　杨晓霖

祖母绿戒指

我的主人是个97岁的中国老太太，因为舍不得离开和周老先生所生活的城市，她没有跟随囡囡去国外生活。她有三个宝贝：我——一枚祖母绿戒指；黑色手工毛绒帽；还有一个嘛，嘘，是秘密！

香港新冠疫情暴发，主人不幸感染了新冠病毒，出现了呼吸困难及咳血痰的情况，被社工送到了这个"奇怪的地方"。主人似乎并不习惯这里，陌生的环境、包裹严实的"外星人"来来去去，这些都让主人毫无安全感，她甚至害怕有人来抢她的宝贝。

晚上，又来了两个"外星人"，她们的白色制服上写着"援港医疗队"的字样。

那个高瘦的大眼睛姑娘，上来就摸黑色毛绒帽，被主人给轰走了。其实，真正让主人歇斯底里的，是周老先生已经很久没有回家了，而她则像极了年轻时天天黏在周老先生身后的邻家二小姐。

那个白胖的矮个子被人称呼为"邹姑娘"，她似乎很关心我的主人。一见面就夸帽子精致，囡囡的手巧，夸主人的气质高贵典雅，对我也甚是喜爱，直夸我漂亮。不过，她却一直鼓动主人将我摘下来，不知道怀的是什么心思。

讨厌！我可不想和我亲爱的主人分开。从上海到香港，我一直是她与周老先生的爱情见证。10年前，他们外出旅游时遭遇重大车祸，周老先生为保护主人身受重伤，弥留之际，将我从主人右手中指上摘下，颤颤巍巍地戴在了主人左手的无名指上，让我永远守护在主人身边，一如他们初见时，就像他一直都在身边。

从那以后，主人的"健忘症"开始犯了。凌晨时分，主人靠坐在床上，戴着吸氧管却仍气喘吁吁的，而我则被牢牢卡在她"福气满满"的手指上。她的左手肿胀得厉害，深深的勒痕清晰可见，我甚至能感受到她皮肤下体液的微凉波动。

"淑珍，怎么没有睡觉啊？"

邹姑娘走过来，直接称呼主人的名字，没大没小。

主人眼里突然泛着泪光，紧抓着她的手套不放。

"已经好多年没人这么叫过我的名字了，我家华生就一直这么叫我的！"

主人变戏法似的从碎花毛衣里摸出一个老怀表，表盖上有一张风华绝代的照片。

"这是我先生周华生，我一生中最爱的人！"

"淑珍，那您能给我讲讲您和周老之间的故事吗？"

主人讲起了他们战乱时期辗转而凄美的爱情、相濡以沫的婚姻，那是她心里一直念念不忘的故事。

可是，我却发现，她已经快记不清了。

邹姑娘开始怂恿主人将我摘下藏好，佩戴在心口的老怀表上。这样，她和周老先生就可以永远心心相印了。

主人竟然觉得这丫头说的话靠谱，人挺好的。在她的"谗言"下，直接将我"雪藏"了。

想想接下来暗无天日的日子，我就来气，可转念一想，我又淡定了：哼，我是谁？我可是主人的宝贝，是即便没有被戴在指尖，却仍被戴在了主人心头的祖母绿！

邹姑娘拿来软枕，垫高主人肿胀的手，又俯身为主人按摩手指，帮她翻身拍背，每一次都细声细语的，我甚至能感受到她口罩下粗重的呼吸，忙到面罩都模糊了。在她及其他"外星人"的悉心照顾下，主人的呼吸很快平顺了，心跳也慢下来，手肿慢慢消退，终于能躺平休息了。

我不禁沉思：我是不是错怪她了？她们援港医疗队，从广东到香港，舍弃家人，放下工作，冒着被感染的风险，以生命守护生命，难道只为祸害我而来？她们为国出征，为爱出发，其实，只为血浓于水，只为山河无恙，只为人间无疫而已！

曾经，我一度以为，这世间，唯有爱情能让人不顾一切，超越生死！

如今，这份无畏生死、跨越山海、勇敢奔赴而来的大爱，却让我再次动容！

（本文素材由南方医科大学南方医院老年病科邹艳平提供）

> "生命本身不过是死亡的影子，逝去的灵魂不过是生者的影子。
>
> （Life itself is but the shadow of death, and souls departed but the shadows of the living.）"
>
> ——著名作家医生　托马斯·布朗爵士（Sir Thomas Browne）

遥远的提琴声

叙事无处不在，"安宁疗护"也需要叙事的介入。塞尔维亚作家佐兰·日夫科维奇（Zoran Zivkovic）的短篇小说《小提琴手》（*Violinist*）涉及安宁疗护、医护关系、医患关系和叙事关系构建等维度。

在这篇小说里，一位普林斯顿教授的生命只剩下最后一晚了。故事的前几页都在讲述这位教授的主管医生迪恩在面对濒死患者时如何不知所措。迪恩医生很不擅长与濒死之人交流，每当这个时候，他都深感局促不安。他总是假装情形还算乐观，给濒死患者虚幻不实的希望。因此，迪恩医生往往刻意与患者保持距离，不敢跟患者有眼神接触，总是借故匆忙离开病房。

在这个故事里，一位名叫罗泽尔的护士在护理工作中投入了最大的同情和关爱。患者跟她说，他听到了不知从何处传来的悠扬小提琴乐曲。罗泽尔女士虽然听不到乐曲声，但仍然以音乐为契机来与患者建立叙事关系。原来，教授年轻时热爱小提琴，他耳边萦绕的乐曲声带着他回到了久远的过去。60年前，教授还是15岁少年的时候，他去参观了意大利的一座小镇。村镇的静谧被天籁般的小提琴音乐打破。这位临终患者试图将自己所见到的一切景象告诉她，这可能就是一种临终知觉。尽管教授的语言逐渐变得含糊难懂，罗泽尔护士仍然倾尽全力仔细聆听并予以回应，最终教授带着美好的回忆在平静中离开人世。

现实生活中，很多临终患者却没有机会与家人和周围人建立人际叙事关系，开展人生回顾和意义的统整，而最终带着遗憾和恐惧离开。在"健康中国2030"大战略背景下，如何实施安宁疗护已成为全社会关注的重要议题。现实生活中，不少患者亲属明知亲人治疗无望，仍要求医院救治，有的甚至宁愿倾家荡产，也要延续亲人的生命，结果是，延长了亲人在生命最后阶段的痛苦。不难想象的一幕是：亲人临终前，尤其是接受创伤性心肺复苏时，神情扭曲、满脸泪痕、痛苦不堪，而抢救室外的家属心如刀割。

善终既是生命的最高追求，也是生命最基本的权利。安宁疗护的重心应该由如何"卫生"（保卫生命）向如何"优逝"转化，也就是如何从"技术性帮助"转向"存在性陪伴"。作为一种后现代的生命理念，叙事医学开始对这些问题和困境作出回应。叙事医学召唤医护人员和患者一起回到人的存在性上来体验生命的本质，而非拘泥于行动性上去解决无法解决的生命课题。而存在性陪伴最重要的就是维系临终者的人际叙事关系。生命健康叙事语境下的安宁疗护通过给予临终者最温情、最人性的叙事介入和赋能，帮助濒死者从"不良死亡"的困境中找到"善终"的出路，也可以通过叙事调节，获得对亲情、健康、疾病和死亡的更全面、更深刻的认知，帮助丧亲者走出伤痛。

英国学者费希尔说："人类本质上是叙事的人。"法国哲学家利科说："叙事在手把手地教会我们如何认识和面对死亡时扮演非常重要的角色。"叙事在每个人的生命进程中都扮演着普遍而重要的角色。我们为了更健康、更有意义地生活在这个世界上，每个生命主体都应构建良好的社会叙事关系、职业叙事关系和家庭叙事关系，"人际叙事"（inter-being narrative）具有"日常性"（everydayness），像饮食一样必不可少。

每一个生命主体在生命进程中累积的"叙事资本"和"叙事智慧"在应对困境和挫折的过程中，在面对衰老和死亡的现实中，仍能不断成长，成为超越老化、超越死亡的坚实基础。《中庸》也讲："夫孝者，善继人志，善述人之事者也。"也就是说真正的孝道是善于继承先人的遗志，并善于继续先人未完成的事业，同时也要善于聆听和传承先人的教诲，从他们那里传承智慧。

叙事介入与疗愈的力量

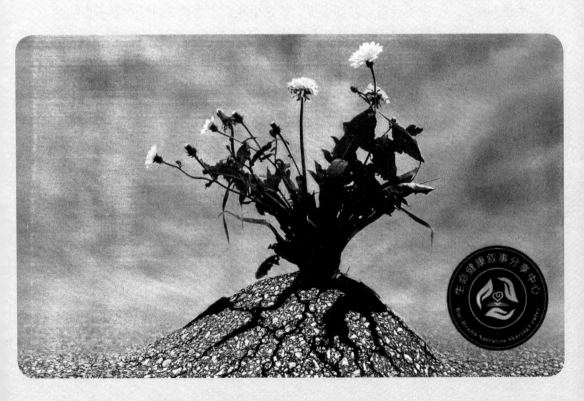

> "人是由各种叙事连接编成的一个结、一张网，世上只有这个网形成的亲密叙事关系对于每一生命主体而言是最重要的。
>
> 人生在世，金钱、名利、权势……都无法抵御孤独、疾病和死亡。
>
> 亲密的叙事连接才是我们对抗一切痛苦、挫折、灾难、厄运、变故、疾病，乃至死亡恐惧的唯一解药……"
>
> ——生命健康叙事分析中心创始人　杨晓霖

葬礼上的奇迹

在医院特诊病房里，不到50岁的黄先生正躺在病床上，一次例行体检将死神带到了他的身边。黄先生被诊断为胆管癌四期，已经没有手术的可能性，这突如其来的沉重打击让黄先生从一个善于交谈的企业家变成了整日郁郁寡欢的沉默者。住院的黄先生形容枯槁，与之前自信的样子相去甚远，癌痛让他每时每刻都经受着折磨，最大剂量的吗啡也无法缓解。妻子阿梅除了焦虑地哀求医生想办法之外，束手无策。在病房里，黄先生几乎不跟妻子讲话，妻子也怕触碰到一些让丈夫难过的话题，甚至大多时候也只是在病床两米开外坐着。

医院特诊中心团队根据各种检查指标结果，预计黄先生只有不到一个月的生命了，而黄先生的儿子还在国外。当传统的生物医学模式没办法治愈疾病时，尝试舒缓治疗并引入叙事医学理念做好叙事照护，让患者有尊严地离开人世就成为当前要务。叙事团队从阿梅那里得知，黄先生30多岁从一家国企下岗之后，白手起家，开创事业，10多年历尽千辛万苦将一个七八百人的中型企业运作得风生水起，一年盈利近千万。阿梅还说，想来看望黄先生的人都是受黄先生照顾，从老家来工厂工作的亲友，也有一些在黄先生帮助下出来单干的朋友，与在老家的收入状况相比，他们的生活条件得到了极大改善。再过9天，黄先生就要过生日了，但是已经不可能像以前那样热热闹闹地过生日了……

特诊中心肖主任作为叙事医学首批团队成员，接受过专业培养，有应对临终患者展开叙事照护的经验。肖主任能想象到，黄先生还没来得及真正享受自己打拼下来的幸福人生，就要告别这个世界，他内心有多么不甘，有多么悲愤，尤其在夜深人静的时刻，他一定会百感交集，想起自己未竟的事业，和工厂来自家乡的父老乡亲们的生计以及未来的命运，再想到自己的人生梦想和宏伟规划，一切都要付诸东流……此时黄先生最需要的不是药物和手术刀，而是展开人生最后的叙事统整，与亲友增加情感连接，减少对死亡的恐惧和焦虑感。

然而，这个案例的难点在于，黄先生不想让亲友和同事看到自己极度虚弱和脱相的样子，完全拒绝探视，而他唯一的儿子又不在国内。还好，医院有叙事查房智囊团，经过大家集思广益，叙事照护团队决定采用线上探视的方式。我们让阿梅跟这些想来探望的亲友提出，不需要水果和营养品，也不要"利是"（也就是红包），而是录一段视频，将大家与黄先生之间最值得回忆的小故事和他们想跟黄先生说的话录下来，而且对故事的描述越细致越好。叙事团队让在国外读大学的儿子也录上想跟爸爸说的话，同样讲述他与爸爸之间印象最为深刻的共同回忆。

在黄先生生日的前一天，叙事团队将收集到的视频和语音文件进行了整理。生日当天，叙事团队将一台一体机推进黄先生病房，开始播放这些视频。视频里，首先是黄先生的铁杆兄弟，接着是这些年来从家乡来广东投奔他的亲友们，他们用家乡话问好，讲述和黄先生之间曾经经历的一些故事，以及在创业初始阶段最艰苦，但也最开心的岁月。一直面向墙壁躺着的黄先生慢慢地转过头来，听着亲友们讲述过去的故事，流下了眼泪；当看到近两年没见面的儿子也出现在屏幕上，讲述父亲教会自己游泳的故事，黄先生已经泣不成声……

从那天以后，黄先生不再沉默和郁郁寡欢。他坦然接受了自己已然罹患重疾、即将离世的现实，也不再纠结于与儿子和生意场上昔日竞争对手之间的恩恩怨怨。在最后的日子里，黄先生一一给他们回了微信，也跟自己的妻子有了更深入的交流，儿子也辗转从国外赶回来陪伴父亲。20天之后，黄先生在亲友的陪伴下在家中安然离世。为了感谢医疗团队为其做出的温馨安排，也为了医学能够进一步发展，能够治疗胆管癌之类的恶性肿瘤，黄先生在生前立下"葬礼一切从简，遗体捐献给医学院"的遗嘱。

祭者，志意思慕之情也。中国传统殡葬礼仪非常重视葬礼过程中的叙事要素，尤其是逝者与后人之间的叙事连接。有人说，我们每个人从父母离世的那一刻起，经历了至亲丧葬的洗礼，才算真正意义上长大或者"成人"。举行殡葬仪式最重要的作用就是让逝者与一众亲朋好友的人际叙事关系调整到一种最新的和最佳的平衡状态，让逝者了无牵挂，真正得到安息，让逝者的家属和一众亲朋好友在葬礼中得到抚慰，让生者在缅怀逝者的过程中变得更加坚强，这需要主持葬礼的司仪具有极高的叙事智慧。

在黄先生的告别仪式上，殡葬司仪重新播放了那些在医院播放过的探视视频，正是在这些视频的触发下，在场的亲朋好友也开始主动讲述与黄先生的各种故事。有的故事看似微不足道，甚至很平淡，但是给看似庄严肃穆的葬礼仪式平添了一些温暖和舒缓的气氛。大家讲述的时候，有时会心一笑，有时候会难掩激动的心情，几度哽咽，几度流泪，在场的人也悄悄擦拭着眼泪。从一众亲友声情并茂的讲述中，我们也了解到黄先生为家乡父老乡亲免费铺路的慈善事迹……

只要大家还在回忆和祭奠黄先生，并时不时讲起黄先生的故事，那么黄先生就是一位活着的人，而且永远活在一众亲友的心里。正如《寻梦环游记》中所说，当地球上最后一个知道他名字的人或最后一个讲述他故事的人死去，一个人才真正死去了。为了感激黄先生捐出自己的遗体，黄先生的治疗团队和接收遗体的医学团队都来参加了仪式。医疗团队讲述了黄先生治疗过程中的一些细节，提到黄先生在化疗最痛苦的阶段曾经反复看手机里儿子的照片，儿子成了他当时抵御痛苦的唯一精神支柱。

这时在司仪的鼓励下，儿子小黄也分享了他与父亲的故事。小黄穿着整齐，不断地给大家鞠躬致谢，感谢大家在百忙中送别自己的父亲，并在一家人最痛苦和最悲伤的时候，给予了最珍贵的陪伴。小黄说："以前在我眼里，爸爸是一个不苟言笑、对我严格到近乎苛刻的冷血爸爸。"小黄回忆了自己与父亲之间曾经的冲突，提到自己原本不想回国，但是受到叙事团队的委托参与录制视频时，他回顾了自己与父亲的一些点滴日常，才感到父亲其实是爱自己的，录完视频之后，他决定回国陪伴父亲最后的岁月。他很庆幸自己没有错过与父亲的和解机会。

小黄最后说了这样一段话：今天通过大家讲述父亲的故事，自己才有机会全面了解父亲。父亲每天就是工作再工作，挣钱再挣钱，基本没有休过假，没时间陪我玩，也没时间辅导我功课，但是现在我知道，父亲还在忙着回家乡铺路，忙着资助同乡孤寡老人，忙着帮家乡人改善生活。通过聆听大家所讲的故事，自己决心以父亲为榜样，早点完成学业，回到工厂，回到家乡，继续将父亲的事业做下去。

生命叙事统整是一种重温生命的过程，关注生命主体在故事叙说和分享过程中如何看待现在的自己、过去的自己以及未来的自己。黄先生的儿子发言结束后，司仪和妈妈还有亲友们都纷纷上前拥抱了眼前这位年轻人。司仪拍了拍小伙子壮实的肩膀，也看到了年轻人坚定的眼神，会意地点点头。下面响起来热烈的掌声，遗像上黄先生的笑容刹那间似乎多了几分慈祥与平和，儿子一夜间成熟了，长大了，变成男子汉了，有了责任感和担当。

在生命叙事统整过程中，叙事者与倾听者以逝者为圆心，彼此贴近，心心相系，大家已然建立起生命叙事共同体关系，在彼此所分享的故事中更加了解逝者，同时增进彼此的情感。在故事的分享和聆听中，逝者仿佛就是一个鲜活的生命，立体地呈现在我们的面前，逝者的音容笑貌仿佛就浮现在我们每个人的眼前。经由逝者的故事，我们认识的和不认识的人彼此连接起来，一起感受和想象着逝者曾经的勤劳务实和美好品德，这能给逝者的亲友带去极大的抚慰和疗愈。这种终极疗愈正在大家的陪伴或者"临在"中酝酿着巨大的能量，时时刻刻都在抚慰着生者。

> "患者是带着一串心事来寻求我们帮助的人。
> 疾病只是冰山一角，冰山下面隐藏着各种故事：
> 婚姻失败的故事，事业受挫的故事，失去亲人的故事，……
> 只有聆听这些故事，我们才能真正帮助患者恢复健康。"
> ——生命健康叙事分享中心创始人　杨晓霖

女儿世界里的烛光

2018年9月，一位袁姓同事6岁的女儿小萌因为暴发性心肌炎突然离世。袁医生无法接受女儿突然离开的现实，妻子也因此生病住院了。医院非常关心他的情况，工会给他送去了慰问金。然而，外在的物质和金钱的补偿无法回应袁医生的丧女之痛，周围同事和亲友除了苍白的劝慰语言，也帮不上什么忙，而每一次亲友们的劝慰语言只会让袁医生感到厌烦，他不愿意让别人触及他的伤口，也不愿意与任何人包括自己的妻子谈论起女儿。深受丧女之痛折磨的袁医生与妻子逐渐疏离，难以专注医疗工作，人也越来越憔悴，身体状况堪忧。

一位具有叙事智慧的同事杨医生以找袁医生帮忙为由，跟他讲了一个故事：

一位父亲失去了自己心爱的女儿，这位父亲每天以泪洗面，精神萎靡。天天想念自己的女儿的父亲连着几天做了同样一个梦，梦见自己的女儿在另外一个地方，周围也有很多人，他们面前都有一盏明亮的烛光，映衬着他们微笑的脸，感觉个个看起来都很开心幸福，唯独自己的女儿面前没有烛光，隐隐约约能够看到女儿哭丧着脸，看起来非常不开心。

等到第三次梦到这样的情形时，爸爸忍不住问女儿："女儿，为什么其他人都有烛光，都那么开心，但是你眼前是黑暗的，而且你为什么这么不高兴呢？你是不是在那边受欺负了啊？"女儿回答说："爸爸，我其实也跟这里的每一个人一样，面前都有烛光，每天这希望的烛光都会燃起，只是每当我的烛光燃起，就被你的泪水给浇灭了。我没有办法在这边感受到光明，只能羡慕周围其他人，我怎么能幸福呢？"

爸爸从梦中醒来之后，不再沉沦，不再让自己被悲伤所淹没，不再以泪洗面，而是为了自己的女儿振作了起来。他不想再用自己的泪水亲手浇灭孩子的希望之光。他知道自己现在的样子不是女儿希望看到的样子。

听完这个故事，袁医生流下了眼泪，这个故事为他找回了存在于自己灵魂深处的真原医（Primordia Medicine）。等袁医生平静下来，杨医生跟他说，小萌的妈妈看到你这个样子，她更加难过，所以她才会生病。药物无法回应她的伤痛，她需要你的帮助才能走出来。袁医生说，最近他们很少说话，都害怕触碰对方的伤口，每次她看见给小萌准备好的生日礼物时，就会特别伤心，所以他将礼物收到了柜子里，放在妻子看不到的地方。杨医生了解到，原来小萌去世时临近6岁生日，他们买了她最喜欢的城堡和公主拼图，却没能等到她来拼。

杨医生说，你可以跟小萌妈妈一起帮她把拼图拼好，如果小萌能看到拼好的礼物，一定会很开心的。第二天，袁医生与妻子花了半天时间一起将拼图拼好，将它挂在了小萌的房间里。他们一边拼拼图，一边忆起了小萌的点点滴滴。之后，妻子很快出院了，袁医生也逐渐恢复了过来，一年多以后的2020年1月初，他们的儿子降生了。杨医生通过她独特的叙事方式，运用叙事智慧帮助同事走出丧女的创伤叙事闭锁，又通过全身心地投入拼图中而将自己从悲伤中调节出来，重新回到当下的生命叙事进程中。

杨医生透过自己的叙事智慧帮助同事走出了人生至暗时刻，在让同事枯竭的"灵性"重新变得丰沛的同时，也获得了"灵性"的能量。这种"灵性"就是一种内在的资源，赋予"灵性"能量，它就能帮助我们改变对生老病死的认知、态度，乃至行动，借以渡过人生的劫难与难关。其实每一个人本身都有这个内在资源。杨医生通过故事讲述触及了用物质和单纯的慰问无法触及的最隐秘的痛处，激活了同事袁医生的内在医生。而袁医生又在自己内在医生的助力下，通过"奥斯勒的天堂来信"这一故事，通过与妻子一起拼拼图，一起谈论女儿的故事，成功帮助自己的妻子也激活了内在医生，走出了疾病状态，最后迎来了婚姻的转机和家庭的和睦。

从此，他们不再回避亲朋好友谈论女儿的点点滴滴。每次有朋友谈到自己逝去的女儿时，夫妇二人总会笑眯眯地回答："我的女儿很乖巧，也聪慧漂亮，在那边有一群可爱的小伙伴陪着，女儿每天都很快乐。我的女儿现在也知道自己有了一个帅气的弟弟。我们四口，彼此牵挂，彼此祝福，我们都很欣慰。"夫妇二人偶尔也会和儿子谈起他曾经有个姐姐，很温柔、漂亮、聪明又睿智，只是去另外一个地方生活了。现在一家人都知道女儿在另外一个世界活得很好，过得很快乐。父母亲时不时也会看看女儿的照片，寻找女儿从前的痕迹，和儿子讲一讲姐姐小时候有趣的故事……

教育者，非为已往，

非为现在，而专为将来。

与其守成法，毋宁尚自然；

与其求划一，毋宁展个性。

尚自然展个性，化孤独为共同。

——中国教育家　蔡元培

一棵树长得高过它自己

具有生命健康叙事素养的教师懂得"文学乃大教之本"的道理，会积极构筑学生长久健康成长和生涯发展的文学叙事基底。文学叙事能够促发学生"叙事自我"的成长，成为学生在未来生命进程中治愈各种挫折和失败引发的心身疾病的"万应良药"。知识和技能随着时代发展总会有过时的一天，但是教育中通过叙事积累的生命智慧却永远不会过时，而这种智慧是让个体得以超越自己的基石。德国诗人里尔克有一句看似悖论的诗——"一棵树长得高过它自己"。生命健康叙事素养高的人就是能够长得高过自己的人。

柯西不等式的提出者，著名的数学家、物理学家奥古斯丁·路易斯·柯西（Augustin Louis Cauchy）年少时已在数学界崭露头角。柯西在12岁时遇到数学大师约瑟夫·拉格朗日（Joseph-Louis Largrange），拉格朗日称他是"将来要取代我的人"。但是，拉格朗日对柯西的父亲说："不要让他太早接近数学课本，不要让他太早推导数学式子，直到他接受完整的文学教育。"

拉格朗日的理由是："数学天才会将所读的内容，自动转换成数字与图表。太早拥有这种转换的能力，将使他深深陷入狭窄的领域，而忽略了自己有其他弱点。"柯西的父亲按照拉格朗日的建议引导柯西浸润在文学故事的阅读和分享中。两年后，柯西以拉丁文作的诗，获得全国一等奖。他同时在收集贝壳中爱上了贝类学与软体动物，他终生都是贝壳的收藏家。

柯西后来写道："科学与文学互为姐妹，不可能对一位有兴趣，却厌弃另一位"。柯西养成了终身进行文学阅读和创作的习惯，工作后，他与几位同事发起读书会，分享阅读或写作心得。读书会的指导老师，著名的数学家皮埃尔·西蒙·拉普拉斯（Pierre-Simon Marquis de Laplace）也是文学爱好者。

柯西后来成为奥地利国王查理十世的孙子肯波尔（Henri Chambord）公爵的教师。肯波尔是法国波旁王朝的法定继承人。柯西与肯波尔见面后，发现对方是一个被宠溺的孩子，对读书完全没有兴趣。柯西认为对于领袖教育而言，更重要的是让其体悟社会底层的痛苦与挣扎，因此，他在数学教育中加入了故事元素。柯西先讲一段底层人物困境的故事，抓住公爵的兴趣，当公爵迫不及待地想继续听，他才切入数学教育主题。这样的教学模式让无心向学的公爵成为学习爱好者。

柯西为此创作了一本《叙事几何代数学》教材，这本书几乎是用文学故事形式写下来的，后来成为畅销书，比他的数学研究著作更受欢迎。在某种意义上，柯西也是一位教育改革家，他曾与一些师友组成"大学教师教学联盟"，每个星期二晚上分享最新的科学发展，但是会议一定是从一个人文故事拉开帷幕。

在柯西的故事里，他的启蒙教师拉格朗日的文学优先教育理念成就了健康、智慧的天才柯西。拉格朗日所说的"其他弱点"就是除了学业之外，我们在生命进程中都会遇到的各种问题，这些是科学教育解决不了的，但是文学叙事教育却能给予最治愈的方法和最有效的答案。拉格朗日是具有叙事智慧的教师，他懂得发展学生的叙事素养，深知叙事教育对于学生的健康发展非常重要，叙事教育尤其是故事性的文学作品，作为一种通识，是一切学科教育的基础。

柯西后来提出，真正的教育必须是"善良"的教育，而善良也是借由叙事才能培养起来的一种生命品质。柯西不但懂得教育的本质，还善于运用叙事理念激发无心向学的孩子的学习兴趣，可谓叙事教育理念的先驱者。在他的影响下，许多教师开始叙事教学实践。萨拉·斯特朗（Sarah Strong）在《亲爱的数学》（*Dear Math*，2022）一书中，呼吁所有设计数学课堂的教师，都应好好倾听学生的数学故事，并提出，教师应以这些故事为中心设计每一堂课。斯特朗老师阅读这些故事，也让同学交换阅读各自的故事，借此产生师生、生生之间的叙事连接和共情理解。

"诗词是支持我走过忧患的一种力量；真正伟大的诗人是用自己的生命来写作自己的诗篇的。诗篇中蓄积的是古代伟大诗人的所有的心灵、智慧、品格、襟抱和修养。"

——教育家、南开大学教授　叶嘉莹

此瓦不自由：叶嘉莹的叙事阅读调节

加拿大多伦多大学应用心理学和人类发展系（Department of Applied Psychology and Human Development）的研究者凯斯·奥特利（Keith Oatley）认为，故事阅读会将读者与书中角色连接起来，经常阅读小说等故事的读者容易对现实中的人产生更多共鸣，进而发展出良好和谐的人际关系。

2019年年底，广州一家知名医院生殖中心的李医生，慕名参观全国首家生命健康叙事分享中心。当天由于我们要到楼上给住培生讲叙事医学系列课程，李医生恰好想搭我们的顺风车回广州，于是李医生一边在叙事中心等待，一边开始安静地看书，若有所思的样子。

两个小时后，当课程结束我们再次回到叙事中心时，李医生表现得很激动，紧紧握着晓霖老师的双手，不断地重复："你们叙事中心真是太温馨了，里面的书籍真是太好了，我过去都没有看过，也没听说过，我的人生真是错过了太多宝贵的书籍。"一同回广州的路上，李医生和晓霖教授一路攀谈，讲了很多往事，尤其讲到自己的家庭和婚姻。婚姻本来是件很隐私的事情，但是李医生一股脑地讲了许多。我安静地开着车，做一名虔诚的聆听者。李医生讲到丈夫和自己同样都是名牌大学毕业生，两个人多年来一直很拼，有一对活泼健康的儿女。他们夫妻是高中同学，后来考到一个城市读书，李医生就读医学院，她丈夫张先生就读理工大学，毕业工作后又同到广州追寻自己的梦想。

两个人在各自的领域都是佼佼者，在外人看来是模范夫妻。但是张先生后来由于违规使用科研资金且金额巨大而入狱。张先生在监狱中表现突出，提前一年释放，虽然重获自由，却早已被原单位开除。他整天精神恍惚，酗酒，脾气暴戾，与先前的他判若两人。最不可思议的是，张先生总是戴着有色眼镜看待周围的世界，认为身边没有好人，都是想陷害自己。他对家庭和孩子总是不理不睬，对妻子更是采用冷暴力，横眉冷对是常态，有时酒醉还会拳脚相加，仿佛妻子亏欠他很多。

李医生曾经想到了离婚，甚至有过轻生的念头，但是放心不下自己的孩子和年迈的父母，只能选择忍气吞声，将更多时间和精力放到工作上，但是每次下班回家总会战战兢兢，如履薄冰，生怕哪句话得罪了自己的老公。直到李医生来到叙事中心，向杨晓霖教授当面请教自己的处境，寻求杨教授的帮助。杨晓霖教授很认真地听李医生诉说后，讲起了叶嘉莹先生的故事。叶嘉莹先生是一位德高望重的古诗词教授，蜚声世界。她把毕生积蓄近3500万元陆续捐给南开大学教育基金会，设立"迦陵基金"，鼓励莘莘学子，以支持对中华传统文化的研究。

但是，又有谁能想到这么优雅知性的女人竟然经历了太多人生的悲欢离合。叶嘉莹先生生于1924年，那是一个军阀混战、民不聊生的年代，这似乎注定了她命运多舛的一生。在抗日战争最艰苦的岁月，17岁的叶嘉莹痛失母爱，父亲因七七卢沟桥事变随国民政府南迁，后来杳无音讯。1948年，叶嘉莹先生为避战火，慌乱中与丈夫移居台湾，历经白色恐怖。而后丈夫被捕，身心遭到极度摧残。叶嘉莹带着尚未断奶的女儿一同入狱，获释后丢了工作，无依无靠，不得已只能一个人带着孩子寄居亲戚家，在客厅打地铺度过人生的艰难岁月。

1952年，叶嘉莹的丈夫终于出狱，但他失去了找工作的机会。三年的牢狱生活，让丈夫性情大变，他不再温文尔雅，而是异常暴躁，轻则谩骂，重则家暴，经常将家里稍微值钱一点的东西摔个稀巴烂。对于叶嘉莹而言，不但所有家庭重担都压在她柔弱的肩上，还要承受丈夫的虐待。那段时间，叶嘉莹常与丈夫争吵，心情抑郁愤懑，身体状况一落千丈，甚至想过带着女儿结束生命。

但在人生最低落的时候，叶嘉莹先生恰好读到王安石的《拟寒山拾得二十首》：

> 风吹瓦堕屋，正打破我头。
>
> 瓦亦自破碎，岂但我血流。
>
> 我终不嗔渠，此瓦不自由。
>
> 众生造众恶，亦有一机抽。
>
> 渠不知此机，故自认怨尤。
>
> 此但可哀怜，劝令真正修。
>
> 岂可自迷闷，与渠作冤雠。

这首诗讲述的是一片被风吹落的瓦将王安石砸得头破血流，王安石从一开始的愤怒到经过自我叙事调节后变得释然的心路历程。大意是：风吹得瓦落下了屋檐，正好砸破我的头。我被瓦砸得头破血流，这让我感到万分愤怒。但是，看着地上的瓦片，我转念又想，不是只有我受伤，这片掉落的瓦也受伤，自己也破碎了。每个人都在被无形的力量驱赶，一味的愤怒，解决不了任何问题。我们都去怪罪这片瓦，但是，要知道这片瓦也身不由己。这首诗的内涵是说，伤害你的人同时也在伤害他自己，他本意不是针对你，只是事情一件件推动他做出这些反应。

读到这首诗的叶嘉莹联想到性情大变的丈夫，突然顿悟自己的丈夫就是这片"不自由的瓦"。丈夫曾在监狱惨遭非人般的折磨和虐待，留下了难以磨灭的创伤阴影，完全变成了另外一个人。纵使丈夫无所事事，经常家暴自己，内心也一定是痛苦和破碎的，因为一切都是身不由己。丈夫处于严重失控状态，正如屋顶的瓦片被风肆意吹落一般，自己又为什么要怀恨在心呢？叶嘉莹先生想到这些也就释然了，此后，她投身古诗词研究当中，在优美的诗词中寻求灵魂的慰藉。

之后即使叶嘉莹生存万般艰难，但每当翻起诗词，古人的诗作和经历总会给她些许安慰，让她有了力量和这个世界对抗。从某种意义而言，诗词救了叶嘉莹，而叶嘉莹则用一生去研究诗词、创作诗词，回报它们给予的生命顿悟。叶嘉莹这一生，历经世事无常，把生离死别都尝了一遍，但即使是这样，她也熬过去了，她将痛苦深藏心中，倔强地面对一切。王国维曾说："天以百凶成就一词人。"历经了百般不幸，叶嘉莹顿悟了："以无生之觉悟过有生之事业，以悲观之心情过乐观之生活。"这是她的恩师顾随的一句话。极大的悲哀和痛苦，会让你对人生有另外一种体会。

李医生听到叶嘉莹先生的悲惨遭遇后，不由得感慨万千，久久不能自已。联想到自己的处境，得知自己比当年的叶嘉莹先生不知道要幸福多少倍，至少儿女双全，身康体健，自己事业也算蒸蒸日上，被患者尊称为"送子观音"。李医生当天买了酒回到家，开启了一场与闹得很僵的丈夫之间的互相疗愈之旅。那天晚上，她放下所有工作，放下所有成见，与丈夫敞开心扉地聊，丈夫也讲述了不为妻子所知的痛苦遭遇。李医生经过近3个月的调整，再次来到叙事中心。她看起来容光焕发，春风得意，与上一次判若两人。李医生开心地告诉我们，她与丈夫关系好转。

李医生告诉我们，在与丈夫畅谈之后，她还特地回到老家组织了一场高中同学聚会，在她的引导下，大家开始分享各自的故事。故事有痛苦也有喜悦，有幸福也有悲伤，但是大家痛快淋漓地讲述出来了，自己的丈夫也当着大家的面讲述了自己在狱中的悲惨遭遇以及近几年的患得患失，痛哭流涕。这正是晓霖教授给李医生开具的一种看似"很另类"的叙事处方。这次聚会之后，张先生不再将自己闭锁在家中，而是走出别人的看法，重新树立自己的形象，也决心戒酒，重新开始自己的人生。据说后来，经过几个月的坚持和不懈努力，张先生从逆境中走了出来，联合几位大学校友成立了属于自己的科技公司，经过短短两年的发展，目前运营得有声有色，那个曾经奋发图强的"理工男"又回来了，一家人其乐融融。

我们大部分人在漫长的生活和职业生涯中总会遇到一些挫败和失落，只要我们学会做好个人叙事调节，主动去阅读一些有针对性的叙事性作品，突破藩篱，尤其是与身边的亲人建立亲密的叙事连接，大胆分享自己的喜怒哀乐忧，释放情感，我们的心灵一定能获得自由。当我们陷入人生至暗时刻时，一部或者几部好的叙事性作品会如人生的指路明灯一样，带给我们正能量和无限光明。

> "从你愿意宽恕的那一刻起，你已经从困扰你的故事中走出来，重获摆脱疾病、恢复健康的生命能量。"
> ——生命健康叙事分享中心创始人　杨晓霖

怨恨就是一袋死老鼠

我是烧伤科的一名患者，25岁，原本是一个体格非常健壮的人，阳光自信，人缘很好，因为我总是笑容满面，与人为善，也愿意力所能及地帮助身边的同事和朋友。我之前在一家工厂里面做QC（产品质量控制）工作，女朋友在另外一家工厂做前台办公文员。为了方便照顾女朋友，我就在两个工厂的中间地带租住了一间民房，平时骑电动车上下班。我们两个人很是恩爱，一直憧憬着拥有一个更加美好的未来，相约年底就回老家结婚。

可是，临近春节，一场突如其来的大火彻底粉碎了我们两个人的梦想。火灾的起因很简单，出租屋内的电路年久失修而老化，房东提供的电源排插又是杂牌产品，没有达到安全用电标准。由于天冷，我们买了一台暖风机，但是电源排插功率不足以支撑暖风机用电，排插恰巧又在仿真皮沙发上面，结果电源排插线皮软化引起起火，把沙发点燃，沙发又把蚊帐和窗帘点燃，瞬间酿成火灾事故。由于过火面积主要在我们两个人居住的房间里，平时工厂车间又经常演练灭火，我还是救火队的小组长，经过我竭力灭火，火情没有波及楼上和隔壁其他住户，更没有导致人员死亡，房东没有选择第一时间打119报火警。最后房东为了息事宁人，没有要求我进行赔偿。

救火过程中，我为了救女朋友，双腿被大面积烧伤，右臂和左脸有部分烧伤。女朋友只是轻微擦伤，并无大碍。在我住院期间，女朋友一直跑前跑后很是殷勤，直到女朋友的家人赶到，带了一些水果，寒暄了几句后，他们就一起走了。从此，女朋友便杳无音信，更不可思议的是，我的微信也被女朋友拉黑。当时我就陷入了绝望，想死的心都有，我就这样被女朋友无情地抛弃。还好工厂老板得知情况后，叫工友负责帮忙照顾我，也给我请了护工，提前垫付了全部的医药费支出，并嘱咐我不要担心后续的医药费问题，因为公司已经为每一位员工购买了人身意外险，公司也有专项资金用来慰问和补贴。这的确让我很感动，危难之时，人间自有真情在。

我备受鼓舞，决心好好养病，不再想女朋友的事，但是女友总会在自己的眼前浮现，毕竟两个人在一起时间久了，我们的生活早已完全融合在了一起，而她的突然离去让我义愤填膺，怎么也想不通。

我的主管医生——王教授了解到我的悲惨遭遇后，就和我相约，找个最佳时间坐下来和我好好聊聊。不曾想，这一聊，竟然改变了我的人生。我事后才听护士姐妹说，王医生是叙事医学的积极实践者和推动者，很热心于叙事医学的传播。我从护士长姐姐的口中得知，王医生为了和我展开一次推心置腹的沟通和交流，可谓做足了功课，特意查了"叙事医学课程"公众号里面的一些推文，摘录了一些经典的语句和小故事。

当晚，王医生和我语重心长地讲了一则故事。法国启蒙思想家——卢梭22岁那年将迎来人生最幸福的时刻，因为他就要举行订婚宴了。卢梭为此做了紧张的筹备工作，邀请了一众亲朋好友来欢聚一堂，订婚宴当天真是高朋满座。正当卢梭兴高采烈地宣布将在大家的见证下举行订婚仪式时，卢梭的未婚妻爱丽尔却当场作出了一个匪夷所思的决定。只见爱丽尔正牵着另一个男人的手，对卢梭说："对不起，我爱上别人了。"呆若木鸡的卢梭，在亲戚朋友诧异的目光中无地自容，刚才还意气风发的卢梭尴尬到想找个地缝直接钻进去。

对年轻气盛的卢梭而言，这与其说是晴天霹雳，倒不如说就是一个莫大的羞辱！卢梭经过这个创伤事件后，很久都没有走出来，陷入了创伤型叙事闭锁状态。经过认真思索后，卢梭决定离开这个让他伤心的家乡，于是一代才子就这样开始了流浪生涯，从瑞士到德国，再到法国……卢梭发誓将来一定要衣锦还乡，荣归故里，只为了找回自己曾经丢失的尊严。时隔30年卢梭再次回到自己的故乡，虽然已经是两鬓斑白，但是谁又能想到此时的卢梭早已蜕变成当时著名的文学家和思想家。

有位老朋友问卢梭："你还记得爱丽尔吗？"

卢梭回答："当然记得，她差一点做了我的新娘。"

卢梭微笑着回答，满脸的轻松淡定和从容。老朋友接着说："这些年来，爱丽尔一直生活在贫困之中，靠亲戚的救济艰难度日。上帝惩罚了她对你的背叛！"

卢梭说："我很难过，上帝不应该惩罚她。"

卢梭接着说："我这里还有一些钱，请你转交给爱丽尔，不要告诉她是我给的，以免她认为我是在羞辱她而拒绝接受。"

老朋友好奇地追问卢梭："你真的对爱丽尔没有丝毫怨恨吗？当年，她可是让你丢尽了脸啊！"

卢梭回答："如果我提着一袋死老鼠去见你，那一路上闻着臭味的不是你，而是我。怨恨是一袋死老鼠，最好把它丢得远远的。如果我怨恨她，那这些年我岂不是一直生活在怨恨之中，得不到快乐？"

卢梭边说边从口袋里拿出一些钱递给朋友，接着说："希望这些钱能帮助爱丽尔摆脱困境，生活得好一点。"

老朋友也自言自语地说："是啊，怨恨是一袋死老鼠！面对怨恨，如果我们能坦然相视，宽容一笑，就会找到快乐的源泉。"

我很认真地听完这个故事后，似乎明白了一些道理，不断地点头，流着泪。王医生一直在身边安慰着我，不时拍拍我的肩膀。

经过一段时间的治疗和休养，我终于迎来了出院的一天，王医生和几位小护士，还有我的几位平时玩得不错的工友，特别为我准备了一束鲜花。作为一名男同胞，我这辈子还是第一次接受别人的鲜花，我给各位深深鞠躬表示由衷的谢意。

就在我即将启程回工厂之际，王教授走到我的面前，特别嘱咐了我几句：但凡不能杀死你的都会使你变得更加强大。王教授接着告诉我，这不是他本人的话，而是哲学家尼采的经典语录。我仰望着面前这位德高望重的王教授，再次深深地鞠了一躬，眼里噙着泪水。

> "治疗疾病的最大误区在于认为有专门负责医治身体的医生，也有专门负责医治灵魂的医生，而事实上，身体和灵魂的治疗是密不可分的。
>
> （The greatest mistake in the treatment of diseases is that there are physicians for the body and physicians for the soul, although the two cannot be separated.）"
>
> ——古希腊哲学家、教育家、思想家　柏拉图（Plato）

自闭特质儿走出叙事闭锁

前不久，我们叙事医学团队在深圳一家医院给医护人员做师资培养，讲课结束后，听到一位中年护士长阿丽讲到这样一则发生在自己身上的真实故事。

阿丽做事一向风风火火，性格幽默风趣直率，热爱护理职业，是同事眼中的大姐，是患者心中的精神支柱，一直在践行叙事护理理念，是医院师资队伍中的佼佼者。前几年得知自己怀了双胞胎后很是兴奋，尽管是高龄产妇，却依然觉得自己是整个世界最幸福和幸运的女人。一对儿女呱呱坠地后，夫妇双方喜出望外，一心抚养自己的孩子，盼望孩子早点成人。两个孩子出生后没有任何异常，身体都很健康，取名大宝和二宝。

但是，细心的父母总感觉二宝有点不一样，举止稍稍有些怪异。果不其然，二宝3岁左右时被医生诊断为先天自闭症（又称孤独症），这下可真是愁坏了阿丽和她的老公。从得知诊断结果的那一刻起，阿丽感觉整个天都快塌下来，胸闷，喘不上气，接下来的日子夫妇二人总是心事重重，工作上漫不经心，时不时还会受到患者和患者家属的投诉。在同事眼里，阿丽变成了另外一个人，大家心疼阿丽大姐，但是不知道如何帮助阿丽大姐走出困境，直到遇到生命健康叙事理念的构建者和传播者——杨晓霖教授团队。

杨晓霖教授在授课前，便提前从护理部主任那里了解到阿丽的痛苦遭遇，上课期间会有意讲到叙事介入的疗愈力量，尽管我们团队一心想帮助阿丽走出困境，但每次说得都很隐晦。下课后，没想到阿丽主动找到晓霖老师诉说心中的苦闷并寻求帮助。我们团队的宗旨一向是以解决医护人员在临床实践中，或者个人家庭生活中所面临的实际问题作为出发点，倘若经由一次或者几次师资培养，能帮助到一个人，也是整个团队的胜利，而且是100%的胜利，即便我们团队历经长时间舟车劳顿，再辛苦也值得。

考虑到尊重阿丽的隐私，晓霖老师单独找到一个私密的空间与阿丽见面，两个人一见如故，聊了很多话题，核心是如何帮助有自闭特质的二宝和家长走出困境。

认真聆听完阿丽的遭遇后，晓霖讲到这样一个故事：中东卡塔尔有个非常有名的"半身男孩"名叫加尼姆·阿尔·穆夫塔，他天生脊柱发育不良，包括臀部、腿部、尾骨等重要部位。穆夫塔就像被命运所审判，患上一种极为罕见的疾病——尾部退化综合征（CRS）。这种病会导致患者在出生后逐渐失去下半身。与许多突然接到噩耗的罕见病家庭不同，穆夫塔家人早早就做好了心理准备。因为怀孕时，穆夫塔的母亲就被医生明确告知，肚子里的双胞胎有一个孩子将会残疾。包括医生在内，许多人都建议穆夫塔的母亲放弃这个孩子。但是，穆夫塔的母亲果断拒绝了，并决定生下这个孩子，无论未来如何，一定会全力抚养孩子长大成人。

夫妻俩的决定让身边的亲戚朋友和医生很震惊。哥哥艾哈迈德只比穆夫塔早1分钟来到人世，身体是完全正常的。在往后的日子里，哥哥也成为弟弟坚实的后盾。对这个不幸的男孩来说，正是家人的力量成了他最大的依靠。

穆夫塔先天的身体缺陷使他明显与常人"不同"，饱受异样的目光。上学后，被同学嘲笑与议论也成为他的家常便饭。每当小穆夫塔感到灰心时，母亲的鼓励总在耳旁出现："世界是美丽的，一切都有可能发生。"于是，他们拼尽全力去创造这个"可能"。

拥有非凡叙事智慧的母亲鼓励儿子主动与同学们交流，让大家了解自己的疾病。为了帮助人们认识穆夫塔的病情，穆夫塔的家人们还编写了多份与CRS相关的资料，在他们所在的地区免费发放，以增加人们对CRS的了解、认知以及包容。年少的穆夫塔因为下半身的缺失使他无法像正常人一样行走，只能靠轮椅行动。可在家人的帮助下，他学会了用手臂来支撑自己走动。他相信"应该利用自己所拥有的一切，而不是寄望于没有的东西"，于是便忍着疼，反反复复练习，先勇敢迈出第一步，再越走越远……现在，他撑着手臂，半个身躯能自如地从几级台阶上一跃而下。穆夫塔要走到这一步十分不易，不仅要克服身体的疼痛，对意志力也是极大的考验。从小他就知道，自己活着的每一天都是在和死神宣战。医生曾预言他很难活过15岁，但母亲的那句话一直支撑着他——"一切都有可能！"

穆夫塔不想认输，顽强地活过了一天又一天，15岁、16岁……20岁。勇敢的穆夫塔真的创下了医学奇迹，超出了生命的预期，感动了无数身处逆境中的人。

身残志坚的尼姆·阿尔·穆夫塔温暖而坚强的笑容最终感动了"命运之神"。尼姆·阿尔·穆夫塔酷爱运动，一心想参加残奥会，证明自己依旧可以活出属于自己的精彩人生。从此这个半身男孩的身影经常会出现在绿茵场、游泳馆、滑板场上。如今穆夫塔出现在世界杯的舞台中心！镜头会时不时捕捉到半身男孩纯真的笑脸，让屏幕前喜欢抱怨生活或者命运不公的我们为之动容。

无论是镜头里还是照片里的穆夫塔，脸上总是挂着阳光自信的笑容。尽管穆夫塔人生的开篇写满了不幸和苦难，但穆夫塔永不言败的精神正是一剂良药，化解了苦难。穆夫塔渴望向世界证明，身体残疾绝不意味着要向命运屈服，残疾人依旧可以绽放出生命的绚丽多彩。

阿丽很认真地听了这个励志故事，流下了眼泪，这是为坚强的母亲流下的赞许和感激的眼泪，更是被年少的穆夫塔的求生欲望和坚强意志而感动得落泪。

在杨晓霖所构建的中国生命健康叙事体系中，我们倡导关心和关爱"自闭特质个体"；鼓励"自闭特质个体"分享家人视角和自己视角的生命故事，为建构良好的自闭叙事生态贡献出家人和自己的叙事智慧。

事实上，自闭特质个体与残障者的生存状态相似，如果一个人无法在社会的主流叙事中获得关于自闭症的第一人称身份认同叙事，他（她）就无法找到自己在社会中的确切位置，很容易迷失自己，甚至自暴自弃，丧失生存价值，认为自己不值得活下去。

自闭特质个体在成长过程中，因其特殊的思维方式与行为常被排挤、难以融入团体，找不到能发挥自己特长的工作，在人际叙事关系中处于弱势地位，饱受身心折磨。如果社会对自闭特质群体的关注和重视度不够，或者社会整体叙事生态欠佳，或者社会对自闭这个话题比较敏感、没有持开放和包容的态度，那么作为拥有自闭特质的个体就很难融入团体，施展自己的理想和抱负，更容易遭受他人的误解、冷漠和排斥，或者简单粗暴将自闭特质人群当作精神病人对待，这无疑会造成人际叙事关系的断裂甚至是直接对立。这样造成的困局是：自闭特质个体会遭遇较高比例的孤独感和人生挫败感，部分个体会饱受忧郁困扰，甚至有自杀倾向，而导致自闭家庭的悲剧。

事实上，自闭特质人才，现在已成为一些高端企业的争取目标。自闭特征个体具有较强的创造力、专注力和逻辑思维，ADHD（俗称多动症）患者具有非凡的想象力，读写障碍患者具有跳出传统思维框架的能力。美国硅谷创投名人彼得·蒂尔（Peter Thiel）曾强调，自闭特质者最适合领导资讯时代的新创产业。微软创办者比尔·盖兹、脸书创办者马克·扎克伯格以及许多硅谷名人都被认为具有鲜明的自闭特质。谷歌、微软、惠普、福特、SAP等世界500强企业纷纷展开"神经多样性人才启动计划"，为具有自闭特质及其他神经多样性人才提供融入职场、发挥专长的机会，丰富他们的社会叙事连接，协助他们实现人生梦想。

生命健康叙事理念认为：自闭特质人群和残障人士依旧可以活得很健康和阳光，一样可以拥有属于自己的一片蓝天和大海。

> "只有通过恢复断裂的叙事连接，我们才能够被治愈。
> 人际叙事连接就是一种健康的状态。
> （Only by restoring the broken connections can we be healed. Connection is health.）"
>
> ——小说家、文化批评家、美国国家人文奖章获得者
> 温德尔·贝瑞（Wendell Berry）

儿科医生与会飞的翅膀

我是一名小儿普外烧伤科医生，拥有15年临床经验。之所以选择儿科，是因为我小的时候体弱多病，妈妈每天背着我去寻医问药。家乡有一位刘奶奶是儿科医生，从小患有小儿麻痹症的刘奶奶左腿有点瘸，但是她很进取，又出身医学世家，是祖传儿科医生，在我们当地很有名气。小的时候我记得刘奶奶总是很耐心地给我切脉，不断看我的眼睛和舌头，摸我的额头、胳膊和腿等，

还逗我开心，有时候还会送我一个很小的玩具。刘奶奶几乎每次都给我几小包药，嘱咐妈妈用小汤匙喂我喝，我一开始总是拒绝，因为那药很苦，还有一股奇特的怪味道。后来刘奶奶说，药里面有可爱的小精灵，喝下去之后，慢慢地我们就可以到处跑，有一天我们还能像鸟儿一样飞到很远的地方去。

年幼不懂事的我一心想要个翅膀，想像鸟儿一样飞到树上去，后来竟然习惯了吃那些药。刘奶奶活到了90多岁，给我们家乡的大部分人都看过病，包括我的父母亲，从出生几个月的小孩到70岁左右的人基本都曾经当过刘奶奶的小病号。刘奶奶有个装药的柜子很神秘，我很好奇里面装的东西，刘奶奶总是和我讲，里面住着很多会飞的小精灵，你要听妈妈的话，按时吃药，等你好了，小精灵就会和你一起飞来飞去。后来我渐渐长大，身体也渐渐健壮起来。就在我高考前得知刘奶奶去世了，听我爸爸妈妈讲，好多家乡人给刘奶奶送行，送行的车排了好长好长的队伍。后来高三填报志愿，我毅然决然地报考了儿科学，立志为孩子们解除病痛。

作为一名年轻医生，我总是以刘奶奶为榜样，问诊中耐心又不失童趣，为此我的治疗室的墙上总是张贴了各种各样的卡通人物，办公台上还摆了一些小玩具，我还特别准备了一个布娃娃。有些孩子比较惧怕检查，我会时不时当着孩子的面，用听诊器来给布娃娃做检查，孩子们的担心和顾虑消失后，我就很容易开展各项工作。10多年来找我看病的孩子家长有很多，有的生了二胎和三胎后依旧找我看病，有时候家长也会把大的小孩也领过来，让我看看曾经的小患者现在长得多可爱，多壮实。

儿科临床实践10多年，我也会有很多困惑和迷茫，有时不知道自己能做什么，或者具体怎么做才能真正帮助前来求助的罹患重疾（烧伤）的孩童以及差点就要给医生跪地求助的眼泪汪汪的家长。我每每望着遭遇重创的孩童，他们眼里满是求生的欲望；望着心如刀绞的家长满是恳求救命的眼神时，我也会陷入迷茫和沉思。尤其是给孩子换药时，由于烧伤早期创面容易感染，特别是伤后的3～5天，是感染的高峰期，如果处理不当或者不及时会加深创面并留下疤痕。

我每每消毒清创时，那撕心裂肺的痛哭声，即便是受过多年训练的我，有时也不忍心下手，但是为了防止感染，让孩子早日治愈，我没办法，不得不"狠下心"来，毕竟我也是自己孩子的父亲，哪有父母不心疼自己孩子的。有时患儿在拼命哭，妈妈也在哭，我也会悄悄落下眼泪，心想这孩子一定会恨我一辈子，毕竟我曾经"恶狠狠地折磨"过孩子，一定是伤透了孩子的心；有时孩子的父母也会认为我的换药或者救治手法太过粗鲁和不近人情，我甚至能感受到患儿的父亲想揍我一顿的心情，我只能"硬扛"，但是内心的确很是挣扎，毕竟大家为人父母都不容易。

直到有一天，我有幸去广州参加了一场叙事医学学术论坛，主讲嘉宾是南方医科大学杨晓霖教授。杨教授提到我的同行，著名儿科医生兼作家罗伯特·哈奇森爵士（Sir Robert Hutchison）曾经讲过这样一句话："有时我们把病人当作病例，使病人忍受治疗比忍受疾病更加痛苦。"

杨教授接着又讲到美国著名的医学人类学家——凯博文医生（Arthur Kleinman）在他年轻时代所遭遇的故事。凯博文医生在哈佛大学教授医学人类学及跨文化精神病学，以研究华人文化中的精神疾病闻名。他有一位7岁女童患者，严重烧伤，创面遍及全身大半。医护人员每天为小女孩进行伤口清创时，需要透过涡流浴剥除坏死、感染的皮肉，撕开外漏的皮肉，清理，再包扎伤口。这是一个非常痛苦的治疗过程，近乎残忍。每次给小女孩换药，小女孩不是歇斯底里般尖叫就是如同身处地狱般地哭号，苦苦哀求医护人员停手，甚至还会本能地顽强抵抗。

后来，有一天年轻的凯博文医生终于和小女孩建立起了人际叙事连接，也博得了可怜巴巴的小女孩的信任。当时不知所措甚至有些冒失和鲁莽的年轻医生凯博文问小女孩："你伤得这么严重，要日复一日地挨过这么一场又一场的痛苦遭遇，你是怎么受得了的，是怎样的感觉？"这可能是小女孩第一次被问到这类问题，睁大眼睛，有些困惑和惊讶。接着，小女孩开口回答了凯博文的问题，说话时小手把凯博文的手抓得很紧，仿佛抓住了最后一根救命稻草。让凯博文医生感到不可思议的是小女孩居然在后来的治疗过程中，不再撕心裂肺般尖叫，也不再死命般地扑打、推开医师或者护士。

凯博文医生通过这个小女孩的案例，让自己真正领悟到："尽管病人感觉很痛苦，已经无法忍受，医护人员还是可以和患者好好谈一下病痛或者疼痛的实际体验的。"在医患交流中，可以引导患者将病痛具象化讲出来，鼓励患者使用自己非常熟悉的事物做隐喻，比如痛得我喘不过气来，或者差点咬断牙齿或者有个刀子在割我的心等等。作为医生在交流中如果能表达对患者十足的关切和感同身受，会让患者那颗本已经破碎和受伤的心灵得到极大的慰藉。临床实践中，医生多鼓励患者讲述他们正亲身经历或者遭遇的病痛和病痛过程中的真实体验和感受，并协助患者将病痛的苦难遭遇组织成语言，流畅清晰地表述出来，这本身就是疗愈的一部分，而且效果明显。

学术讲座后，我牢牢记住了杨教授所讲的几个小故事，也重新认真地反思了自己的职业生涯以及未来的工作，我下定决心要改进自己的工作方法，给患儿提供更多优质、贴心和暖心的医疗服务，这是我能做到，也一定会做到的。

> "我们不可能在孤立中治愈疾病。只有当我们愿意主动与周围人建立连接时，也就是当我们讲述故事、说出伤痛、给予宽恕、修复或结束某种人际关系时，我们的痛苦才开始转变，疾病才开始痊愈。
>
> （We do not heal in isolation. When we reach out and connect with one another–when we tell the story, name the hurt, grant forgiveness, and renew or release the relationship–our suffering begins to transform.）"
>
> ——诺贝尔和平奖得主 戴斯蒙德·图图（Desmond Tutu）

十字路口的呼唤

我们在深圳的一家医院讲座，在创伤型叙事闭锁讨论互动环节中，有一位年近40岁的护理人员秀芳讲述了一个自己亲身经历的真实案例：20年前刚参加工作不久的秀芳突然接到一个紧急任务，接手护理一位卡车交通事故伤员司机。司机师傅当时受伤很严重，流血不止，需要紧急抢救，但是当时需要先缴纳足够押金才能实施抢救。司机师傅已经处于严重昏迷状态，痛苦地挣扎着，浑身是血，身边也没有亲人帮忙，随身包裹里也没有发现现金。秀芳护士只能按照指令和平时训练的步骤帮忙清创和止血，并安慰司机会有医生来救你的，请一定要挺住等等。

止血中，秀芳护士几次发现司机师傅用手触摸皮带，而且喃喃自语，好像要表达什么，又说不出来。但年轻的秀芳护士没有第一时间回应司机，也不知道怎么去回应司机，只是出于工作本能埋头竭尽所能地帮忙快速清创和尽可能地快速止血。随着时间的推移，司机师傅终于因为流血过多而死亡，而且就死在秀芳的怀里。年轻的秀芳护士抱着司机师傅久久不能释怀，内心充满焦虑痛苦和悲伤，眼泪也止不住地流。后来当秀芳帮忙清理司机师傅衣服的时候，发现他皮带下面的内裤上方有个长条形的袋子，里面都是被鲜血染红的现金，有差不多2万元。秀芳看到现金时号啕大哭，抑制不住的悲痛再次爆发，觉得是自己害死了司机师傅，没有及时找到现金，没有明白司机师傅为什么会在迷糊状态下不断地触摸自己的皮带。

20年前，现金意味着能及时缴纳押金，现金也意味着能得到及时和快速的救治，现金更意味着司机师傅还有生还的可能。20年前不比现在，是没有移动快捷支付的，也很少有人用到银行卡。长途司机师傅每次出行更愿意随身携带大量现金，以备不时之需。由于20年前社会治安还比较乱，为防止现金丢失或者被抢劫，司机师傅基本都是把大量现金缝制在自己贴身的衣袋里，以确保安全。

这件痛苦的创伤事件压抑了秀芳护士20多年，没有随着岁月的流逝而有丝毫减轻。创伤早已变成一个巨大的伤疤，如影随形，直到遇到我们叙事医学专家团队。一直以来，秀芳无法找人诉说，也羞于诉说，更不知道如何诉说，痛苦就在那里，创伤就在那里，而秀芳护士能做的，只是默默承受。创伤事件直接导致秀芳本人遭受身心疾病的困扰20多年。

从秀芳视角来分析这个案例，秀芳始终认为，司机师傅的死是由于自己工作的疏忽造成的，正是因为自己没能在第一时间找到现金，才导致一个鲜活的生命惨死在自己的面前。创伤事件发生后，秀芳在每年的清明节都会买些纸钱，找一个十字路口，痛苦而悲怆地呼唤司机师傅的名字，并痛哭流涕地道歉，请求司机大哥原谅自己的过失。

叙事医学经常讲："创伤在哪里，叙事就在哪里。"每个人都有故事，有故事就要讲述出来，而且要被人听到、被人回应，因为人本质上就是讲故事的人，讲故事也使人成为人。如果一切苦痛可以当作故事的一部分被讲述出来，那么这个苦痛就可以被接受。

讲座时，我们正是运用了叙事的智慧才逐渐打开了秀芳的心结并引导她勇敢地大声诉说出自己曾经的创伤故事。倾诉者在整个倾诉过程中重温了创伤的所有细节，并且详细地讲述了一遍又一遍，既抒发了自己的痛苦和情感，也找到了宣泄口，及时疏导出去。我们的大脑有一种特别功能，在喜欢记住一些新鲜刺激的事的同时，也喜欢忘记一些令自己身心不愉快的痛苦和忧伤，因为人的大脑都有趋利避害的属性，这也是人类进化使然。如果我们能积极运用叙事智慧加以引导和疏通，就可以快速帮助那些创伤者走出暂时的心理情绪困境，早日实现身心全人健康状态，以更加饱满的热情投入工作中。

现在从叙事医学视角分析，秀芳护士只有接纳司机师傅已经死亡的事实，并且认为自己当时已经尽了最大努力去救治司机师傅，虽然当时没有第一时间找到现金，但这不是秀芳主观故意犯错导致，而是受制于当时客观条件，比如秀芳刚毕业缺乏社会阅历，根本就不知道司机师傅会将现金藏在贴身衣物中；也由于当时抢救紧急，无暇顾及太多其他，毕竟先清创止血是头等大事等。

在讨论环节里，我很清晰地记得秀芳讲述自己的创伤故事时，浑身颤抖，痛哭流涕，可以看出，即便创伤事件过去了20多年，对于秀芳护士来讲，事件仿佛就发生在当下。整个创伤事件惊心动魄，令秀芳刻骨铭心，可谓生死一瞬间，毕竟人命关天。但当秀芳讲述出来后，压抑的情感得到了痛快淋漓的释放，我们叙事医学专家在第一时间进行最有效回应后，秀芳护士如释重负，激动而紧张的心情也慢慢地平静下来。

医护人员在漫长而艰辛的工作生涯中，总会亲身经历许许多多十万火急和生死一瞬间的事件，总有些医疗事件会触动那根最脆弱的神经，总有些患者难以忘记，总有些医疗案例会或多或少给亲历者留下了难以磨灭的印记，有些刻在骨子里，有些印在心上，有些创伤事件注定伴随一生，挥之不去，成为梦魇。创伤事件最容易发生在急诊科和ICU病房，因为生死离别的人生悲剧每天都在这里真实地上映着。剧情大同小异，剧中的主角无论昔日的地位如何显赫或者如何卑微，大有你方唱罢我登场的感觉。人是有情感的高级动物，人普遍具有悲天悯人的情怀。医护人员由于工作的特殊性，所接受的是一种特殊而严谨的专业教育，战斗在第一线的医护人员，更具有第一时间对那些垂死挣扎的人施以救治和关怀照护的本能，践行自己的誓言和医学的初心。

叙事医学的出现，一方面是为了改善患者和患者家属的就医体验、提高他们的医疗服务水准，尽可能最大限度去提高患者和患者家属的期望；另外一方面，叙事医学也要为医护人员服务，尤其是对那些遭遇创伤事件困扰的医护人员，叙事医学团队有责任更有义务运用叙事的智慧和叙事的力量优先提高这些医护人员的叙事素养，再者就是运用叙事调节的方式为他们赋能。叙事医学实践证明：拥有良好叙事素养的医生对患者会始终保持一种"超然的关怀"——一种能进能出的情感，一种更加平衡的心态，一种为人处世的准则和法宝。

对于那些遭遇创伤事件影响比较严重的医护人员，更需要叙事积极地介入和疏导，因为生命自我修复的奥秘就在于叙事，生命复元力的奥秘也在于叙事。对于那些造成创伤型叙事闭锁状态的尘封往事，我们更需要借助叙事智慧重新赋予它们更加积极向上的意义，重新赋予正能量，从而指导我们奋勇前行，鞭策我们努力进步。我们积极鼓励医护人员通过对过去创伤型闭锁事件的叙事性反思和不断分享，使这些创伤故事和经历转化成正能量的储藏室，以蓄积更多的叙事智慧，给周围同事以启示和启发，这也是建立生命叙事共同体所需。同时，医护人员在不断叙事赋能中，需要不断修复创伤事件曾给自己留下的负面影响，消除不利因素，并使自己尽快重新获取适应社会关系和扮演不同身份的能力，以分散自己的注意力，从创伤事件的阴影中早日走出来。医护人员一方面要积极提升与他人主动建立人际叙事关系的能力，最终锻炼出更具有韧性的生命力，使自己的生命故事或者职业生涯得以健康顺利地延续下去，另一方面也可以避免职业共情枯竭和职业倦怠带来的双重危机，这就是生命叙事的力量。叙事存在于每个时代，伟大的时代可以没有高科技，但不能没有故事，人本质上就是叙事的人。正如存在主义哲学家让-保罗·萨特所讲："人永远都是讲故事者，我们生活在自己的故事和别人的故事之中，我们通过故事来看待我们所遭遇的一切，而且努力像我们讲的故事那样去生活。"

> "我们在这个世界上活着的意义就存在于这个离你最近，被你牵动的人际叙事网络中。人生在世，金钱、名利、权势都无法抵御孤独、疾病和死亡。亲密的叙事连接才是我们对抗一切痛苦、挫折、灾难、厄运、变故、疾病，乃至死亡恐惧的唯一解药……"
>
> ——生命健康叙事分析中心创始人　杨晓霖

ICU病房里的老领导

医院ICU病房里住着一位67岁的患者，患者退休前是本地卫健局的一位老领导，照顾他的妻子是这家医院的退休职员。医生给老领导会诊后，做出26种疾病的诊断。在ICU病房，老领导患者时而痛苦时而平静，家属时而情绪烦躁时而痛心疾首。入院一段时间以来，老领导病情一直得不到有效改善。

家属总是去网上或者找其他医院的不同医生咨询如何治疗其中的某个疾病，不断对医院的治疗方案和用药提出质疑，不断与主管医生之间发生争执，对医院医疗水平和管理水平也表达出极度不满，多次投诉，医患关系一度达到了剑拔弩张的地步。

对于突然出现重症患者的家庭而言，许多患者家属不知道如何成为合格的照护者，即便是曾经有资质的医护人员。照护其他患者是本职工作，职责所系，但是照护自己的家人完全是另外一码事，因为这里有太多情感羁绊，正如外科医生不愿意给自己的至亲做手术，手术室里主刀医生不愿意有家属陪伴在其中一样。

作为一名医护人员和一位普通的家属，如何有效提升处于生命末期家人的生命质量，是一门不得不面对的学问和艺术。作为家人，我们常常不太了解如何陪伴和照护罹患重疾尤其是处于生命末期的家人，我们甚至不太懂得家人的需求是什么，我们一度想当然地认为罹患恶疾的人需要的仅仅是更好的医疗资源而已。实际上，更好的医疗资源只是一方面，家庭成员之间维持一种和谐的叙事关系是另一方面，尤其针对不可治愈的恶疾而言，构建和谐的家庭叙事生态是核心层面。正是因为有这种血缘关系或者亲情的存在，才常常导致我们与昔日的同事——医护人员产生认知上的矛盾，医患关系紧张对立在所难免，稍有不慎，将酿成重大危机。

医院生命健康叙事分享中心得知这个较为棘手的案例后，主动邀请这位昔日的同事——患者家属做客，与家属一起阅读《伊凡·伊里奇之死》和范·丹·伯格（J. H. van den Berg）的《病床边的温柔》（*Psychology of the Sickbed*），引导家属从患者的视角去看待疾病，让她了解到患者尽管躺在那，时而清醒，时而沉睡，但他需要与外界交流，需要听到家人的声音，需要及时反馈自己的病情，以及听取医生建议的切实有效的治疗手段和方式方法等。叙事中心专家告诉这位家属，对于生病的人而言，最绝望的莫过于家庭成员间叙事关系的断裂，患者本人也最怕处于关系性孤独、情感性孤独和存在性孤独中，通俗一点讲：患者最怕被家人"遗弃"。当罹患重疾的人得知自己的疾病无法被治愈时，只有陪伴在身边的家人才能抚慰自己那个最脆弱而卑微的灵魂。

叙事中心工作人员引导家属只要条件允许就多去重症监护室，哪怕在窗外陪伴一下都好过天天与医护人员争论。后来趁着老人清醒时，妻子拉着他的手，跟他说话，问他是不是想回家想看看孙子，他流下了眼泪，面目凄楚。后来叙事中心工作人员建议患者家属用手机录制一些孙子和家里其他成员日常生活场景的视频，每天在探视时间为患者播放。慢慢地，患者的整体状况奇迹般得到改善，后来转到了医院的肾科普通病房继续治疗，家属也逐渐转变了她原来的态度，医患关系趋向正常与平和。

后来，这位家属还来到叙事中心为其他患者家属讲述自己对叙事人文照护的理解。她说，现代医学的进步，让每个家庭成员很少生病，一旦生病就是大病，而我们大多数人不知道如何成为合格的照护者，即使我们曾经是医护人员，也并不一定真正懂得什么是家人最需要的叙事照护和人文关怀。通过阅读叙事中心推荐的叙事性文学作品，她终于理解到家人应该像小说《伊凡·伊里奇之死》中的仆人格拉西姆学习，与患病的家人之间形成更紧密的叙事和共情连接。只有家人的陪伴和关爱才能够起到药物无法达到的效果，只有教会患者家属如何成为更好的照护者，让他们意识到建立良好的家庭叙事关系对于24小时被病床束缚的患者的重要性，才能更好地提升患者终末期的生命质量。

叙事中心工作人员和医护人员也鼓励这位离退休卫健局领导临终前回到家里，回到自己最熟悉的环境里，回到自己朝思暮想的孙辈的身边。最后医护人员帮助老领导在家人、亲戚朋友和昔日同事的陪伴下摘下呼吸机，平和离世。家人最后也很平静地接受了老人家的离世，没有与医院产生任何纠纷。

过了一段时间后，老领导的妻子会时不时来到叙事中心做客，看看相关书籍，也会时不时和叙事中心的工作人员讲一讲自己丈夫生前的一些有趣的往事，脸上总是挂满欣慰的笑容，尽管笑容里有时也会有泪水，但那是思念的泪水，更是感激和感恩的泪水。

五

叙事统整与复元的力量

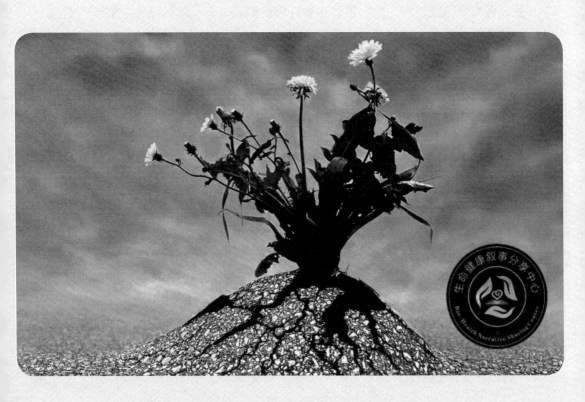

"故事是指南针和建筑，我们靠它们导航，用它们建造我们的避难所，没有故事就会迷失在像北极苔原或海冰一样向四面八方蔓延的广阔世界中。

（Stories are compasses and architecture, we navigate by them, we build our sanctuaries out of them, and to be without a story is to be lost in the vastness of a world that spreads in all directions like arctic tundra or sea ice.）"

——作家、历史学家　丽贝卡·索尔尼（Rebecca Solnit）

夜半心锁

小洁是一名29岁的年轻女医生，工作踏实，总是一丝不苟，是同事眼中的好姐妹，更是患者和患者家属心中的好医生，在小洁医生身边很少有医患纠纷发生。然而一个晚上的突发事件差点将小洁的人生彻底改变。

小洁当晚正值班，负责一位叫阿标的年轻患者。阿标经过两天的全力抢救，各方面体征趋向平稳，患者年逾花甲的妈妈——吴阿姨已经守候自己的孩子整整两天两夜，早已是疲惫不堪，眼睛里布满血丝，花白而凌乱的头发让人心生怜悯。小洁医生很关切地和吴阿姨说明了阿标的情况，建议她回去好好休息一下，阿标可以放心交给医护人员来守候和照护，以便吴阿姨第二天更有精力照护自己的孩子。随后吴阿姨反复向小洁询问了儿子阿标的情况后，很不放心地回头望了几次自己的孩子，最后还是决定回去休息。

让众人始料不及的是，凌晨1:30，患者阿标竟然在毫无征兆的情况下，各项生命体征指标骤然下降，医护人员紧急抢救，最终无力回天，年轻的阿标去世了。待阿标的妈妈赶到医院时，阿标早已经没有了生命体征，身体冰冷僵硬。吴阿姨见到自己的心肝宝贝儿子已然离世，瞬间崩溃，指着小洁就骂。阿标妈妈责怪小洁不应该让自己回去，甚至一度怀疑小洁和科室医护人员有医疗失误，并且没有采用及时救治方案，延误了孩子最佳救治和抢救时间。情绪异常激动的吴阿姨扬言要将医院和小洁分别告上法庭。

小洁医生被这突如其来的场面吓呆了，没有想到一向温文尔雅的吴阿姨行为举止和言语竟是这般粗鲁和不通人情，如街上的泼妇一般。小洁医生只是本能地回应了几句，结果吴阿姨依然表现得极为狂躁。小洁医生比较年轻，先前没有经历过这种场面，一时不知所措，身边的同事也不知道如何处置这一突发情况。第二日上班后，早已疲惫不堪的小洁又被其所在的科室负责人叫去问话，并责令小洁写客观情况说明。经过一整夜折磨的小洁早已是六神无主，根本就不知道自己错在了哪里，也不知道如何书写"情况说明"，只能硬着头皮写了几段文字，结果可想而知。最终，小洁被反复要求一共写了二十几份情况说明，此时疲惫不堪的小洁精神状态已面临崩溃的边缘，内心的痛苦不知道向谁诉说，怨恨、委屈和压抑让小洁备受煎熬。

自此小洁根本无法入睡，只要一闭上眼睛，吴阿姨面目狰狞的形象就会在眼前浮现。尤其是每天凌晨1:30，小洁总会突然从噩梦中醒来，伴随心悸、头晕和呕吐，导致彻夜无眠。一个星期下来，小洁整个人瘦了很多，变得沉默寡言，黑眼圈非常明显。睡眠极度匮乏的小洁，整天精神恍惚，往日里乐于助人的小洁已然变成了另外一个人。小洁由于无法集中精力做好手头的事情，又被领导训斥，精疲力竭和陷入深深自责当中的她已经无法正常生活和工作，一肚子的冤屈也不知道向谁诉苦，最后决定辞职，离开这个伤心地。

医院同事将小洁医生的遭遇反馈给了叙事医学专家团队，看看能否找到好的办法帮助小洁走出人生的至暗时刻。叙事医学专家经过详细了解小洁的情况后，决定以小洁的故事为契机，向小洁和她身边的同事讲述了奥斯勒医生年轻时发生的一个小故事，并且着重讲述了奥斯勒是如何通过一封书信叙事的形式，化解了一场潜在的患者死亡后的危机故事（故事内容详见本书第二章第六个故事）。借由奥斯勒的故事，我们让小洁和在场的医护人员了解到，死亡当下，如果家属不在现场，没有亲眼目睹患者死亡情景，很可能会将死亡现场极力放大。

家人首先会对亲人的去世产生一种强烈的否认与抗拒感，严重者还会产生疑虑、愤怒和暴力情绪，不会信任医生或者院方的任何说辞。这时，客观的解释和情况说明无法真正触动家属的内心。当事医生或者医患关爱部需要做的是与患者家属建立人际叙事连接，至少坐下来面对面沟通，当事医生尤其不能选择逃避，因为"当事医生的逃避行为"会陡然加重患者家属的疑虑，甚至会无限放大；当事医生需要全程倾听患者家属此时此刻的核心关切是什么，争取引导患者家属首先将"怨恨"和"愤怒"发泄出来，哪怕是患者家属近似"无理取闹"也无妨，毕竟家里有亲人去世。这个时候注意不能选择直接"刺激"患者家属，或者与患者家属针锋相对进行辩论。当事医生如果能引导患者家属讲述一些逝者亲人的生前故事，能让彼此都放松下来，有助于医患危机的化解。

接着叙事医学专家讲述了医患纠纷发生的当下，需要及时运用叙事调解理念，并以影片《罗丹萨的夜晚》为例。影片中，外科医生保罗在友人的帮助下，运用叙事智慧成功化解了一场潜在的医患纠纷。小洁终于主动和叙事中心工作人员分享了她近期的遭遇，而且声泪俱下。叙事医学专家不断鼓励小洁将与逝者阿标的妈妈的冲突事件讲述出来，并且鼓励小洁医生将自己的痛苦遭遇，比如晚上如何睡不着，自己的压抑与核心关切是什么，自己为什么要辞职，自己的真实想法都有哪些，详细地还原噩梦里面的诸多细节等。小洁医生一边哭一边讲述，周围几位年轻医护人员也跟着哭了起来，但是我们发现小洁将阿标去世前前后后的细节讲述了几遍后，神情放松了许多，浑身也不再颤抖。小洁医生再讲述的时候，已然接受了这个现实，也不再过度自责。

奥斯勒的小故事让小洁能够从患者家属的角度，理解吴阿姨当时为何如此愤怒，也理解了自己的亲人去世对家人意味着什么。小洁也坦言自己热爱临床医学，只是不得已才提出辞职的，经过阿标这件事情之后，她想当然地认为自己已经无法胜任医生这个职位。叙事医学专家有意引导小洁讲述出自己的悲惨遭遇，加之小洁倾听了各种医患之间的故事，最后才发觉原来大家行医过程中都会有类似的经历，患者阿标的突然离世对小洁是一次历练。故事分享之后，小洁逐渐从负罪感之中调节了出来，加上医院同事的人文关怀和叙事照护，小洁不再受到噩梦的困扰，以成长的姿态全身心投入临床工作中，重新找回了自己的信心和价值所在。

人际叙事性沟通是体现管理者责任和担当的智慧锦囊、必备秘籍。医院管理者对医院和科室的业务发展承担重要责任的同时，也需要对员工的身心健康及其职业可持续发展担负责任（responsibility），而且两者密不可分，是鱼和水的关系。如果医院管理层忽视了员工的身心健康问题，员工职业的可持续发展就无从谈起，医院的高质量发展更难实现。"责任心"（responsibility）在英文里由回应（response）＋ 能力（ability）所构成，也就是说，"责任心"等于及时有效回应问题的能力。在其他语言中，责任心也等于"回应的能力"。

对于医院和科室管理者而言，回应的第一对象应该就是自己医院和科室的员工。在这个案例里，起初，科室管理者和医院的医患关系办公室人员并没有想到去积极回应自己的同事小洁，而只想到用"情况说明"去回应患者，回应上一级领导，而严重忽视了小洁医生作为"人"的存在。叙事医学一向倡导构建和谐的医患关系，更是倡导建立一种和谐的医护患对等的叙事关系。患方有叙事权，同样当事医者也平等地享有自己的叙事权。科室领导或者医院领导要做的就是要维持一种平衡态势，及时消除分歧和误会，化解危机和矛盾，还需要能有效安抚医护人员，消除或者降低医护人员的流失风险。

事实上，小洁医生在自己工作岗位上已经历练几年，虽然年轻，但是进取，有作为，医患口碑都很好。医院对新入职员工的培养总要付出很多辛苦和努力，花费大量的时间成本，整个培养过程实属不易，若要重新从刚毕业的医学生中培养一个像小洁这样的医生，医院也需要投入很多的人力、物力和财力成本。如果小洁从岗位上流失，不仅是科室的损失，也是医院的损失，更是社会的损失。幸运的是，小洁在叙事医学专家的引导下，能主动讲述出自己的痛苦遭遇，逐步走出人生的至暗时刻。尤其让在场的其他医护人员切实感受到了医院科室领导和同事的关心和关爱，这可以有效提升科室文化的凝聚力和向心力。

医院中层管理干部和事发员工之间如果缺乏有效沟通或者没有建立起足够的叙事性连接或者直接将事发员工的核心关切置若罔闻，所在科室一定会有更多员工抑郁或者转岗，因为同事小洁所遭受的不公正待遇就是一个最鲜明的例子。比较幸运的是，小洁所在医院的领导层非常重视叙事医学理念的传播和实践，已经在医院设立了叙事中心，定期展开相关叙事医学教育教学和实践分享活动。

医患纠纷或者医患危机每天都在真实上演，针对阿标事件和小洁的遭遇，医院科室的中层管理干部从头到尾积极参与其中，认真深刻反思了自己在处置阿标事件过程中所展现出来的"非人性因素"——忽视了从小洁的视角看问题，没有真正走入小洁的内心，聆听小洁医生的痛苦遭遇，而是一味地为了满足患方的诉求或者上级领导的指令，过度苛责小洁医生并要求其写"情况说明"，严重忽视了小洁医生的情感诉求。科室负责人最后在叙事医学专家的积极引导下当场向小洁医生道歉，小洁医生最后接受了道歉，大家取得和解，但这只是第一步。

大概过了一个星期左右，小洁医生鼓起勇气找到了吴阿姨。小洁医生抛开以前那种纯医学的交流方式，推心置腹地与吴阿姨促膝长谈了一下午。当时的吴阿姨还没有从丧子之痛中走出。小洁医生主动讲起阿标去世前后的一些细节。因为小洁医生是见证者，也是亲身经历者，她的话里带着十足的关切和万般的无奈，这让吴阿姨听来很暖心。实际上，吴阿姨一直以来很迫切地想知道自己孩子去世前后的一些细节，比如有没有遭罪或者很痛苦的样子或者留下什么遗言等，哪怕是一点点的信息都好。而这次，小洁能主动来找吴阿姨，并且放下作为医生的身份，以逝者阿标同龄人的身份与吴妈妈展开一场生命触动生命的叙事，自此，大家所有的猜忌和误会都已经烟消云散。

最后吴阿姨如释重负，向小洁当面道歉，为自己在阿标去世当天的过激行为道歉，小洁也诚恳地向吴阿姨道歉，说自己不是故意要冒犯吴阿姨。小洁特别和吴阿姨讲，作为阿标的同龄人，真心希望阿标的身体能尽快好转，并且出院，但是疾病有其复杂性，任何医生都希望自己的病人能好好活着，因为这是医者的使命。

自从小洁医生与吴阿姨见过面后，先前的那个活泼可爱又温馨的小洁医生又焕发了往日的光彩，重新回到大家的身边，整个科室又重新充满欢声笑语，大家工作起来更加干劲十足，和谐的科室叙事生态已然建立起来。

> "人类往往是在了解自己面前有多个可以走的方向之后，才能真正确定自己出发的方向。"
>
> ——英国著名剧作家、诗人 莎士比亚（William Shakespeare）

橘子洲头的新生

在南方某家医院的烧伤科，一位不到18岁的小伙子小辉沉默不语。他在工厂的事故中，被硫酸严重烧伤，面容被毁，本来帅气阳光的小伙子一下陷入了人生最黑暗的谷底。他觉得自己的未来、自己的梦想、自己的一切都跟着这被毁掉的面容和身体毁掉了，治疗只能勉强保住性命，但这样的性命对于他而言没有任何意义。在这样的状态下，即使工厂负责人愿意承担所有医疗费用，治疗效果都很难尽如人意，因为小伙子根本不配合。

还好，医院烧伤科主任是叙事医学师资团队的一员，他知道小辉遭遇了人生的坎坷，因为这场劫难，小辉对自己的未来失去自信，无法面对生活的残酷改变，内心里一定充满愤怒和拒绝。这时，小辉最迫切需要的不是药物和手术刀，而是来自医护人员和身旁亲友的叙事照护。只有通过叙事连接赋予他力量，才能让他重新调整自己，迎接未来治疗过程中更严峻的挑战。在科室团队成员调动集体智慧的过程中，他们找到了以下故事，讲述给小辉听：

> 在一次火灾事故中，消防员从废墟里救出一对孪生兄弟——波恩和加林，他们是火灾中仅存下来的两个人。兄弟俩很快被送往当地的一家医院，虽然两人死里逃生，但大火已把他俩烧得面目全非。波恩整天对着医生唉声叹气，认为自己无法出去见人，也难以养活自己。他对一切失去了信心，开始自暴自弃。而加林劝波恩："在这次大火中，只有我们得救了，我们的生命如此珍贵，我们应该好好活着。"

> 兄弟俩出院后，波恩忍受不了别人的讥讽，服下安眠药，离开了人世。而加林却艰难地生存下来，无论遇到多少冷嘲热讽，他都咬紧牙关挺了过来，加林一次次地暗自提醒自己："我生命的价值比谁都高贵。"

> 一个雨天，加林像往常一样去送货。路上，加林发现不远处的一座桥上站着一个人。加林感觉不对劲，紧急刹车，但他还没来得及靠近，年轻人就跳下河去。加林设法救起了年轻人，当年轻人看见自己居然被一位烧得面目全非的人救起，得知他都没有失去生活的勇气，于是放弃自杀。原来年轻人是一位亿万富豪，因为失恋一时想不开而想自杀。富豪对加林心存感恩，便让加林跟他一起干事业。

> 就这样，加林从一个不起眼的货车司机成长为一个拥有3.2亿元资产的运输公司老板。几年后医术发达了，加林用自己赚来的钱修复了面容。

听了这个故事之后，小辉依然沉默。但是，医护人员发现，从他一只没有被灼伤的眼睛里，他们看到了一丝不一样的光芒，看到了他对未来人生的选择。从那一天开始，小辉成为了"加林"，开始积极配合治疗。在一步步的治疗中，虽然承受着痛苦，但小辉开始主动与医护人员讲话，也开始愿意跟父母讲话。看到小辉的变化，他的妈妈哭了。小伙子的伤势有所好转，与医护人员的关系也十分融洽，再后来转到康复科直到出院，他开始面对治疗之外的人生。一天，小辉在橘子洲头毛主席的巨型雕塑面前拍了照片发过来。戴着帽子的小辉仍然非常帅气阳光，他让我们放心，相信他，他已经有能力依靠自己面对未来的挑战。

对于严重烧伤的病人，医者可以在建立叙事连接的基础上，推荐其中有阅读能力的患者展开叙事阅读调节，如约翰·奥利瑞（John O'Leary）的《走过烈火磨难后最真实的生命体悟》（*On Fire：The 7 Choices to Ignite a Radically Inspired Life*）。作者奥利瑞在9岁时玩火酿成爆炸意外，全身100%烧伤，几乎毫无存活机会。然而经过5个月住院，他奇迹般地存活下来。失去手指、全身烙满伤痕的他，没有从此龟缩在绝望深谷。承受了这段非人般的煎熬所带来的深刻体悟，以及家人、医务人员或众多陌生人给予他的帮助及鼓舞彻底改变了他。欧莱瑞选择燃烧生命，正面迎向人生挑战。如今他成为世界知名的演讲者，每年向5万名听众演说，用自己的故事，教别人如何勇敢地生活。

有时候医护人员竭尽所能帮助患者和患者家属、挽救患者的生命，但是患者并不一定真心感谢医护人员的付出。但是从这位年轻人出院后的新生活中，我们看到了医患情深，更感受到了医者的使命和神圣，也许这就是医生所坚守的信条，从来都无惧任何风霜雪雨的侵袭。

> "梦和神话都代表着我们自己与自己之间的重要沟通。
> （Both dreams and myths represent important communications from ourselves to ourselves.）"
> ——著名社会心理学家和哲学家　埃瑞克·弗洛姆（Erich Fromm）

骆驼与马

古代希腊人和埃及人生病的时候，就会跑去神庙睡觉，希望在梦中可以得到神的启示，以获得治疗的指引。梦境是人类生活的另一个世界，它融合了无限的想象力与神奇的连接力，借由梦中呈现出的影像将我们肉身的活动能力与精神、心智的思维逻辑整合在一起。伊恩·华伦斯（Ian Wallace）在其著作《改变人生的100个梦境》（*The Top 100 Dreams：The Dreams That We All Have And What They Really Mean*）中提到，我们在梦中创造出的一切，都与我们的生活和心灵互相呼应，梦是能够让我们看见最深处的自己、了解自己真正潜力的神奇礼物。

英国精神分析师斯蒂芬·格罗斯（Stephen Grosz）也说，当我们能够将悲伤和痛苦变成故事讲述出来时，一切痛苦和悲伤都变得可以承受；但当我们找不到合适的故事讲述方式时，我们的故事会主动提示我们——我们会以梦境的形式将这些故事讲述出来，梦境里的故事正在告诉我们相关症状①。在一次交谈中，广东省中西医结合学会秘书长金世明教授讲述了一位医者通过调整患者对其梦境的解读，帮助患者走出疾病困境的故事。

　　一位中年男患者因为自感身体不适而去医院门诊找医生看病。患者无法准确描述自己身体不适的具体症状，而是提到自己近期反复做同一个梦的事情，想要将梦境内容告诉医生，但是几乎所有医生都感到很不耐烦，不想听他讲梦境，认为这跟疾病诊断和治疗没有任何关系。患者去了多家医院，都因为跟医生在症状方面沟通得不顺畅而终止。幸运的是，他锲而不舍地找到了一家中西医结合医院，医生愿意耐心地让他将反复困扰自己的这个梦境描述完整：

　　"我骑在一匹瘦骨嶙峋的老马背上，艰难地在看不到尽头的沙漠里踽踽独行，烈日当头，马已经累得走不动了，但是沙漠还在眼前延伸着……"听完这位患者对梦境故事的描述，医生立刻予以回应。这是患者多次求医经历中，第一次获得医生的回应，患者感到非常欣慰。医生引导患者重新框定梦境的叙事背景和内容，让他将梦境中的老马想象成瘦弱的骆驼，而沙丘的另一面就是绿洲。虽然天气炎热、沙尘飞扬，但是骆驼有能力走出沙漠。患者根据医生的提示，对梦境重新做了想象和阐释。

当"马"和"无尽的沙漠"被想象为"骆驼"和"不远处有绿洲"的故事，梦境的隐喻就被重新定义和重新语境化。很快，这位患者的不适症状消失了。这就是隐喻的重新阐释和叙事的重新框定产生的积极效用。原来患者的这个梦境之所以反复出现，是因为他正遭受糖尿病初期症状的折磨，是每个夜晚身体感到焦渴无力的苦痛反映。苦痛借由梦境外延出来，在就医过程中，患者隐约感到身体状况与梦境之间的关联，有强烈的表达愿望，却被没有叙事意识的医者所打断所忽略，最终错过了疾病调节的最佳时机。这个梦境也是疾病在长时间内得不到缓解的直接表现。

　　著名的心理分析大师卡尔·荣格（Karl Jung）也认为，梦是做梦者与自己

---

① 原文是："All sorrows can be borne if you put them into a story or tell a story about them. But if we cannot find a way of telling our story，our story tells us– we dream these stories，we develop symptoms，or we find ourselves acting in ways we don't understand."

内在的复杂性在心灵中进行挣扎斗争，目的在于回应无意识的困惑，并提醒我们要主动整合自我意识与无意识之间的矛盾。某医科大学附属医院的呼吸睡眠科也曾接诊过一位一直受噩梦困扰的中年女性，在叙事介入、重新阐释梦境之后，她不再受噩梦困扰，睡眠质量得到提升，整体身体状况好转。

琴姐的儿子罹患慢性白血病十几年，生命的最后一年多无法忍受疾病的折磨，最终选择在一个寒冷的冬夜，在医院病房里割腕自杀。照护儿子多年的琴姐很伤心，但也觉得这对他来说或许是一种解脱。琴姐在葬礼之后，把儿子的尸体火化了。然而，琴姐想起儿子生病住院期间跟她主动聊起过"死了会不会下地狱""不火化会不会好一些"的问题，当时琴姐不想聊这么不吉利的话题，就没有正面回答儿子。把儿子的身后事都处理完之后，琴姐感到非常内疚，因为她不知道儿子是不是想告诉她死后不火化。

在儿子离世之后不久，琴姐就开始反复做噩梦——梦见儿子被绳子绑在一张狭窄的病床上，不断向她挥手，但是，最终还是被自己和周围的人合力推进了火葬炉子里。琴姐总觉得这个梦是儿子在责怪她没有能够将他从病痛和内心的双重折磨中拯救出来，也在责怪自己不应该将他火化。她担心儿子正在地狱里受苦，每次梦醒之后，就浑身出虚汗，心悸，无法再入睡。反复这样的梦境让琴姐不得不求助医院治疗。了解到这些之后，我们建议琴姐在脑子里把噩梦重现几次。我鼓励她给梦境想象一个新的结局，因为想象也常常会整合来自潜意识的智慧。

琴姐重新构建了梦境的结尾，儿子自己解开绑在身上的绳子，从床上跳了下来，站在她的面前。他抱着琴姐，亲吻了她，说："妈妈，我是来跟你说再见的，我爱你。"然后，琴姐与大家目送他离开了，他朝一个亮着火光的空间走去，一边走，一边挥着手说："妈妈，请放心，我自由了，这里暖和多了。"当我们一起重现这个梦境的时候，琴姐感到，因为没能见到儿子最后一面，这个梦是在跟儿子说再见，而自杀也是儿子解开捆绑自己的绳子的不得已选择，而且当时是寒冷的冬天，琴姐一直担心她的儿子去世时挨了冻。现在终于放心了，他已经不再受疾病折磨，而且去的地方很暖和。

大脑既然能够创造出梦境，也一定有其原因和解决之道。当主体的内心因为丧亲或其他创伤事件遭遇重击，意识无法知道个体经验时，唯有梦境可以给予具体的象征，表现出受创后的解离活动。如果能够将碎裂的片段整合在一个戏剧化的故事中，主体就可以找到抒发和述说的渠道。在这个故事里，当医者用自己的智慧帮助患者重新解读梦境故事，患者也就不再执着于对梦境的负面的、不利于做梦者身心健康的解读方式，而是进入医者帮助其创设的积极的、有利于身心恢复的故事空间中去。经过这样的叙事介入之后，琴姐的梦境正如她所想象的一样，真的改变了，噩梦也不再来了。

"癌症是门票，能让人体验真正的人生；癌症是照护，能让人前往真正想过的生活。

（Cancer is your passport to the life you were truly meant to live.）"

——乳腺癌患者安妮·麦克纳尼（Anne McNerney）的
《癌症的礼物》（The Gift of Cancer）

凤凰涅槃

张学良的原配夫人于凤至在43岁时罹患了乳腺癌，在20世纪40年代，乳腺癌意味着宣判死刑。于凤至何许人也？东北富商于文斗的女儿；张学良何许人也？东北奉天督军张作霖的儿子。于文斗和张作霖早年有生死之交，并许下诺言要"龙凤配"。但这是父母包办婚姻，生性浪漫、追求自由的张学良遇到貌美如花的赵四小姐（赵一荻）便一发不可收，两个人真是情深似海，缠绵悱恻，关键是三个人还生活在一起，工作在一起。这直接导致早年的于凤至一直活在"弃妇"的故事里苦苦不能自拔，直到罹患乳腺癌出国医治。

身患重病的于凤至来到当时医疗水平更先进的美国进行治疗，期待能够在那里找到最厉害的医生和最好的药物。在美国，于凤至的医生朋友这么跟她说，在这里，你确实可以花重金找到最好的医生和最贵的药物，但它们都只能给你争取点时间，让你多活几个月，而并不能真正治愈你。承受如此深重的痛苦，多活几个月，在病床上奄奄一息的状态，这是你想要的吗？对你而言，真正能够治愈你的只有你自己，如果一个人活在不利于自己健康的故事里，再好的药物、再精湛的手术也没有意义。

经由他点拨之后，于凤至开始回顾和统整自己的人生。于凤至突然顿悟到，自己十几年来，一直生活在被张学良抛弃的"弃妇"的故事里，这是让自己罹患重疾的根源所在。于凤至意识到要想拯救自己，首先要从旧的、不利于身心健康的故事中走出来。在昔日"弃妇"的故事里，于凤至扮演的是别人故事中的配角，既然自己无法改变别人的故事，那么只能选择首先改变自己的故事。此后，于凤至欣然接纳了张学良与赵四小姐的婚姻事实，并利用自己的商业智慧在华尔街打拼，实现了自我价值的升华，掌控了自己生命的叙事主动权。

带癌生存的于凤至最终赚得亿万家财，其才能和智慧获得了商界的广泛认可。在自我价值不断实现的过程中，于凤至也不忘利用自己在美国的声望，为张学良将军的自由而奔走呼号，彻底从之前给自己人生定义的"弃妇故事"中走出来，超越了自己，实现了新生。于凤至从此换了一个新的生命故事——走进"商界传奇"和"以德报怨"的新故事中。叙事素养高的于凤至将乳腺癌诊断当作自己重生的契机，通过自我叙事调节，成功地从创伤型叙事闭锁中走了出来，带癌生存了半个世纪，"健康"地活到93岁，含笑九泉。

在生命健康叙事语境下，叙事医学对于健康和疾病都有其独特的见解。患字可拆解为"串"＋"心"，"患者"谓"带着一串心事来寻求帮助的人"，而也有人将"患"字分解为"两个中心"，谓之"身心不定，左思右想，不得其中，所以生病"。叙事医学理念在此基础上，多了一个解释，就是"患"可以进一步分解为"两个口""一条弦"和"一个心"，两口代表两个主体的话语和声音，一弦代表将两种声音串起来，让它们进行交流，传递心音，建立起人与人之间的叙事关系，进而构建生命共同体，因而叙事医学鼓励家庭成员、医护工作者重视不同主体之间的言语交流和内心表达，构建良好健康和谐的叙事关系。

于凤至来到美国后，先后做了三次大型手术，直到最后一次将左乳切除。于凤至在左乳切除前做了很长一段时间的思想斗争，而且很不情愿切除左乳。她与外科医生沟通了很长一段时间，并表达了自己的各种关切。幸运的是，这位外科医生叙事素养很高，积极回应了她的各种关切，直到成功实施左乳切除手术，抑制了癌细胞的转移，保住了性命。

传统中医所指的健康状态即是"常"或"平常"，疾病状态即为"失常"或"不正"。当一个人有形的身体进入大病状态时，这个人必定"神失常"已久。"平常"也就是与自己的形神、与自然、与社会、与这个大千世界处在相对和谐的关系中，因而，"平常心"是身体健康的重要基础。所有奇迹痊愈的病例，都从回归身心灵的平衡开始。

另有《大学》提到的四不正：忿懥、忧患、好乐和恐惧，都是疾病的重要原因。于凤至罹患乳腺癌，除了其他因素之外，长期生活在"弃妇"的故事里一定是一个重要因素。于凤至长期闭锁在"弃妇"的身份苦苦不能自拔，不能及时吐故纳新，导致长期陷入创伤型叙事闭锁状态，一定程度上诱发了乳腺癌的发生。《格致余论·乳硬论》云："若夫不得于夫，不得于舅姑，忧怒郁闷，昕夕积累，脾气消阻，肝气横逆，遂成隐核，如大棋子，不痛不痒，数十年后方为疮陷，名曰奶岩。"

医学博士丽莎·兰金（Lissa Rankin）说："当你的人生四分五裂时，你不是选择成长，就是长肿瘤。"兰金博士曾讲述过一位叫玛拉（Marla）的患者的故事，玛拉的丈夫对她有婚内虐待倾向，工作也不愉快，她患了多种慢性自身免疫性疾病。后来玛拉搬到圣达菲，与丈夫离婚，开始了新的事业和新的生活。从那之后，玛拉的疾病逐渐消失了，她健康快乐地生活着。兰金博士在几十名患者中都看到了类似的转变，他们换掉工作，结束不健康的关系，或者做出其他重大的改变，健康状况大大改善。

兰金博士的临床经验告诉我们，倘若我们不实现统整，就无法实现成长，无法长大，就长肿瘤。能够实现成长的叙事统整展现的一定是"积极的叙事统整风格"。于凤至从一个不太好的"被抛弃"的故事出发，却没有沿着这个故事的发展路径走向未来人生，而是以当下的叙事统整作为出发点，想到自己除了"张学良的妻子"这个身份之外，还有"富商的女儿"以及"贤惠的管家"的身份，过去的纠结豁然开朗。经过不断展现自己在商界的才能，于凤至在生命叙事的延长线上活出了自己的风采。

生命健康叙事语境下，健康与疾病并非二元对立的两个极端状态。《病床边的温柔》一书的作者范丹伯格（J.H.van den Berg）曾写道，健康的人对人生的误解最深，对人生意义的认识最浅。生病的人也好，残疾的人也罢，如果能妥善处理好自我与疾病之间的关系，从单一的疾病身份状态中走出来，同样可以过健康的人生，拥有属于自己的一片蓝天；而从来没有生过病的人并不代表自己就活得有质量，活得有意义。有时我们在疾病面前，会更加懂得自己和身边亲人生命健康和叙事连接的重要性。

如果肿瘤或死亡的威胁能让我们回归生命本真，那么，肿瘤就可以成为人生最好的医生和导师。乳腺癌患者麦克纳尼在康复后成为作家，创作《癌症的礼物》（*The Gift of Cancer*）一书，赞颂了疾病与死亡所蕴含的生命启示力量。她写道："癌症是门票，能让人体验真正的人生；癌症是照护，能让人前往真正想过的生活。"当我们与疾病近距离接触之后，我们曾经的社会价值、社会地位和一切荣耀会被完全掏空，新的生命价值和人生目标随即产生。罹患肿瘤并不可怕，只要正确认知，肿瘤诊断可以成为调整自我身心健康的良好契机，与自我和他人建立更和谐的叙事关系，真正实现人生的再一次成长。

> "除了维持身体营养所需要的食物、遮风避雨需要的庇护所和亲友的关心陪伴之外，故事是我们立足于世的最重要必需品。
> （After nourishment, shelter and companionship, stories are the thing we need most in the world.）"
>
> ——菲利普·普尔曼（Philip Pullman）

天堂来信

有一对中年夫妇，他们在四十几岁时才有了第一个孩子，但不幸的是，这个已经取好名字的男婴在出生第7天就因感染疾病夭折了。夫妇俩非常痛苦，丈夫为安慰每天沉浸在悲恸之中、茶饭不思、夜不能寐的妻子，想了很多办法，但都无法将妻子从丧子之痛、心悸失眠的状态中解救出来。自己承受着丧子之痛，还要照顾因此生病的妻子，这让丈夫心力交瘁，身体状况也明显受到影响。丈夫冥思苦想，悟到了一个方法，他试着以夭折的孩子的名义，从天国给孩子母亲写了一封信，诉说自己离开他们之后，在天国过着幸福的生活，请爸妈不要太过惦念。信件摘选如下：

1893年7月1日，来自天堂的信

亲爱的妈妈：

我是保罗，我在这边过得很好，跟大家一起愉快地唱着颂歌。在这里，只要尚在世上的双亲仍挂念着我们，仍在继续为我们祈祷，仍常讲起我们的故事，我们就可以每隔三四个天堂月给双亲写封信。亲爱的妈妈，谢谢你一直把我放在心中，让我获得了给你写信的机会。

你知道吗？我感觉自己就像一阵轻盈的风，在梦中悠游到现在居住的地方。当我醒来，一睁开眼睛，就欣喜地发现自己身处绿意盎然的美景之中，欢快的喷泉、青葱的树木、柔软的沙发，还有一群温柔的女孩陪伴着我，带我一起玩耍。假如你看到数百个像我这样的孩子在同一天被送到这里时的惊喜模样，你一定会忍俊不禁。

但是首先我得告诉你，亲爱的妈妈，我们是怎么被安排到这里的。我花了好几天时间才真正悟到其中的玄机。其实，天堂就是人世的另一面，它们合在一起就是完整的人生。我们从人世间到达天堂的某一处并非被随意安排，而是来自美国的都会被安排在天堂的同一个地方，来自美国马里兰州的又被安排在同一个地方，每个小镇在天堂里都有对应的位置，好让新来的人找到自己已经在天堂里生活的亲人。

我到达的当天，"治愈之神"阿尔泰亚（Althea）给了我两支天鹅羽毛，上面分别写着朱力斯·凯撒（Julius Caesar）和爱玛·奥斯勒（Emma Osler）的名字。我很快知道凯撒就是你和父亲提起过的那位小哥哥，我一直都想戴上他的小帽子，但是爱玛我就不认识了，还好，阿尔泰亚告诉我，爱玛是爸爸的小妹，我的姑姑……

妻子读完信，痛哭一场之后，身体逐渐康复，恢复了日常生活。一年之后，一个健康的男婴出生，多年后，孩子长成了帅小伙儿。

故事里的丈夫是威廉·奥斯勒爵士。奥斯勒不愧为所处时代最伟大的人文主义医生，他具备非常高的叙事素养。故事里，奥斯勒既是患者，又是患者家属。作为孩子父亲，他一定也因丧子而身心俱伤，但他同时也是医生，同时具备了在三个身份之间自由转换的能力。他更好地利用换视角思考的契机，理解了不同主体的内心和情感。

故事里，妻子的病是由于丧子造成的，是因为突发的压力性事件造成的心理威胁在身体上的表现，因而，光靠药物无法真正治愈患者的内心伤痛。这时对患者开展生命共同体之间的存在性陪伴，帮助其创设有利于身心恢复的故事空间，让其从不利于康复的故事中走出来，比对其进行"技术性帮助"要更重要。通过存在性陪伴、情感性沟通和关系性互动，医护人员和患者家属才能将患者解救出来，这是一门需要掌握的叙事艺术。

奥斯勒非凡的想象力令他能够从不同视角理解妻子的伤痛，又能创造性地使用夭折的孩子的叙事语言，创设孩子在另一个空间里愉快存在的生活点滴。虽然奥斯勒为妻子创设的故事是虚构的，但这个故事比现实生活中丧子的悲恸故事更能让妻子接受，更能抚慰她的内心，因而，在两者之间，奥斯勒的妻子选择进入了同时作为医生和患者家属的奥斯勒为她创设的故事中，使患病的身心得以解脱。

在这个小故事中，随着保罗的去世，奥斯勒的妻子与孩子之间的故事就戛然而止，作为居丧者的患者与逝者之间的叙事，如果没有人能够帮助他（她）一起见证并续写，那么，居丧者的意义世界就会突然断裂。奥斯勒揣测妻子内心里有哪些痛点需要予以回应，比如信中有几段细节很值得回味，"我感觉自己就像一阵轻盈的风，在梦中悠游到现在居住的地方。当我醒来，一睁开眼睛，就欣喜地发现自己身处绿意盎然的美景之中，欢快的喷泉、青葱的树木、柔软的沙发，还有一群温柔的女孩陪伴着我，带我一起玩耍。假如你看到数百个像我这样的孩子在同一天被送达这里时的惊喜模样，你一定会忍俊不禁。"

这段话可以告诉妻子几个细节：第一个就是自己没有遭受什么痛苦就来到了天堂，自己就像一阵轻盈的风，在梦中悠游到天堂，身边到处绿意盎然，都是美景，还有一群女孩陪伴和玩耍，自己并不孤独，更不会感到寂寞；而且同一天居然有数百个像我这样的孩子到达天堂，这就给妻子一个清晰的概念，每天夭折的孩子有很多，不止她一个人失去孩子。这两个细节给妻子和奥斯勒本人以极大的抚慰。

信中提到：我们从人世间到达天堂的某一处并非被随意安排，而是来自美国的都会被安排在天堂的同一个地方，来自美国的马里兰州的又被安排在同一个地方，每个小镇在天堂里都有对应的空间，好让新来的人找到自己已经在天堂里生活的亲人。这段文字在告诉妻子：孩子到了天堂后是有亲人陪伴的，孩子不会感到孤单，也不用担心没有亲人照顾。

另一段文字："我到达的当天，'治愈之神'阿尔泰亚给了我两支天鹅羽毛，上面分别写着朱力斯·凯撒和爱玛·奥斯勒的名字。我很快知道凯撒就是你和父亲提起过的那位小哥哥，我一直都想戴上他的小帽子，但是爱玛我就不认识了，还好，阿尔泰亚告诉我，爱玛，是爸爸的小妹……"这段文字告诉妻子，夭折的保罗已经找到了亲人，并且写出了亲人的名字，这更增加了保罗身边有自己的亲属照顾的可信度。儿子在病痛中离开人世，妻子一定关心他离开的时候是否感到很痛苦，信中的细节不仅给予了回应，又能创造性地使用夭折的孩子的叙事语言，创设孩子在另一个空间里愉快存在的生活点滴。

　　奥斯勒的天堂来信引导妻子正向面对哀伤，让爱与思念在正向的思绪中温馨流动，使它成为了一种帮助幸存者继续融入自我生命叙事进程的重要力量。医生、教师、社会工作者和现在的殡葬行业的人有责任和义务引导广大民众正确认识生老病死、帮助丧亲者走出伤痛，真正做到全生命周期的人性关怀。这个奥斯勒医生对自己的妻子进行哀伤辅导的故事，告诉我们医生参与到哀伤辅导与死亡教育中的重要作用。

　　叙事想象力是医者的重要职业素养。当一个人的痛苦无法在现实中找到好的解决方法，具有叙事想象力的医者或照护者也许能够天马行空地帮助现实生活中受困的人寻获一种绝佳的替代方案。在这个故事里，妻子的丧子之痛在现实中无法找到好的解脱方案，因而一直沉浸在痛苦带来的身心困扰中。《天堂的来信》就是一种运用叙事想象力和连接力创造出来的绝佳替代方案。

> "陪伴是一股强大的力量，有时你以为你照护对方；更多时候你会发现，你也因为对方以及照护对方的过程而变得更强。"
> ——生命健康叙事分享中心创始人　杨晓霖

归来即巅峰的照护者

　　颜丙燕曾经做了8年全职的照护者，通过对照护阶段的主动叙事统整，她从中感悟到了照护过程对于照护者的积极意义。

　　　　祖籍山东曲阜的内地演员颜丙燕是孔子四大弟子之一颜回的后裔，代表作有《红十字方队》《爱情的牙齿》《万箭穿心》《盛先生的花儿》等。颜丙燕曾被倪萍赞为"中国最牛女演员，没有之一"。颜丙燕在20岁出头时已成为内地演艺界的实力担当，但是就在这个时候颜丙燕的妈妈病倒了。她和妈妈的关系其实并不亲密，但在等待母亲手术的过程中，她真切感受到了自己的揪心。颜丙燕感到亲情不容再被忽视，于是决定暂别影视圈，把所有时间都用来照顾妈妈，重建母女关系。

　　　　从25～33岁，颜丙燕生命中最好的岁月都留给了她的母亲。一照顾就是8年，直到母亲离世。这一段时间的职业空档期是颜丙燕主动选择的，她可以选择请人照顾病重的母亲，继续自己的演艺生涯，但是颜丙燕没有这样做。颜丙燕后来回忆说："如果当时妈妈没病，我没有主动选择离开演艺生涯一段时间，我未必会像今天这样心智明亮。或许一直拍戏我的名声会比现在大，但一定不如我现在心里头东西这么浓厚。"比起扮演艺术和观众需要的角色，她更想扮演好人生自己的角色。

在重回演艺事业之后，于正三番五次邀请颜丙燕出演他执导的《延禧攻略》里的角色，但都被她拒绝。然而，当颜丙燕看到《爱情的牙齿》的剧本时，动人的故事让她决定重整自己的状态，继续开始演戏。但是，拍到一半，庄宇新导演没钱了，房子都卖了。颜丙燕鼓励他坚持，甚至对他说："我可以不要片酬。"就是凭借颜丙燕对于生命更高层面的认识，《爱情的牙齿》最终成功拍摄上演，颜丙燕也通过此片拿到金鸡奖影后。可以说，颜丙燕归来即巅峰。

事实上，假如颜丙燕当时继续演艺事业，错过了对母亲的照顾，她就永远错过了。生命中一些人和事一旦错过就不可能有机会再重来，留下的永久遗憾往往会在内心形成隐秘的创伤，不断影响今后的人生和事业。颜丙燕通过照护、陪伴母亲，让母亲在生命的至暗时刻感受到了亲情的意义，虽然最终走到人生的尽头，但是，照护的这一段时间不但提升了母亲的生命质量，而且作为一份能够让颜丙燕停下忙碌的脚步来"凝视人生"的工作，照护中见证的生死故事都容易引发人们重新思考人生意义。

照护者在照护过程中主动分享故事，能够帮助其理解照护的灵魂，让照护者实现生命的顿悟和成长。照护者必须先进入自身的痛苦之中，并与自己的痛苦共存，有过这样的经历，便能深刻地给予照顾对象一种具体的"同在感"。而在失去同在感的照护中，照护者在某种意义上变成了一个冷酷的控制者和无情的操纵者。美国著名作家玛雅·安吉罗（Maya Angelou）说，只要我们真心想要保护、照顾某个人，我们一定能够办得到。国际著名大提琴家和作曲家帕布罗·卡萨尔斯（Pablo Casals）则认为："照护是一种能够赋予生命最深刻意义的事情。"

停下脚步，花一点时间好好思考，花一点时间整理和写作照护故事，我们就能发现：身为照护者，有许多事情值得我们满怀感恩。当我们以开放的心胸去照顾另一个人时，心情会轻快起来，对于人生的意义也将有更深刻的认识，也会变得更能干、更有自信，甚至觉得弥补了自己过去行为的缺憾。我们能认识到自身的价值与情感，更会惊叹自己的成长与变化。即使照护的任务结束，这段时间的经历也将永远留在心底，永不消逝。也就是说，对于照顾重症患者的家人而言，有时换一种思维，会发现疾病也能让照护者获得成长。

> "我们是医'病人'的病，而不只是医'病'，无论多忙，我们要切记，不要忘了我们与病人之间是人与人的关系。
>
> 在诊断和治疗疾病时，我们获得的是关于解剖、生理和生物学方面的知识；而在为生病的人诊断和治疗时，我们获取的是关于生命的智慧。"
>
> ——神经医学桂冠诗人奥利佛·萨克斯（Oliver Sacks）

屈打成医

《屈打成医》（*Le Médecin malgré lui*）是由17世纪法国著名剧作家莫里哀（Molière）创作于1666年的喜剧剧本。剧本取材于法国中世纪韵文故事《农民医生》。樵夫斯卡纳赖尔与妻子关系很差，夫妇双方本应该有的亲密叙事连接出现断裂，整个家庭的叙事生态不是很和谐。狠心的妻子一直试图找机会报复自己的丈夫。机会终于来了，当地有个富绅的女儿生了很严重的病，为了治病，富绅不断地请来知名医生，然而，前前后后请了多位医生，富家小姐的病就是看不好。看着卧床不起的爱女，富绅急得像热锅上的蚂蚁。

妻子看到富绅张贴出来的悬赏公告，感觉报复的时机已到。妻子告诉富绅的随从，说她认识一位隐居在山里的神医，只有他才能医好富绅女儿的病，但是他不愿意透露自己的身份，所以可能要用逼供的方法。随从果真根据妻子的指引，找到了正在山里砍柴的樵夫。樵夫果真不承认自己是神医，也不愿意跟他们去城里。随从只好动手将其打伤，让其同意一起前往富绅府邸。妻子的主要目的就是为了让自己的丈夫当众出丑，使富绅惩罚自己的丈夫，但令妻子不曾想到的是结局竟然出现大反转。叙事素养非常了得的樵夫斯卡纳赖尔凭借其非凡的叙事智慧和勇气最终化险为夷，不仅找到了富绅女儿的"病根"所在，还让她如愿以偿地与所爱的人结成眷属。

不知道有没有受到莫里哀这部戏剧的影响，俄罗斯医生作家、世界三大短篇小说作家之一契诃夫（Anton Chekhov）的短篇小说《出诊》讲述了年轻医生科罗廖夫为工厂主女儿丽莎看病的经历。年轻医生代替自己的导师来看病，本来导师并没有期待他能治好病人的病。但是他就像莫里哀笔下的樵夫一样，最终不是靠医术，而是靠与人之间建立的真诚连接而治好了久病不愈的工厂主女儿丽莎。科罗廖夫意识到每个寻求医生帮助的人（不一定是患者）都有一个独一无二的故事，里面有爱、惶恐、焦虑、欣慰、悲伤、恐惧、愁苦、希望、奉献、喜悦等诸多情感。他感受到自己作为一名医生被赋予了一种特权，可以深刻体会他人身体和心灵的痛苦。

丽莎焦虑、失眠，还心悸，然而，医生却无法确诊年纪轻轻的她患有何种疾病，直到他在工厂附近闲逛时，忽然顿悟周围压抑的环境与年轻女孩的疾病之间有某种关联。于是，医生采用一种更宽容亲近的方式与她交流，关注她的恐惧和忧虑，并深表同情。对话中，医生放弃了科学的医学用语，袒露出自己人性中脆弱的一面，努力搭建起与他人沟通的桥梁，最终与患者平等相待，感同身受，并指出患者的症状（失眠和心动过速）是她应对恶劣环境的正常反应，是双方都能感受到的生命本能。丽莎因而向医生袒露，她也相信自己身体没有毛病，只是感到不安和害怕。这次谈话成为了年轻女孩病情的转折点，第二天早上，她面带微笑地与医生告别，似乎已经完全康复。

契诃夫通过一名擅长解读的医生，把患者放在医生、家庭和社会整体语境下开展临床实践。简单扼要地讲，这不再是医学上的解剖，而是回归病人故事的医学形式。故事采用异故事全知叙述者（omniscient heterodiegetic narrator），即医生科罗廖夫的第三人称叙事，因此读者跟随的是医生的视角和意识世界。显然，契诃夫努力让医生承担起读者的职能，让他作为解码器解读其周围的信号系统，传达重要讯息。医生第一次走到工厂附近，就觉察到周围环境形同监狱，阴森可怖。通过医生的独白，读者见证了人物一系列听觉和视觉的描写，并意识到：毫无意义的企业无论对工人还是工厂主，都没有好处，工人被残酷剥削，互相离间；工厂主则在机械化的体制下变得麻木不仁，沦为不健康环境的牺牲品。

随着故事的深入，医生的观察、倾听、解释以及综合感知的能力得以显现。他敏锐地意识到周围的环境缺乏美感、毫无生气，继而得出工厂是工业化缩影的诊断结论。由此，他进行了一番全新又有说服力的比较：工厂生活对他来说神秘莫测，就像某些疑难杂症，其致病原因模糊不清却不可避免。因此，无论给工人们提供多少娱乐和消遣活动，都不可能治愈侵袭他们的疾病，他们就像得了不治之症，任何治疗手段都徒劳无功。

如果医生对家庭和社会背景的评估和诊断是准确的，并对随后的事情起着决定性的作用，那么导致最终结果真正的转折点是年轻医生与病人丽莎的对话。这段对话展现了"我"和"他人"之间的相互需要。米哈伊尔·巴赫金（Mikhail Bakhtin）指出，任何个体不期而遇时，他们的观点都具有互补性，没有互补性就不可能做到全面理解。视觉本质构成人际关系中矩阵般的场景，这使我们意识到交叉视角是相互依存、不可简化的。因此，为了充分认识我们所处的情境，必须不停地转换视角。如果把这种视角的相互依存性移到临床情境中，可以理解为：医生的观察需要病人的视角作为补充，这样医生才能全面了解病人的状况，从而做出恰当的诊断。

另一方面，丽莎如果要充分意识到自己的情况，也需要其他人的观点。鉴于她相对孤立的生活环境，是医生为她提供了"他人"的观点。更重要的是，如果丽莎没有与医生沟通，医生本人也不可能有足够的信心独自应对侵袭丽莎的怪病，尤其不可能做出自己的诊断。医生若能与病人建立良好的人际间平等的叙事关系，能有效地引导病人从心理上和身体上更积极地配合治疗，医患双方也能和善忍让、互勉互谅，从而实现病患双方深层次的动态认可。

此外，因为专业性的医学语言不能使医生与聪明又敏感的丽莎接近时感到轻松，或变得亲密，他不得不求助于另一种语言。几乎出于本能，医生在床边坐下，握住丽莎的手，并使用了第一人称复数。这才是真正的对话，因为交谈双方互相尊重，互相理解，并在对话中不断调整自我的位置，寻求真正的平等。此时的医生没有家长作风，也没有躲在技术知识的庇护之下。相反，他承认自己感到窘迫不安，这恰如一次真实的不期而遇，当双方真心以对时，尽管感到尴尬不已，而相互依存的迹象却悄然出现。

丽莎承认她真正缺少的是一位值得信赖并可以交谈的朋友，这表明他们之间相互依存的关系不再是一种临床医患关系，而是超越了临床医患关系的一种朋友间的互相信赖。这种互相信赖能最大限度地产生信任，使人敞开心扉，细心聆听，并通过移情构建对话描绘的场景，使不期而遇变得名副其实。通过评估与患者关联的生态系统，医生得出的诊断超出了其掌握的临床能力和科学知识的范畴。

"叙事是最好的麻醉剂或镇静剂之一。

（Narrative is one of the best intoxicants or tranquilizers.）"

——英国小说家、诗人，布克奖得主　拜厄特（A. S. Byatt）

《静物》（Still Life）

生命的最后旅程

澳大利亚在2015年上映了一部关于临终患者寻求安乐死过程的电影，片名为《最后的士达尔文》（Last Cab to Darwin）。这部电影根据真人真事改编，透过出租车司机雷克斯从澳大利亚内陆驱车3 000千米到安乐死即将合法化的北方海滨城市达尔文寻求安乐死的旅程，是探讨人们在面对死亡时是如何活出各自生命的精彩和意义的一部影片。

许多观众在观看这部影片时可能会忽略影片所蕴含的深层意义。有些观众认为这是对安乐死的肯定，实则不然，这部电影其实批判的是医生对"安宁疗护"这一理念的片面理解，大家武断地以为用一针安乐死的药物去解除或者结束临终患者身体上的痛苦就是安宁疗护。但人是有情感牵挂和精神寄托的主体，安乐死只是用于解除身体痛苦，而让临终患者带着许多遗憾离开人世，仍然是不符合终极关怀原则的做法。

在影片里，男主角雷克斯一辈子独自居住在澳大利亚内陆的布罗肯希尔这座小城，开了一辈子的出租车，生活单一，下了班就和老友们在酒吧里喝杯啤酒。雷克斯和邻居原住民女子波莉相爱，互相扶持，却从不肯在朋友面前正面承认。某一天，雷克斯体检报告出来，经医生确诊为胃癌晚期，生命只剩下最后3个月。雷克斯无法想象自己生命的最后一程居然要在医院里结束，一向不喜欢与人亲近的他决定不让自己给任何人添麻烦，要自己想办法结束生命。正巧，他在报纸上看见北领地（澳大利亚北部的一个行政区）可以实施合法的安乐死，而且北领地达尔文市的法默医生已经发明一套协助安乐死的药物和程序。

雷克斯打电话给法默医生，想自愿成为她的第一个试验者，也就是说，他打算驱车3 000千米去达尔文市终结自己的生命，这是一趟有去无回的旅程。雷克斯告别老友，把房子和自己最心爱的忠实伙伴，也是自己唯一的家庭成员——宠物狗（这里用宠物狗做隐喻，其实宠物狗代表的就是雷克斯本人）交给波莉，波莉要跟他一起北上却遭雷克斯拒绝。她对雷克斯的擅自主张十分愤怒，但最终还是答应留下来照顾房子和"Dog"。

澳大利亚内陆公路上都是一望无际的凄凉和荒芜的景致，车并不多，偶尔有车经过，绝大多数也是车身超长的货柜车，到处都是飞扬的尘土。一辆货柜车不小心将路面上的一块石子打在雷克斯出租车的前挡风玻璃上，挡风玻璃碎了，雷克斯只好在中途小镇停下车来找人修理。雷克斯在旅馆旁遇上原住民年轻人蒂利，蒂利帮他换好挡风玻璃并顺道与雷克斯北上，他告诉雷克斯，他的愿望是去达尔文参加足球队训练并成为职业赛手。他们在半途的小镇休息，遇上美丽的英国背包客朱莉，朱莉原是一名英国注册护士，在朱莉得知雷克斯的状况后决定和他们一起北上，并负责照顾雷克斯。

雷克斯经过一路奔波，终于到了达尔文，也见到法默医生本人。但是法默医生告诉雷克斯，安乐死没有想象中那么简单，安乐死必须通过层层审核才能执行，首先要得到专业人士——精神病专家、肿瘤学专家和家属出具的书面同意书才能执行。在漫长的等待时间里，三人一起互动，成为相互支持的好友。蒂利年轻早婚，是个放荡不羁的浪子，但他其实是天分极高的澳式足球运动员，原本有极佳机会进入球队，却因无法承受压力而逃避，在雷克斯的坚持与鼓励下，蒂利重回球队并获得新生，最终实现人生价值和个人梦想。

朱莉在照顾雷克斯期间，在理念上屡屡跟法默医生发生冲突。从影片中我们不难看到：法默医生更在乎的是"安乐死程序"本身，严重忽略了雷克斯作为人的有情感的血肉之躯。更离谱的是，法默医生完全没有顾及雷克斯个人隐私权，未经雷克斯允许就将实施安乐死这一计划公布给了媒体。为了方便实施安乐死，法默医生干脆让雷克斯住在她家里，并让雷克斯直呼其名"妮可"，但遭到雷克斯拒绝。这也让我们看到法默医生并没有真正走进雷克斯内心并赢得雷克斯的信任。充满医学人文精神的护士朱莉则不一样，她发现雷克斯挂念波莉的秘密，认为不能让雷克斯带着遗憾、带着没有完成的心愿、带着生前没有勇气表达的爱就离开人世。朱莉认为如果只是片面用安乐死来解除雷克斯身体上的疼痛，而完全不顾及雷克斯在心理上和情感上的需求，这样的死亡将是非常不人道的行为。朱莉鼓励雷克斯向波莉表达爱，但是雷克斯一直认为自己即将死去，这个时候去表达爱已经太迟，因而一直犹豫不决。

正当雷克斯犹豫不决之时，实施安乐死的所有审核文件都获得了批准。雷克斯决定终结自己的生命，但在按下按钮开始注射的一刹那，他后悔了，因为他还有未竟的心愿。雷克斯最后毅然决然地拔下注射针头，阻止了安乐死的进行。虽然安乐死没能达成，但雷克斯离生命终点已不远，身体状况极为糟糕。在朱莉的鼓励和引导下，他决定回到布罗肯希尔向波莉求婚以兑现多年前的承诺。好心的朱莉帮雷克斯准备好了止痛药及维生药物，让他能勉强撑着开车回家。终于，雷克斯顺利回到布罗肯希尔，依偎在波莉身旁，就像过去数年来一样……影片结局很唯美，充满人情味，更耐人寻味，并引发深思。

影片一开始，主人公雷克斯就是一位嗜酒如命的酒徒，这从某种程度上就已经预示了主人公雷克斯迟早会罹患某种重病的命运。日本著名的医学大家——安宁疗护创始人日野原重明先生就提出这是一种"生活习惯病"，而国内首家"生命健康叙事分享中心"的创始人杨晓霖教授建议尽量不要盲目将可以调整的问题归类为医学诊断上的疾病，提出将这种情况视为"生活习惯问题"，如果及时意识到并改变不良生活习惯，"疾病"可能不会发生。

"心理情绪困境"也是一样，每一个人在人生不同阶段都有可能遭遇心理情绪困境。只要我们能够意识到闭锁在不良情绪中会对身体健康造成潜在威胁，并及时从困境中走出来，调整好自己，就能从心理疾病和精神疾病的阴影中走出来。雷克斯酗酒的习惯是他排解心理情绪的渠道，但这并没有真正帮助他正视自己的创伤。长期的"心理情绪困境"和"生活习惯问题"为雷克斯罹患癌症埋下伏笔。

那么，雷克斯的"心理情绪困境"缘何而起呢？其实，影片中很多细节告诉我们，雷克斯之所以心中有爱不敢表达，是因为雷克斯从小就生活在缺少父爱的家庭氛围里，父亲在千里之外的矿井工作。他第一次见到父亲时，父亲已经病入膏肓，从长期工作的地方回到布罗肯希尔治病。雷克斯对父亲出现在他的生活世界里的所有印象就是阴森森的医院、冷漠的医护人员，还有父亲因硅肺病而痛苦不堪的样子以及母亲从此精神焦虑、脾气暴躁、满腹抱怨的样子。这些让雷克斯从小就对婚姻、爱情和家庭生活充满了质疑，也是雷克斯即便罹患重疾也坚决不同意住院的根本原因。

童年的创伤让雷克斯深居简出，很少表达自己内心的情感，与周围人的关系也处于疏离状态，其内心其实长期处于存在性孤独状态——长期处于叙事闭锁状态。叙事生命健康学强调"作为人"首先要处理好与自我的关系，生命叙事是健康人际关系（包括主体与自我的关系、主体与他人的关系、主体与社会的关系等）的荷尔蒙，具有一定叙事素养的人首先能够处理好主体与自我之间的关系，继而将这种良好的自我关系投射到其他关系中去。雷克斯显然缺乏这种叙事素养。

丹麦著名作家伊萨克·迪内森（Isak Dinesen）认为"人的存在就是在诉说一个故事"，"如果能够将苦痛当作故事的一部分，那么，一切苦痛皆可承受。"人的身体和心理总是在受到各种伤害和考验，只有故事能够让我们不断治愈这些伤痛。按照迪内森的说法，"缺乏故事"会妨碍人的"生存"。影片中，雷克斯没有将自己内心的创伤经历通过故事表达出来，任由自己闭锁在创伤中，长期的苦闷聚集在内心，就变成了中国传统中医学上所讲的"七情之困"，最终借由癌症晚期表现出来。

中国古代的杂家认为，人基本能活到百岁，100岁是人类生命的自然寿限，但是大部分人都活不到这个岁数，这是什么原因造成的呢？因为生命受到"五味""七情"和"六欲"等的干扰和危害，最终影响到寿命。如果能找出干扰健康寿命的因素，并采取有效措施排除这些危害和干扰，那么人就能长寿，活到自然的寿限，这就是"毕其数"和"长生久视"的健康境界。而这几害中，最难去除的是"七情之害"，中医情志理论源远流长，《礼记·礼运》便有"圣人治七情，修十义"的论述。

雷克斯虽然大半辈子受童年创伤影响而无法获得人生意义和人际的亲密关系，但是，幸运的是，在生命的最后旅程中，雷克斯在帮助处于人生困境中的足球运动员蒂利实现人生梦想和人生价值的同时，重新定位和思考了自己的人生；同时雷克斯经由朱莉的帮助决定向波莉求婚并勇敢地表达出自己心中的爱，并相约一起度过人生最后的一段时光，也实现了自我生命的价值。

这部电影很具有教育意义，教育活在当下的我们如何面对生死问题。这里有必要引出"安宁疗护"这个概念。世卫组织提出"安宁疗护"的三条原则是："重视生命并承认死亡是一种正常过程；既不加速也不延后死亡；提供解除临终痛苦和不适的办法。"也就是说，安宁疗护是通过运用医学与人文关怀的综合诊疗措施，采取止痛、护理等手段，尽量减少临终病人肉体上的痛苦，让他们走得更从容、更有尊严。

善终既是生命的最高追求，也是生命最基本的权利。但何时、在什么情况下，由谁来判定濒死者接受安宁疗护？如果医患之间、患者与其亲属之间意见不一致时，该如何处理？解决这些问题需要广泛讨论，深入论证，充分吸纳民意，尤其是认真听取专家意见，在此基础上，国家也亟待出台相关规范。生命健康叙事分享中心建议：让更多人接受叙事医学教育，正确认知"医学是不确定的科学，是可能的艺术"，正确认知生老病死，尤其要加强国人的"死亡教育"，这对加强医疗服务领域里的人文关怀，进一步和谐医患关系不无裨益。

安宁疗护的重心是由如何"卫生"（保卫生命）向如何"优逝"转化，是如何从"技术性帮助"转向"存在性陪伴"。叙事医学召唤医护人员和患者一起回到人的存在性上来体验生命的本质，而非拘泥于行动性上去解决无法解决的生命课题。叙事医学教育我们尝试运用新的视角去看待"疾病""痛苦"和"死亡"，并赋予它们新的含义。"安宁疗护"跟"安乐死"最大的差别是：安宁疗护是要做"安乐活"，而非"安乐死"。

国家相关部门已经制定出台"安宁疗护"的指导标准，也同时明确安宁疗护用药指导和专家共识等内容。我们期待以严格、科学的标准和严密的操作程序，确保安宁疗护工作在健康轨道上不断前行，尽最大可能使每一个患者都走得安宁，走得有尊严，充满人情味。安宁疗护尝试让每一个生命都能完美谢幕，因为每个人都是独立的个体，每个人都应该寻找自己的归途，最终曲终人散，落叶归根。

最后，对于有临终患者的家庭而言，我们尽可能地去聆听患者及其家人的人生故事。在人生的最后阶段，让临终者的生命和思想在亲人的记忆中得以传续。《中庸》中就有"夫孝者，善继人之志，善述人之事者也"一说。人生到了老年期或生命末期，进入的是以寻求生命意义为核心的"人生第八阶"，在这生命的最后阶段，人要么完成自我生命整合，要么走向自我生命绝望。临终者只有接纳自己的人生、坦然接受死亡才能实现最后人生整合，这时，临终者需要整合的不只是自己的身体，还有自己的人生故事。因而，我们必须善于聆听并深入临终者的生命故事，才能实现一个可能发生愈合的空间，最终实现人生生命整合的目的，让临终者宁静地、有尊严地、无所畏惧地从容面对和接纳死亡。当临终者最后能追随自己的内心并过上想要的生活，实现此生的夙愿，用喜欢的方式结束自己的生命，并给自己的人生画上最后一个完美的句号时，这才是叙事医学语境下真正意义上的安宁疗护。

> "当你治病时，你可能成功，可能失败；当你治人时，我向你保证，只要你愿意，无论结果如何，你一定是成功的。
>
> （You treat a disease，you win，you lose；you treat a person，I guarantee you，you'll win，no matter what the outcome.）"
>
> ——《心灵点滴》（*Patch Adams*）

火鸡与纤维瘤

"一位农妇来到我的办公室，她的锁骨上有一个被手术后疤痕所遮盖的纤维肿瘤，长得像火鸡蛋一样大小且坚硬。农妇解释说：'外科医生开刀后才发觉不能将它移去，因为它深埋在神经与血管中。我无法忍受化疗，你可以帮我吗？'当我让她跟我讲讲她这几年的生活故事时，她说，她与丈夫一起经营一个火鸡农场，在肿瘤发生前，因为火鸡卖不出去，好几个月一日三餐都以火鸡为主要食物。检查她的尿液，发现有超量的硫蛋白。我立即建议她不再食用火鸡，并从日常膳食中除去硫质，然后用蔬菜与水果增加其碱性。半年后，农妇的肿瘤只剩原来的一半大小，一年后完全消失。"——医生亨利比勒（Henry G. Bieler）。

加拿大"全科医学之父"伊恩·麦克温尼（Ian McWhinney）教授曾说过："应诊中最大的一个问题是未能让病人讲述自己的故事。"

比勒医生对这位肿瘤患者的治愈故事让我想起了几句发人深省的医学人文名言：一是影片《心灵点滴》里的一句话，当我们治的是病的时候，我们有可能成功，有可能失败；但当我们治的是人的时候，只要我们愿意，我们一定是成功的；二是卡尔·荣格的名言："药物也许能治疗疾病，但是只有医生才能治愈患者。"比勒医生将患者看作有故事要倾吐的人，而这些故事很可能就是诊治的重要依据。比勒有这样的理念，故能做出准确诊断，帮助患者走出疾病困境，重返健康状态。

比勒医生这个关于"患者叙事也是诊断证据"的故事让我想起葡萄牙神经外科医生安图尼斯在《新医学》（*A Nova Medicina*）一书中所提出的观点："辅助诊断检查，尤其是影像技术的盛行，导致临床实践越来越不重视口头交流，更准确地说，忽视了临床实践中本应具有的叙事特点。由于言语证据的价值被贬低，就诊时医生越来越少倾听患者的陈述，患者在诊疗过程中处于完全的弱势地位。"注重疾病而非患者的医生变成了纯粹的超脱于患者主体之外的技术专家（a detached technical expertise），而非与患者同在一个语境下有人际叙事互动的治愈者（an engaged healer）。

哈佛医学院赛博医疗首创者华纳·V·斯赖克（Warner V. Slack）也指出："医疗保健资源中最重要却常被忽视、利用得最少的资源是患者自身。"在循证医学模式下，病人被视为抽象的"具有普遍意义的他者"，医护人员将医疗仪器测量与实验室检查数据获得的客观资料作为医疗处置的重要依据，很少倾听患者讲述患病前后的故事，医患之间缺少充满叙事性的人际互动，更缺少人与人之间的共情和同理心，医学的温度没有体现出来，患者就医体验满意度低，伤医事件时有发生，医患矛盾集中而突出。

循证医学不能全方位地理解患者主体人生故事语境中释放出来的求助信号，不能理解患者生病的意义，因而也就不可能实现全人健康，这些局限性注定我们将迈进精准医学新时代。精准医学认为患者的个人故事也是诊断证据，作为语境化诊断的重要载体，患者及其家属讲述的患病前后的故事必须作为共同诊断和共同决策的参考。精准医学的终极目标不是单纯的疾病治疗，而是根据个体差异性定制出最优方案，最大化地实现全人健康。作为科学技术达到顶峰之后的人文回归模式，精准医学的实现需要叙事医学的积极参与。

已故作家露西·格瑞里（Lucy Grealy）的癌症自传叙事作品《一张脸的自传》（*Autobiography of a Face*）讲述了露西与罕见癌症尤文氏肉瘤（Ewing's sarcoma）抗争5年之后，花费15年克服丑陋的脸部给自己带来的心理困境的故事。比起脸部畸形给她带去的痛苦，癌症给她带去的痛苦似乎要轻微些。露西9岁被诊断出致命癌症之后，医生给她做了手术，导致她1/3的下颚被切除。经历了各种化放疗和修复手术后的露西回到学校，却遭受同伴无情的嘲笑，从此露西的生活陷入另一个更大的黑暗深渊。

这部回忆录让我想起医生作家渡边淳一的疾病虚构叙事作品《红花》。28岁的冬子患有子宫肌瘤，医生帮助她切除子宫，实现了医学上的治愈，但对于冬子而言，背负"没有子宫便不是女人"的思想包袱与丧失子宫所造成的身体和心灵的双重创伤，成为冬子人生中无法逾越的难关。从医生的视角来看，治愈冬子只需要成功切除子宫就可以做到。但是，从叙事医学出发，我们更多关注患者视角中的治愈，那就是如何帮助冬子从术后"失去女人身份"的无所适从和沮丧抑郁中走出来。

在以上故事中，医学的介入，例如手术和化疗等似乎成功地消除了患者之前的主要疾病症状，却在这个过程中对患者造成了另一种伤害，一种难以愈合的伤害，以至于患者自己都不能认同这样的医疗措施和治疗是成功的。露西和冬子的故事给叙事医学提出了一个新的课题——医生眼里的治愈与患者眼里的治愈之间横着一道不可逾越的视域鸿沟，要真正帮助患者实现他们眼中的治愈，首先需要构建医患之间的叙事关系，帮助医患之间弥合这种视域差距，以生命共同体的关系去探讨疾病治疗。

人是由故事构成的生命文化主体。叙事是人类思维、语言交流、事实建构和情感表达的重要载体，与人类健康、临床治疗和医疗关怀等领域的行动直接相关。叙事医学并非简单地通过聆听和再现患者故事来进行心理辅导，故事本身也是诊疗的重要证据。每一个患者是独一无二的个体，而科学证据和数据却是千篇一律的，单纯依靠检验和影像证据很可能造成误诊或漏诊。要提升诊断能力，降低误诊率，医生就必须关注患者的故事。这就是为什么帕金森氏症研究先驱、神经学家高尔斯（W.R.Gowers）要时常告诫自己的学生，切忌用任何既往经验来妨碍我们观察和判断眼前的病人，因为他们都是独一无二的。

随着我国国民经济的快速发展和广大人民群众对高质量医疗服务和健康照护追求的日益增长，全国各大医疗科研机构都在大踏步向"精准医学"迈进。只有真正将患者的故事也纳入诊断的证据，让患者的故事参与治疗决策，弥合医患之间关于治愈的视域差距，精准医学才能真正实现。目前，全国各大医院也正在建设人文医院，加速大健康语境下的精准医学理念推进，这是时代发展的必然趋势。叙事医学正是实现"精准医学"和推动"人文医院建设"落地的重要工具。

> "生命像一面镜子，当我们对它皱眉，它回我们以皱眉；当我们对它微笑，它回我们以微笑。"
>
> ——英国哲学家　赫伯特·塞缪尔（Herbert Samuel）

拒做透析巨婴

中国目前有超过1.3亿慢性肾脏病患者，其中接受透析治疗的尿毒症患者接近100万人。这个群体的数量仍在以每年10%～20%的速度增长，其中1/10需要进行腹膜透析。尿毒症是难以治愈的病，意味着患者终生要和医院打交道，余生总要面对医生、机器和针刺的痛苦，这是一种恼人的慢性折磨。那么，如何让这类患者真正实现有质量的生活，完成从"透析患者"到"透析者"的转变，提升生命质量呢？

事实上，肾透析不是疾病，而是一种治疗方式。医生可以借助医疗辅助器具帮助这类患者透析掉身体里的毒素，但这是外在解决疾痛的方式；如果在医生正在给这类患者透析毒素的当下，患者内心仍在不断地积聚对自己身体不利的毒素，比如，怨恨、愤懑、悲哀、痛楚等，将自己完全闭锁在单一的病人身份或者病人状态，致使自己无法再次真正获得生命的复元力和驱动力，那么再好的治疗手段都无济于事。大量临床实践证明，单一病人身份叙事闭锁将不利于病人生命质量的提升和康复。

其实我们每一个人在漫长的生命叙事进程中，都会偶尔遭遇各种各样的疾痛折磨，比如有些人天生就有缺陷，有的人在意外中致残，有的人患自闭症，有的人患妥瑞氏症，有的人遭遇意外毁容等。没有一个人真正是完美无缺的，只是身体的某种缺陷被隐藏起来，每个人都喜欢将自己最完美的一面展示给大家罢了。

作家史铁生是"透析模范"，生前曾是一位透析患者。史铁生本来就下肢瘫痪，又患有尿毒症，但在遭遇下肢残疾和双肾问题的双重折磨时，他依旧在病榻上（躺在透析床上）思考生命哲学，不断构思和完善自己的作品，出版了一本又一本书。笔者曾有幸拜读其长篇随笔——《病隙碎笔》，这本书是史铁生先生初患尿毒症之后写成的。

书中文字质朴，给读者以深刻的启迪。透析患者即使不能像史铁生一样坚韧积极、敏于思考，至少要让自己的人生不被"透析"所局限，更不能将自己的人生定格为"巨婴"。

现在再来讲"超级肾友"——陈先贵的故事，正是透析点亮了陈先贵的精彩人生，他从是一位肾友到成为透析中心副院长，并发誓要"将透析进行到底"，这是怎样的一种遭遇和情怀呢？

从2008年患病至今，陈先贵可谓数次死里逃生，甚至久病成医的他还研究掌握了很多治疗经验，因此被人们戏称为"陈教授"。疾病就在自己的身体里，与自己朝夕相处，只有患者本人才能真实感受到疾病的各种变化。

陈先贵经历过因不能充分透析引起心衰的抢救，还因插管引起动脉狭窄等问题，后来又经历低血压，这些直接导致各大医院都不敢收他住院，认为他恢复的可能性几乎微乎其微。但陈先贵没有放弃自己，他查阅相关资料，不断摸索，甚至亲自操作血透机，采用多次低温透析后，血压逐渐恢复正常。认识他的人都说："陈先贵是一个创造奇迹的人。"

陈先贵的不凡之处在于他不仅自己积极进行透析治疗，还开了血透中心，主动去帮助更多的肾病患者。鉴于他在带领血透室发展中表现出的过人叙事管理智慧，新渝医院正式任命他为副院长。

还有一则小故事，很励志，是10位血透"老病号"的"西游记"：他们终于登上华山最险的西峰啦！温州医科大学附属第一医院有一群血液透析的肾友，大多是六七十岁的老人，有的已经血透20来年了。提起肾脏病，不少人会觉得挺沉重的，如果一时找不到移植的肾，患者只能通过透析来维持生命。可是温州医科大学附属第一医院的这群肾友，他们乐观面对病情，经常结伴而行一起旅游。他们去了天下第一险——华山，还登上华山最险峻的西峰。

生命之路总是蜿蜒曲折，但是倘若透析患者能拥有乐观、豁达、积极向上的生活态度，面对血透，甚至面对死亡都很淡定、从容和坦然，我们还有什么克服不了的呢？

目前一些肾脏病患者和家属，对于血液透析还不是很了解，甚至还存有错误的想法，认为接受血透后就只能待在家里好好休息，不用去工作和学习等。长此以往，透析患者会将自己闭锁在单一的病人身份里，其心理也会受到负面影响，容易出现抑郁、自闭、焦虑等等，更容易与社会脱节，对身心健康造成极其严重的后果。

如果人际叙事出现断裂，会经常处于自我隔离状态；如果不去听故事、讲故事、分享故事，也不去参与人际互动，会长期处于卧床的状态。不让自己与外界，与他人建立叙事连接的话，透析患者就会很容易出现精神萎靡、作息紊乱、兴趣丧失和缺乏人生意义感等诸多问题，这势必会造成其大脑萎缩，出现认知障碍等。

人的任何一个器官都是用进废退，只有合理使用才能保证长久正常运转。北京中日友好医院肾内科张凌教授提到过一位因为脚后跟疼痛不愿走路的38岁男性患者，这位青年才俊最终变成了生活不能自理的"残疾人"。这个故事让人感到很惋惜。

肾友最大的头号敌人，是心血管疾病（如心脏病、中风等）。其实，血透肾友在接受正规治疗后，只要不进行高强度的体力劳动或熬夜，适当的旅行和工作身体是能够承受的。而且，这些活动对提高患者生活质量是有帮助的，让他们可以过上和正常人一样的生活。

肾友应正视自己的疾病，回归社会，该工作的工作，该出去旅游的旅游。只要心态好，做好相关准备工作，血透患者也能做到乐享生活。

清华大学通识教育中心助理教授林文源老师是红斑狼疮患者，20岁那年因肾衰竭必须透析。他不仅将血液透析干净，也"透析"了自己的生命，对生命有了更深层的思考，最后学会了与疾病和谐共生，恢复了生命的复元力。

> 当社会变成一个运行琐碎程序的大机器，人们被严格地装进社会建构的模具里，生命主体就会失去其本该有的自主性，甚至人性，最终失去体察生活和形成生命意义的能力。
>
> ——李智良的《房间》（*A room without myself*）

"小李飞刀"回归家庭

我是一名胸外科副主任医师，40岁时已经评上副教授和博士生导师，业内有"小李飞刀"的美誉，一时可谓风光无两，在昔日的同学中不说出类拔萃，至少是一个佼佼者。每次同学聚会我基本都是坐在主位就餐，向昔日的同窗好友传经送宝，说自己是如何干净利落给患者做手术的，因为这正是我的强项和兴趣所在。每逢外出应酬，如果有重要领导在场，我基本上都是主陪和次陪，如果让我聊胸外科手术，我可以谈上几天几夜。

工作之余我喜欢钻研文献，写一些胸外科领域的论文，但都限于自然科学领域。我的研究生总是对我毕恭毕敬，认为我不苟言笑，太过严谨，甚至称得上苛刻和吹毛求疵。但是我自有我的道理，胸外科手术开不得玩笑，毕竟人命关天，需要精益求精，坚决不能大意，否则就是对医生职业身份的亵渎，更违背了医学伦理精神。院领导也很了解我的个性，有些事情对我也是睁一只眼睛，闭一只眼睛，我心里也有数。我个人除了工作之外，只是比较喜欢参加学术会议，其他娱乐活动很少。

直到有一天，妻子和我闹离婚，这着实让我感到很惊讶，心想我努力工作就是为了支撑这个家，为了给老婆孩子住上更舒适的房子，开上更加气派的车子，买好衣服好食物，给孩子更好的教育，给一家人的未来带来无限憧憬，难道我这么多年的勤奋付出还不够吗？妻子只说了一句话："你的眼里没有对妻子和孩子以及对整个家庭的爱，只有你的手术，我自己能挣钱养家养孩子，女人需要的是被关注和爱，你懂吗？"我妻子是大学英语教授，以前做同声传译，挣钱比我多还快。我最后恳求妻子看在孩子的面上不要任性，给我几个月时间，让我调整一下，减少不必要的工作量，减少外出学术交流，尽量多陪陪家人。

为了挽救我的家庭，接下来的三个月时间，我认真做了规划，推掉了一些不必要的学术研讨会，也减少了不必要的工作量，没事就去生命健康叙事分享中心参加叙事医学小组读书分享会和故事分享沙龙。在一次分享活动中，我很坦白地分享了自己当前所面临的人生困境，并寻求大家的建议和帮助。叙事医学小组组长向大家讲述了一个真实的故事，对我有很大启发。

叙事医学首倡者，医生丽塔·卡伦（Rita Charon）教授有个叫鲁比·内尔索（Ruby Nelso）的病人，82岁，患有肥胖、糖尿病、高血压和骨关节炎等疾病，她看卡伦教授的门诊已经15年了。头几年，在许多小事情上，她们意见不一，比如鲁比坚持使用价格高昂的原研品牌药，即使仿制药同样好，她也不愿意听卡伦医生的建议，而卡伦医生常常对品牌药物的高昂价格感到愤怒。卡伦医生一直劝鲁比要认真对待肥胖问题，跟她讲这会造成很多健康危机，但是鲁比似乎总将卡伦医生的话当作耳边风，从未认真对待减肥的事情。可以预料，控制不好体重，鲁比的血糖控制也不佳，膝关节退行性病变导致她基本无法走路。

一天下午，鲁比坐在检查台旁等待测量血压。每当这时，卡伦医生都会非常担忧，因为血压数值一定会让她极度焦虑，这个时候的卡伦医生都会对鲁比表现出极度的不耐烦，同时严厉地责备她。卡伦医生片面地认为，只要自己对患者严厉一点，也许患者就会更加重视自己的病情，同时想当然地认为这是自己作为医生的一种责任。这时，鲁比突然跟卡伦医生讲起自己在教堂唱诗班里唱歌的事情，当时，也不知道出于什么想法，卡伦医生提出让她唱一首赞美诗。这位被生物医学描述为"病态肥胖"的女性的眼中突然闪过这么多年来从未见过的光辉，只见她抬起沉重的头颅，双手合十，发出深邃高昂的歌声，卡伦眼中的"病态肥胖"的老妪即刻展现出一副充满威严的形象。从此以后，卡伦医生更有耐心地为鲁比诊疗，鲁比也愿意听从卡伦医生的任何建议。

之后，鲁比患上了脑血管病，需要多次住院以预防中风。在她住院的几个星期里，鲁比站在卡伦医生面前，不再是以前的"病态肥胖"的形象，而是一位有尊严、有灵性的人。尽管社会工作者和护士强烈建议将鲁比安置在疗养院，但卡伦一直支持鲁比一定要回到自己公寓的强烈愿望，因为自从那次鲁比歌唱赞美诗之后，卡伦更能理解她的愿望。现在鲁比回家了，接受了抗凝治疗，血压也得到了有效控制。毫无疑问，这首歌曲中的几个具有感染力的和弦将两个人带到了一个相互连接和相互尊重的新领域。

作为一名胸外科医生，我听了这个故事后很感动，我反思了一下自己，过去在读书期间和走向工作岗位后，我主要专注于"科学脑"的形成，片面地认为，只要手术技艺精湛，就一定能获得职业上的巨大成功，但是我的人文心差了很多，这表现在我对研究生的苛刻；也表现在我对患者和患者家属的"过度理智"——某种程度的"冷漠"；更表现在我对妻子的不理不睬和对孩子的放任自流。我总是想当然地认为，只要工作积极，评上先进，工资待遇优厚，能养家糊口，能为家庭带来财富，我就尽到了男人的职责，其他都是小事。

我参加完故事分享会，回到家里，趁孩子睡着了，认真地握着妻子的手，说了很多心里话。最后妻子告诉我现在及时调整还来得及，因为我的本质不坏，她会给我机会，等我回头是岸。从此，我对自己的叙事人文素养提出了更多要求，每天晚上回来，我也会学习奥斯勒医生，睡觉前看一些叙事性文学作品，与一些伟人共度一段温馨的时光，用心聆听智者的智慧。经过一段时间调整，我发现这很管用，因为凡事我不会像以前那样较真，我学会了换位思考。潜移默化中，我对学生和病人友善了很多，无论是问诊和治疗，我总是充满热忱和耐心，喜欢和患者以及患者家属聊聊疾病背后的故事。我开始喜欢回归家庭，减少不必要的应酬和学术活动，因为我逐渐意识到工作只是生活的一部分，如果有一天我累倒了，辛辛苦苦经营的家庭也就散了。

再后来，经过一段时间的调整，我发现我的学生和患者以及患者家属身上原来有很多闪光点，有很多地方值得我学习和敬重。大家都很平凡，都在各自的职业里打拼生存，尽管扮演着不同的社会角色，但是我发现了患者和患者家属的进取和对生命及生活的无限热爱。后来我也逐步发现单位的同事，尤其是我所在的胸外科的同事，大家在工作之余都有自己的兴趣和爱好，这是过去的我无法发现的，因为我认为那些业余爱好是浪费时间之举，无助于个人医术的提升，甚至会嗤之以鼻。但是现在的我变得包容了许多，闲暇里，单位同事也愿意和我开开玩笑。

现如今，在问诊时，我愿意花上一些时间倾听患者的心声，力争发现一些蛛丝马迹用来帮助诊治。我更愿意挖掘患者疾痛背后的一些有趣的小故事，患者和患者家属也非常愿意与我分享。我有时在想，职业医生想要实现可持续发展，获得职业身份认同，真的需要叙事医学的滋润，毕竟医学是人学，医学的起源本就是对患者疾痛的回应。

叙事连接与滋养的力量

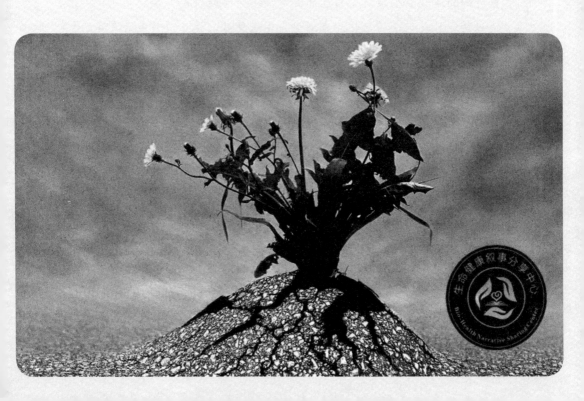

> "人类之间的连接在故事分享的氛围中被深度滋养。"
>
> ——生命健康叙事分享中心创始人　杨晓霖

一个叫符昇的男人决定去爱

一位叫符昇的男人，五十一二岁了，因心血管疾病入院治疗。符昇经营着多家养老院，却在前几年失去了唯一的儿子。儿子因病去世，走的时候才11岁，这让符昇痛苦万分。

心血管部为符昇先生推荐了《曼先生的旅行》这部影片。

失去儿子的曼先生，买了一张单程火车票，只带上儿子的泰迪熊和椅子去旅行，途中经过各个地方、遇见不同的人，最后遇见因战争失去家人的小男孩，携手继续旅行。影片中，曼先生面对自己的丧子之痛，已经意识到个人是无法承受的。儿子死后，当曼先生失去了人生所有努力的源动力时，开始质疑自身存在的价值和意义。处于创伤型叙事闭锁的曼先生决定放下一切，带着对孩子的思念和回忆，在漫无目的的旅程中彻底放飞自己的心灵，一边寻找自己存在的意义，一边缅怀往日与孩子的记忆。直到曼先生遇见另一位正遭遇丧亲之痛的孩子，曼先生在抚慰那颗幼小困苦的心灵的同时，才忽然发觉自己存在的价值和意义。

没有经历夜的黑，你就不懂得黑所带来的恐惧是什么；没有经历"白发人送黑发人"的痛，你就不懂得这种痛所带来的苦难是什么。在中国传统文化中，丧子之痛更容易被自我压抑，宣泄痛苦和化解忧伤很容易被视作懦弱或者软弱的表现。生命健康叙事理念认为，每个人都可以享受哀伤权，我们的哀伤权不能被肆意剥夺或者压制。现实生活中，哀伤权更需要找到一个媒介或者出口，对于无法言表的正遭遇丧子丧亲之痛的人来说，尤为重要。

影片中的曼先生，看似拥有许多令人羡慕的物质资源，但在经历丧子后，他的世界像是变成"一无所有"，甚至一度质疑自己活着的价值和存在的意义，直到后来他遇见了一位和他同样经历着"一无所有"和失落感的孩子。他们两个人互相支持，互相抚慰彼此痛苦和孤寂的灵魂，一起继续人生新的旅程。针对丧亲疗愈，在没有叙事专家的引导下，丧亲者本人需要独自走过一段艰难而痛苦的旅程；中老年丧子的痛可能如浪潮般突然袭来，让人难以招架，这是生命中不可承受的痛。

但丧亲者本人每一次的正视、反思和统整，都是在滋养和疗愈自己那个深受重击的灵魂。也正是因为如此，通过生命健康叙事理念积极引导丧亲者本人和周围的朋友"正视悲伤"和"享有哀伤权"有多么重要。哀伤的同时也意味着与逝去的亲人再次建立起人际叙事连接，重温那些曾经的美好时刻。通过哀伤，你可以疏导自己的情绪，学会接纳和理解哀伤，而不是选择无视、逃避和忽略苦难境遇。让那些痛苦的哀伤和苦难被别人看见或者分担，让那些悲伤和失落有一个最佳的位置得以安放，那些丧子丧亲的苦难境遇就会得到极大程度的舒缓。

疗愈，需要走过一段生命复元的历程，每一次的面对、整理，都是在滋养那个受了伤的自己。当我们能够在不断的叙事统整中，让这些悲伤和失落有一个位置好好安放，我们就能将与逝去孩子共同经历过的美好回忆化作生命复元的动力。

观看完这部影片之后，符昇先生让我们再给他多推荐几部影片和文学作品，我们给他推荐了《海蒂与爷爷》（*Heidi*）和《晚安，汤姆先生》（*Good Night，Mister Tom*）。

在英国作家米歇尔·麦格里安（Michelle Magorian）的文学作品《晚安，汤姆先生》中，六十多岁性情孤僻、脾气暴躁的独居老人汤姆·欧克利（Tom Oakley）是一位典型的老年叙事闭锁者，而来到这个镇上的小威廉是一位饱受战争和家庭创伤的孩子，从小在压抑的环境中长大。在一次空袭中，威廉的小妹妹不幸死在他的怀里。

没想到命运将这两个人安排到了一起，他们同住在一所房子里。刚开始，老汤姆和小威廉这对年龄差距巨大、个性南辕北辙的搭档之间产生了很多的误解和矛盾，但随着时间的推移，一老一少之间产生了亲情的连接。老汤姆为受伤的小威廉找来合适的衣物，每天清洗威廉尿湿的床单。威廉慢慢康复着，上了村里的学校，认识了好朋友扎克，学会了读书写字，还参加同学们的戏剧演出，甚至不再尿床了。

可以说，小威廉在老汤姆的关怀下逐渐摆脱战争和童年的阴影，逐渐从创伤型叙事闭锁状态中走出来，而年迈的老汤姆也在这一过程中挣脱了老年闭锁的牢笼，走向更加积极的人生。在汤姆和小威廉之间建立亲密人际叙事关系的同时，两者的生命叙事都获得"重新框架"和"重新叙事化"的契机，完成了叙事视角、叙事内容和叙事时空的再框架过程，在相互慰藉中超脱原定的人生境遇，拓展出新的生命叙事旅程。

有了叙事体验的符昇后来多次登门拜访叙事中心，经过叙事专家的悉心指导，符昇这位"受伤的治愈者"成了一位叙事调节专家。有一位65岁的常阿姨，在丈夫去世之后就住到了养老院，即使自己的儿子儿媳妇希望与她同住，让她也帮忙照看照看孩子，但是处于创伤型叙事闭锁中的常阿姨拒绝了。在养老院的她很孤独，并不开心，还差一点中风，沉默寡言的她也不愿意参与其他老人的活动，每天对着丈夫的照片叹息。细心的符昇找到了适合常阿姨的叙事处方——《带着感恩之心生活》（*The Grateful Life*）。

> 该书的作者玛丽·贝斯·萨蒙斯（Mary Beth Sammons）在书中回忆起她在父亲和母亲去世之后，陷入挣扎，却在协助自己的儿子抚养3岁孙女的过程中意外地发现，自己和孩子一起玩耍时，打开了感恩之门。"与孙女的叙事性交往充满了我所在的每个角落、体会到的每一刻，开启了从破碎到寻找光明的道路，"她回忆道，"它帮助我进入了一个新的意识水平。与她一起游戏，一起讲故事能把我恐惧的插头拔掉，让我流下悲伤和喜悦的泪水，让我对在父母身边度过的宝贵时刻充满希望和敬畏。"

> 她说：与孙女之间的叙事性交往，改变了我的视角，让我对童年展开了温情的回忆，勾起我回想起与父母一起度过的美好时光——他们带着我拿起一本好书，展页而读，一起享受进入一个新的故事世界的纯粹乐趣。我很感激我的父母，他们让我和朋友聚在一起，并在我们后院建造树屋……我怀着感激的心情，回忆起我的妈妈把我和我的朋友载到溜冰场，我们几乎在那里待上了一整天，一圈一圈地溜冰、喝着热巧克力……借由与孙辈建立叙事连接，我用热爱放下执念，接受父母将不再成为我生活一部分的这个事实。他们继续活在他们教导我如何去爱的书中，以及活在活泼的精神之中。

符昇运用叙事理念帮助常阿姨走出丧夫的创伤叙事闭锁，常阿姨从此走出内心，每个周末都回到家里，与孙女一起到游乐场玩耍，主动给孙女读绘本，跟孙女一起画画……回归到了健康的状态。

符昇说："我记得英国哲学家阿弗烈·诺斯·怀特海（Alfred North Whitehead）在《教育的目的》中说过一段话：大学存在的理由就是在老年人的

智慧和年轻人的热情之间建一座桥梁。我现在突然感觉到，养老院存在的理由也应该是在老年人的智慧和年轻人的热情之间建一座桥梁。"符昇在这些故事中，不仅领悟到多跟其他孩子建立代际叙事连接对疗愈丧子创伤的重要价值，还悟到养老院的老人们也需要这样的叙事理念。他应该创设空间，让老人能够有机会与儿童和青少年建立代际叙事连接，充分发挥长者的智慧，也让长者得到了最高质量的陪伴。

周末时光，养老院里总会有一群青少年志愿者和老人的儿女及孙辈和老年人谈天说地，享受着难忘的快乐时光。几个月后，符昇放下对儿子的思念，接受了失去儿子的现实。

符昇决定去爱身边的每个人，将更多的热情和智慧投入养老院的经营和管理中，帮助更多老人统整各自的生命叙事，与一众亲朋好友和解，坦然接纳衰老、疾病和死亡。

从此，符昇养老院里的老人们爱上了讲故事、听故事和看故事。符昇听着老人们的欢声笑语，觉得似乎自己曾经经历过的一切苦痛都有了价值。

> "没有空气，我们的细胞会死亡；没有故事，我们自己会死亡。
>
> （Without air, our cells die. Without a story, our selves die.）"
>
> ——美国著名教育家、文化批评家、媒介批评家
>
> 尼尔·波兹曼（Neil Postman）

一个叫欧维的男人决定去死

《一个叫欧维的男人决定去死》（*En man som heter Ove*）由瑞典著名作家弗雷德里克·巴克曼（Fredrik Backman）所著，后被改编成电影。男主角欧维由于幼年丧母和少年丧父而年纪轻轻就已陷入创伤型叙事闭锁。但幸运的是，年轻的欧维在火车上遇见了生性乐观、美丽贤惠的索尼娅，欧维最终向索尼娅求婚成功。妻子的及时出现帮助欧维走出了人生的黑暗期，只是好景不长，妻子遭遇车祸，下肢瘫痪，还失去了腹中胎儿，这无疑又给欧维带来严重创伤，

让欧维形成了孤僻冷漠、不近人情的性格。欧维就这样生活了几十年，后来唯一与其保持亲密关系的妻子也突然罹患癌症去世，已经工作了近43年的公司后来也决定辞退他，这一切使已经进入老年期的欧维陷入严重的叙事闭锁之中，在欧维看来，自己已经走投无路了，只有选择自杀。

失去亲人、年老体衰、无人为伴、无业赋闲的欧维感觉自己的生命在加速坠向深渊。他尝试了各种自杀方式，但最终都以失败告终。根据涂尔干（Emile Durkheim）的自杀分类，欧维的自杀行为属于失调性自杀，失调性自杀指个人与社会固有的关系被破坏而自杀。欧维的一生围绕两个中心生活，一个是妻子，另一个是工作，当二者彻底从生命中消失，欧维与社会的联系也随之断裂。公司辞退他之前，曾提议为他报名培训课程，以让欧维有机会换一种工作，但欧维毫不犹豫地拒绝了，因为同一工作重复43年，他已不想改变。欧维除了积攒着心里话去墓地与妻子交流外，他内心里已经不愿意再与社会建立任何叙事连接，自己仿佛已经是被社会遗忘或者不被需要的人，要么孤零零活着，要么孤零零死去；自己不在意别人，别人也不在意自己。

像欧维这样的自杀者往往无法真正融入家庭、职场和社会，与周围人的叙事连接薄弱，无法让自己归属于任何一个叙事共同体。在拉丁文中，"活着"（inter hominem esse）的字面意思是"身处人群"，而"死亡"（inter hominem esse desinere）则是"不再身处人群"，亦即社会性死亡。社会性死亡或叙事闭锁都以"叙事萎缩"或"叙事失落"为重要特征，叙事萎缩和失落是老化过程中不可避免的一部分。对于普通人而言，人际叙事具有"日常性"，也就是说，像饮食一样必不可少。然而，一些自我闭锁者却因为不能每天进行人际叙事这一日常行为而导致自己成为行尸走肉，最终选择自杀。

欧维的叙事失落涉及个人、人际与社会三个层面，是职业生涯、社会生活以及家庭生活三重断裂共同作用的结果。陷入叙事闭锁状态的欧维对未来不再抱有期待，也没有任何憧憬，甚至不相信自己一个人可以继续幸福生活下去，固执而片面地认定唯有自杀才是他唯一可以自我解脱的方式。但是，欧维的每一次自杀都会被邻居意外打断，与他生命中每一个阶段相关的重要亲密叙事就会浮现在自己的脑海里，自此，欧维逐渐与邻居有意无意地重新构建起人际间的叙事连接。

一开始，处于创伤型叙事闭锁状态的欧维不允许任何人在他面前谈论自己已经过世的妻子索尼娅，欧维总是担心，但凡别人说起关于妻子的事，他就会丢掉一些妻子留给自己生命中最珍贵而美好的记忆。随着人际叙事关系的不断建立，欧维的心扉也在不断地被打开，后来欧维发现跟邻居分享故事的过程也是让自己重新认识邻居和自己的过程，进而欧维可以重新构建自己的社会叙事关系，重新融入街坊邻居的生活，也再次感知到自己是被社会所需要的，至少被街坊邻居所需要。

虽然影片主人公欧维最终因突发心脏病而去世，但去世前的欧维已然与周围的人和解，也与自己的灵魂和解，实现了生命故事的最后统整。欧维闭眼前已然走出叙事闭锁，最后在安宁祥和的氛围中平静地离开一众邻居，没有太多牵挂，往日的爱恨情仇和恩恩怨怨等也一并随风而逝。人生要活对故事，既要从陈旧的不利于个人身心健康的老故事中走出来，又要不断地走进更加积极乐观的新故事。

> "当你宽恕的时候，你的灵魂得到了解放。但当你说对不起的时候，你解放了两个灵魂。
>
> （When you forgive，you free your soul. But when you say I'm sorry，you free two souls.）"
>
> ——多个国际知名企业总裁兼首席执行官
> 唐纳德·希克斯（Donald L. Hicks）

直面创伤的心灵勇者

电影叙事是一门艺术，它源于生活，又高于生活。电影叙事是对生命过往的浓缩与提炼，它有时会把一些人际叙事中最微妙的情感刻画得更纯粹、更极致，甚至将可意会不可言传的人性光辉展现得淋漓尽致，一切尽在不言中，一切又恰到好处。电影叙事常追求唯美、洒脱和超然，总是充满叙事人文气息，再现人性中的是与非、善与恶和美与丑。电影叙事常在潜移默化中给人以启迪和教诲，微小叙事常常会诱发人们对生命的思考，做出某种认知和态度上的改变，进而激发观影者做出某种实际行动，这就是电影叙事的魅力所在。

近些年，不少现实主义和改编自真实历史事件的电影常受到观众的认可和追捧。这些在通过艺术加工后充满戏剧化的故事总能打动观众的情感，触动观众那根最微妙的神经，引起极大共鸣，最终让人得以释怀。电影《铁路劳工》又名《心灵勇者》（*the Railway Man*），由乔纳森·泰普兹基（Jonathan Teplitzky）执导，于2013年9月6日上映。该片改编自埃里克·洛马克斯（Eric Lomax）的同名小说，故事发生在第二次世界大战期间，确切的时间是日本战败投降前，地点是泰缅铁路——臭名昭著的"死亡铁路"，曾导致成千上万的冤魂客死异乡。

影片主人公之一英国士兵埃里克是一名通信兵，在被日军俘虏后，押送至泰缅铁路做劳工，那是一个近乎与世隔绝的不毛之地。身心俱疲的埃里克和战友为了解当时的世界战况，天才的他和大家偷偷制作了一台无线电收音机，并把它藏了起来。工作之余，战友们通过收听电台最新消息聊以自慰，当他们得知日本在战争中早已经是强弩之末，不久将会战败投降的重大新闻时，他们内心真是欣喜若狂，但又不能表露出来，无论是喜怒哀乐忧，都只能选择压抑再压抑。但是日本即将战败的消息无疑给了众人选择活下来的勇气和信心。

困顿迷茫和心力交瘁的战友们就这样依靠着这一点点的精神慰藉和希望苦苦煎熬着，选择坚强地继续活下去。最终，制作和偷听收音机的秘密还是被日军发现了，他们对埃里克进行了惨无人道的折磨，这给埃里克带来了巨大的肉体折磨和精神创伤。这种战争创伤持续了战争结束后的30年，即便是在埃里克组建了自己的家庭后依然产生严重影响，使其陷入了严重的创伤型叙事闭锁，根本无法与他人，包括他深爱的新婚妻子建立正常的人际连接。

本部电影的叙事手法新颖独特，透过影片主角之一埃里克之眼展开叙事。埃里克与妻子派蒂在火车上不期而遇，进而相谈甚欢，直到走入幸福美满的婚姻殿堂。一切看起来是那么自然和唯美，才子佳人作为有情人，终成眷属。但是在新婚燕尔的夫妻看似幸福美满的浪漫时刻，突然以丈夫坠入痛苦的精神创伤回忆的深渊而展开叙事。曾经遭到惨绝人寰对待的战俘时光，导致"创伤型叙事闭锁"以及"创伤后应激综合征"一直伴随着他们，轻者郁郁寡欢，惶惶不可终日，重者轻生，结束漫无尽头的痛苦。

实际上不只是当时被当作铁路劳工的士兵遭遇战争创伤的困扰，敌方士兵们也同样备受战争创伤的折磨，即便是当年折磨埃里克的一位名叫长濑隆史的日本军官也是如此，战争的阴影无处不在。施暴者和受虐者都是战争的受害者，尽管他们彼此仇视，杀死对方千万次也不解恨，但是他们都常在各自的梦魇中惊醒，千方百计寻求一种解脱的可能。饱受战争摧残的日本军官长濑隆史决定勇敢地踏出第一步，直面自己曾经犯下的罪行，他决定重返自己曾经犯下罪恶的地方进行忏悔和赎罪，以期得到某种解脱和释然，甚至是受到死亡的惩罚也在所不惜。

当埃里克得知当年对自己施加酷刑的日本军官长濑隆史依然健在，而且就在当年的罪恶之地工作时，埃里克在妻子的鼓励和支持下决定亲自前往泰国曾经的受虐之地，选择直面当年的施暴者——日本军官长濑隆史做一个最终的了断。电影没有直接对战争的惨绝人寰展开叙事，而是在现实与虚幻之间转换，成功将主人公埃里克所遭受的具象的痛苦挣扎——创伤型叙事闭锁呈现给观影者，并造成悬念，引发思考，也令观影者间接了解战争的残酷和其泯灭人性的一面。

饱受战争摧残的男主角——埃里克生性内敛木讷，常在幸福与痛苦之间挣扎求生，尤其是当幸福不期而至，自己居然也可以安享幸福人生，过自己想要的生活时。埃里克认为，自己眼前正在经历的幸福就是一个美丽而虚幻的梦境而已。

曾经的施暴者——日本翻译官长濑隆史也同样正遭受着战争的创伤，苦苦不能自拔。只是两个人各自生活在不同的国度里，暂时没有交集而已，但是都在试图走出创伤型叙事闭锁，挽救自己。影片中令人印象最为深刻的莫过于对埃里克实施水刑的场景，埃里克常处于濒死边缘，求生的本能驱使埃里克被迫向日本军官说出他在收音机中听到的真实战局。但是年轻的翻译官长濑隆史和日本宪兵长官不愿意相信日本即将战败的现实结局，这更加剧了对埃里克的仇恨和折磨。

对埃里克而言，最幸运的是，新婚不久后妻子在得知自己的丈夫种种匪夷所思的举动和反常行为后，没有选择逃避，与丈夫离婚，而是尝试走进丈夫的内心世界，尝试运用叙事智慧帮助丈夫走出创伤型叙事闭锁状态。生命健康叙事理念常鼓励：创伤在哪里，叙事一定在哪里，创伤离不开叙事，唯有叙事才有机会和可能让闭锁者从昔日的阴霾中走出来，勇敢地直面惨淡的人生，正视淋漓的鲜血。

富兰克林曾讲过："有的人25岁就已经死去了，只是到了75岁才被埋葬而已。"实际上，一直沉浸在战争创伤中的埃里克和其他老兵在精神上已经死去了，只是肉体还暂且活着而已。他们的生命叙事进程已近乎停顿状态，只存有生命叙事的稳定性——苟且地活着，活在过去的创伤阴影里；他们缺失了叙事的开放性，即面临新生，阳光积极向上，对未来充满无限憧憬。他们拥有的只是生命的长度，而不是生命的厚度和韧性。他们没有在叙事的稳定性和开放性中维持一种平衡——这就是他们最致命的症结所在。

可以预见的是，遭遇创伤叙事闭锁的特有人群如果没有叙事调节的及时介入，这类人群要么遭遇重大健康危机，要么遭遇生命终结。最可悲的是，我们会亲眼目睹，但常常回天乏术，除非我们拥有一定的叙事智慧。影片中，当老战友芬利得知昔日虐待自己和队友的日本翻译官长濑隆史还活着，而且就在自己曾经的伤心之地做志愿者和向导时，一心想说服年富力强的埃里克为当年的耻辱报仇雪恨。但是在遭到埃里克的断然拒绝后，芬利最终选择上吊自杀——以死抗争，并与过去做了最终的了断。

也许正是芬利的死极大地触动了埃里克那根最脆弱的心弦。最后在妻子的鼓励下，埃里克决定重返故地直面曾经的敌人，做一个了断，给自己一个交代，给活着的战友一个交代，给昔日的冤魂一个交代，给上吊自杀的老战友芬利一个交代，甚至给阴魂不散的"创伤"一个交代。埃里克和妻子已做好充分的思想准备，埃里克此去可能就是永别，因为在和平年代，即便杀死曾经的仇敌仍需负法律责任，甚至付出生命代价，但是唯有如此，才能真正使其走出创伤困境。影片的结尾正是电影叙事的主题和精华所在。

影片结尾，画面一开始充满紧张和敌对，但是后来充满人性的光辉，令人动容，催人泪下。两位男主角将昔日的敌对和仇恨转变为宽恕和原谅，双方和解。道歉无法改变过去，却在改变未来。从原谅的那一刻起，埃里克获得了新生，终于可以跟过去说再见，全身心地面对现在和未来的生活。

这个故事很容易让人想起本书中的另一个故事《金福原谅你了：道歉的力量》。凡是经历过创伤事件的人，比如战争、地震、火灾、丧亲，甚至是个人恩怨情仇等，如果我们能运用叙事智慧学会放下彼此的仇恨和敌对情绪，展现更多的是原谅和宽容，深度诠释人世间大爱的精神，那么我们的社会将会变得更加和谐，整体的社会叙事生态就会趋向和平、共生、共存和共融，因为我们本是生命的共同体关系。

"人类之所以需要聆听和阅读故事，是因为它们将我们与他人连接起来，它们教会我们理解自己的感受。

当我们看到其他人经历同样的事情时，我们不会感到孤独，即使他们只是叙事作品中的虚构人物。

（Humanity has this need to hear stories because they connect us with other people, they teach us about our own feelings. We feel less lonely when we see other people going through the same things, even if they're fictional characters.）"

——智利女小说家　伊莎贝·阿言德（Isabel Allende）

直面死神的心灵病房

玛格丽特·埃德森（Margaret Edson）的戏剧叙事作品《心灵病房》（*Wit*）不仅获得普利策奖，还获得2002年国家医学教育改革奖。这部戏剧讲述了一位晚期卵巢癌患者的故事，描述主人公从确诊到死亡的医疗经历。这部戏剧被许多医科院校和医院用作肿瘤患者临终关怀的人文素材。本篇主要从叙事医学视角来阐释人际叙事关系断裂如何让人变得不健康以及如何通过帮助末期肿瘤患者重新构建人际叙事关系，让其克服死亡的恐惧，实现真正意义上的善终。

《心灵病房》中，主人公薇薇安是一位学识渊博的文学教授，父母已故，独自生活。薇薇安博士以研究约翰·多恩的神圣的十四行诗著称，受职业型叙事身份闭锁困扰多年。她积极攀登知识殿宇，选择在情感上疏离所有人，包括同事、学生和其他人，埋首做学问，出现亲友疏离和人际沟通障碍，不愿意与人建立起叙事关系。当她40多岁在学术上拥有一席之地后，卵巢癌却找上她。

被诊断为转移性卵巢癌末期后，薇薇安的生活发生巨大改变——从一位知名学者变成一个无名的肿瘤患者，薇薇安教授此刻的处境正如罹患淋巴癌4期的李开复先生。被誉为"青年导师"和"创业导师"的李开复先生曾说："光环笼罩，站在人生巅峰；而在癌症面前，人人平等。在毫无防备下，我战栗地感受到，死神离自己那么近。仿佛自己被禁闭在一间玻璃屋里，虽然可以看到、听到外面的世界，但那个活色生香的世界已经完全不属于我。"

罹患重疾的薇薇安每天躺在病床上接受各种检查与治疗，在治疗过程中，饱受化疗副作用之苦。事实上，薇薇安已经意识到自己的身体成了展示医学科技和化学药物的试验场，但她仍然能够坚持克服治疗过程中身体的痛苦并忍受人性尊严所受的创伤。薇薇安真正无法克服的是潜在死亡的恐惧带给她无休止的威胁，而非治疗的痛苦，但她无法向主管医生倾诉内心痛苦，因为主管医生根本不情愿去理会薇薇安的痛苦，罹患重疾的人和医生之间应有的人际叙事关系完全处于断裂状态。

当薇薇安因化疗副作用剧烈呕吐时，医疗团队却只关注呕吐物的量共有多少。故事里，科勒奇安和杰森关心的只是技术和研究，远离了医学的初衷，更背离了希波克拉底誓言。只是注重器官疾病而非患者本人的医生变成纯粹的超脱于患者人事之外的技术专家，在纯粹依赖技术的医学发展趋势下，"有温情的治愈者"在临床中的需求被贬低，医患间的主体间性被压制，对自己眼前的患者的语境化需求被忽视，临床实践变成了"对去语境化的患者进行治疗的技术化行为"。

肿瘤学家科勒奇安和助手杰森就是这类医学科学家的典型代表，终日沉迷于肿瘤研究的两位医生都不喜欢查房之类的与患者直接接触和交流的工作，认为这些工作让他们无法专心做研究。事实上，故事刚开始时，薇薇安教授与两位医生一样，都是沉迷于研究的"科学家"，只不过前者更钟情于研究文艺复兴时期的文学，后者更偏爱研究当代的医学科学。他们都将研究对象当作客体，他们都在用语言来阻止而非构建彼此间的叙事关系，都在避免有意义的人际叙事交流。

医护人员当中，只有一位叫苏西的护士才将薇薇安视为一个人，愿意与患者建立叙事连接。苏西护士致力于将薇薇安从职业叙事闭锁导致的存在性孤独、情感性孤独和关系性孤独中解救出来。苏西称薇薇安为"甜心"，而不是第几号病床的病人；为薇薇安涂抹润肤露，戴好遮住化疗秃头的棒球帽；凌晨4点为了让薇薇安的胃肠道舒服点，给她买了根冰棍一起分享，一起回忆和怀念儿时吃冰棒的故事，并与其讨论"不施行心肺复苏术"（DNR）的决定。慢慢地，苏西与薇薇安建立起了人际叙事和生命关怀关系。

在薇薇安即将死去的时候，主管的肿瘤医生要奋力施以抢救，只有苏西出面阻止。几番争执之后，苏西最终从这些"医学工程师"手里夺回薇薇安最后的尊严，最后，薇薇安在苏西怀中停止呼吸。苏西也让肿瘤医生最终意识到，一直以来自己对待生命和医学的观点是错误的，把是否需要最后抢救的生死决定权还给患者，才是一件意义重大的事情。只有医患双方都理解医学也有其极限，彼此才能互相尊重并互相体谅，成为生命共同体，医生才能帮助患者走向善终。

在这部关于疾病、照护、诊治、死亡的戏剧叙事作品中，埃德森批判了忽视关怀伦理三原则（接纳、关系和回应）和叙事医学三要素（关注、再现和接纳）的肿瘤医生，赞扬了在照护过程中充分体现这些原则和要素的人文主义护士。埃德森将这名护士命名为"Susie Monahan"是有用意的，"Susie"在希伯来语中代表"百合花"和"伟大的爱"，"Monaha"是修士，意表在生命尽头有尊严地面对生命的终结（如安宁疗护、死亡教育、签署"不施行心肺复苏术"同意书等）。

与肿瘤医生将薇薇安视为"研究对象"不同的是，苏西将薇薇安视为一个与自己一样的"人"。苏西除了对临终患者薇薇安开展"技术性护理"之外，更多的是维系两者之间的"在场性交往"。"在场"是一个深度互动的过程，这种过程让我们对于另一个人的守护与陪伴，变得富有人情味和人文气息。在场，是苏西看着薇薇安的眼睛，把手轻轻地搁在她的手臂上，以表她的支持；在场，是跟薇薇安说话时，用一种直接的、真挚的态度谈论疾病和生死；在场，是薇薇安和她的人生故事对苏西来说非常重要，值得她专注倾听。

临终患者薇薇安经历了生命中最脆弱的时期，这个时候她对自己的人生和选择可能会充满质疑，个人叙事遭遇"触礁"。一心扑在文学学术研究上的薇薇安在罹患绝症之后更是陷入一种人际叙事断裂状态，除了以前的导师，没有人来探望她。这时，薇薇安需要创设一个新的叙事空间来消除她对死亡的恐惧，而这种新的叙事需要在他人的帮助下完成。护士苏西承担了这个关系性叙事构建者的责任，在苏西的努力下，薇薇安终于意识到，生命的真谛是走出内心，与人建立亲密关系——生命叙事关系。

临近生命尽头之时，薇薇安认识到自己虽然研究文学，但更多关注的是文字本身，而非情感，因而，充其量也只能算作人文学科的科学研究者，而非真正意义上的人文主义者。这在某种意义上也在警醒着世人，被去人文化的不只是医学，甚至连人文学科本身都在科学至上主义的洪流中被冲到了歧路上。文学剖析的不仅是文字，还有情感。医学解剖的不只是身体，也有情感。薇薇安在对多恩的诗进行剖析时，从来没有想过现实生活中的自己终将面对死亡，因而在罹患重症之前，从来没有认真思考过死亡这一主题。

　　薇薇安意识到自己以前在情感上的麻木，科学思维让薇薇安在对学生的文学教学中缺失了人际之间的叙事链接——感情和智慧，没有真正关注到作为主体的学生，没有给予他们需要的信念和爱心，而是通过展示用数据和量化的知识，在学生面前炫耀自己所谓的智慧。在她最需要情感的时候，一直故作坚强的她终于懂得人类的叙事智慧比知识性智慧更深刻，更有意义。薇薇安弥留之际，脑海里《死神，你莫骄傲》的朗诵声挥之不去，这时薇薇安对这首诗的理解已经与作为研究者的她的理解完全不一样了。

　　这部戏剧叙事作品告诉我们，医学的核心要义就是对人的尊重和生命的敬畏，照顾患者的秘诀在于关怀患者，也就是说，医学和护理本质上是一种人际生命叙事关系的照护与关怀实践。在戏剧的最后一幕里，薇薇安赤身裸体地走下病床，走出医院，走向"光亮"。正如多恩对死亡的描述："所有人类都存在于由一个作者统一书写的鸿篇巨著里。当一个人离去，属于他的那一章并没有从书中撕离，而是被转化成了一种更好的语言，每一章都必须被转化。"薇薇安通过死亡的过程将自己的那一篇章转化成更好的语言。

　　戏剧告诉我们，许多医院和医生在对待临终患者时仍然维持着与普通患者同样的一套标准和流程，而不懂得从"卫生"转向"优逝"，也不明白生命末期患者需要的是自主的生命权。本来应该是多面向、个人化经验的死亡经历变成了千篇一律的医疗化过程。患者接受这些最先进科技仪器介入治疗而获得延长的生命，却往往承受了更多的痛苦。这个过程只是增长濒死者受苦的时间，而不能称作"优逝"和"善终"。

　　正如美国医师、畅销书作家葛文德所言："虽然我在医学院学到很多知识，可从来没有人教会我们面对死亡……医学训练的目的是教我们如何救治病人，而非照顾临终病人，让他们安然离去。"希望本篇对《心灵病房》这部戏剧的分析能够给医疗从业人员以启示，引导大家思考如何通过帮助末期肿瘤患者重新构建人际叙事关系，来帮助其重新认识生命意义，克服其对死亡的恐惧，实现真正意义上的安宁疗护。

> "人际连接是人类生存的重要基础。没有其他人类的陪伴与亲密接触，我们就像寂寥夜空中孤星，等待着被灿烂光芒所照耀。
>
> （Human connection is the most vital aspect of our existence. Without the sweet touch of another being we are lonely stars in an empty space, waiting to shine gloriously.）"
>
> ——小说家、诗人、音乐家　乔伊·斯特雷恩（Joe Straynge）

一呼一吸

《一呼一吸》（*Breathe*）是2017年一部由真人真事改编的电影。影片里的戴安娜在新婚不久，怀着孩子，却遭遇罹患小儿麻痹症的丈夫突然从脖子以下瘫痪、离开呼吸泵两分钟就会丧命的悲惨命运。戴安娜没有因为丈夫的疾病而怨天尤人，而是积极去面对。为了让丈夫更有尊严地活着，而不是与世隔绝地被囚禁在病床上，在权威医生断定丈夫只要离开医院和医护人员的专业照护就会很快死去的情况下，戴安娜仍坚持带丈夫出院，独自负担起照顾丈夫和刚出生的儿子的责任，结果创造了让丈夫继续快乐地活了20余年的奇迹。

而没能走出医院的那些患者，对于其他人而言，仿佛只是一个存在于陌生国度的异乡人，逐渐与整个世界脱节，也与自我逐渐脱钩，陷入齐泽克所认为的"非人"（inhuman）状态，在某种程度上而言，只是一个"死活人"。每一个人在这个世界上生存都需要一个理由，一种价值的肯定，重症患者也一样。美国的哲学家、心理学家兼教育学家约翰·杜威（John Dewey）说："人类本质里，最深远的驱策力，就是'希望自己具有重要意义'。"换言之，人的本性都希望被肯定，即使是重症患者和临终患者，存在价值被肯定是他们活下去的"驱策力"。照护者的叙事意识及其与被照护者的叙事连接有利于帮助被照顾的患者感受自己的独一无二和无可替代的价值。

影片中，面对突然瘫痪的丈夫，妻子做出了让他回家的决定，并且与只能卧床接受体外循环呼吸支持的丈夫建立横向人际连接。作为照护者的家人与作为患者的家人很容易形成纵向关系——照护者被当作强者、付出者、决定者，而被照护者被当作弱者、接受者和被决定者。而横向连接强调把对方当成平等的伙伴，为对方主动积极参与彼此形成的生命共同体提供价值，让其获得温暖的归属感，并感觉到彼此的生存空间是一个能够让自己安身的地方。妻子给丈夫营造的是父亲陪伴孩子成长的价值空间，他的存在对妻子和孩子都是有利的，而非单方面的付出和单方面的被照顾。

这部片子虽然讲述的是小儿麻痹症瘫痪者的故事，但对我们反思当今医疗状况仍有意义。在医学设备先进、治疗程序精密的医院里，依靠铁肺生存的患者就像ICU病房里被各种器械设备围绕、与世隔绝的重症患者。失去家庭和社会叙事连接的他们没有被当作真正意义上的人来看待，他们逐渐失去了在这个世界上的存在价值，这样的环境是否利于人的疾病治愈？人文主义医生如何在重症监护室和住院病房尽量创设与患者叙事连接的可能性？医者如何让患者的照护家人更理解这种连接对于患者康复和生命质量的重要意义？

一个人在医院住院的时间越长，他失去的人际叙事连接就会越多。戴安娜将丈夫罗宾接回家里照顾，使得罗宾重新建立起与家庭的叙事连接，至少他可以天天看着自己心爱的孩子慢慢长大。罗宾在和谐温馨的家庭叙事生态中很快度过了重症诊断之后的拒绝、愤怒和抑郁期，平静地接受了自己已然身患重疾的现实，并天才般地构想出一种特殊的轮椅，上面带有呼吸泵，在经过不断改进之后，特殊轮椅最后制作成功。全家人居然带着脖子以下截瘫、不能自主呼吸的罗宾去了西班牙旅行，罗宾除了感受到一家人的爱之外，还收获了久违的异国他乡大自然的迷人风光，这是一次冲破藩篱的奇特旅行，让身处人生至暗时刻的罗宾享受到了真实的充满幸福的生活，也感受到了妻子对自己最无限的爱。

罗宾自从回到家里，他的家庭叙事关系依旧充满和谐，从没有断裂过，因为大家从来没有放弃彼此，尤其是妻子对罹患重疾的丈夫的人文关怀和叙事照护更是无微不至。为了让更多像罗宾一样瘫痪并依赖呼吸泵生存的患者走出病房，妻子和丈夫特地参加了德国的国际残疾人医疗照护峰会。丈夫的发言让医疗界的研究者和医院管理者意识到，将小儿麻痹症患者禁锢在设备里只是维持他们的生命，但他们逐渐失去了社会性，他们似乎已经成为设备的一部分，被人类社会所忘却的一部分，而不再是真正意义上人的存在，这是不人性的。

这部影片告诉我们，医院的大楼再宽敞，医疗设备再先进，如果缺少人际叙事连接，那么这样的环境因为不符合人性的最基本诉求，而无法真正提升患者的体验及生命质量。人类在遭遇疾病、创伤或巨大压力时，与家人和亲友维持紧密的人际叙事互动，是最有助于提升其生命复原力的方式。亲密的叙事连接是人类对抗一切痛苦、挫折、灾难、厄运、变故、疾病，乃至死亡的唯一解药……

> "葬礼作为生命过渡的仪式，在殡葬礼仪师有意识的引导下，能够帮助生者建立与逝者永恒延续的叙事连接（continuing narrative bonds），从而走出悲伤，获得成长的力量。"
>
> ——生命健康叙事分享中心创始人　杨晓霖

人生大事

死亡是每个人都会经历的事，在每个国家，对于这件人生大事都有不同的文化。丧葬礼仪是中华文化中的人生四大礼（冠礼、婚礼、丧礼、祭礼）之一，也是古今中外各民族都相当重视的礼仪。在中国传统文化中，"殡"就是祭奠和悼念死者，即丧礼；"葬"则是安葬遗体的行为，丧葬习俗是处理死者遗体及相关的悼念方式，是构成人生仪礼的最后一环。本篇从生命健康叙事理念出发，通过阐述电影《人生大事》中主人公对殡葬行业认知的改变过程，旨在构建良好的殡葬业叙事生态，让更多人更懂得尊重生命，尊重逝者，尊重殡葬师。

《人生大事》这部电影通过贯穿全片的6场葬礼，把视角对准一个和死亡有关的职业——殡葬师。导演刘江江的多位长辈从事的都是与丧葬相关的行业，打棺材，做白事，他对此并不陌生。而影片的监制韩延，此前已经执导过两部"直面生死"的国产绝症题材影片——《滚蛋吧！肿瘤君》和《送你一朵小红花》。作为中国第一部以殡葬从业者为主人公的影片，《人生大事》很容易让人联想到日本影片《入殓师》，两者都以多场葬礼作为叙事进程的主线和推动力，都表现了殡葬从业者遭受的歧视和不公正对待，主人公都借由一场场葬礼的操办过程，实现了他们对于殡葬职业身份的认同，也改变了他们对于亲情和人生的态度。

《人生大事》一开场，就用一场葬礼引出故事的男女主人公。一出场，莫三妹的人生境况可以说是相当糟糕。刚从监狱刑满释放的莫三妹承继父业，成为一名殡葬从业者，从为逝者清洁身体、穿戴寿衣，甚至为在事故或车祸中面目全非的死者"拼骨""修复遗容"，到为逝者定制棺材，将逝者入殓到棺材里，再运送到殡仪馆，火化之后，将逝者骨灰装进骨灰盒里，最终将其交给丧亲家人，人称"三哥"的莫三妹亲力亲为地给丧亲家庭操办丧事全过程。

尽管三哥从小跟在父亲身边目睹了无数的死亡和葬礼，但他和大多数人一样，对这个行当有偏见，他并不认为这是一个有意义和体面的工作。三哥不情愿继承父亲的衣钵，除了丧葬从业者社会地位低，被人瞧不起，被称为"吃死人饭的"之外，还有一个重要原因，就是莫三妹的二哥在一次跟随父亲下长江捞尸体的过程中，沉入水底，这成了莫家永远走不出的痛。而莫三妹认为父亲更爱二哥，所以对自己吹胡子瞪眼，横看竖看都不顺眼。二哥去世后，莫三妹与父亲、姐姐这两位至亲家人之间的叙事关系一直处于断裂状态，也可以说，他们都各自闭锁在自己失去家人的创伤叙事中，出现了严重的情感隔阂。老莫对莫三妹的生气与打骂，一方面是因丧子而陷入创伤型叙事闭锁所导致的，另一方面则是因为他希望莫三妹能够继承自己的衣钵，将家族的丧葬事业延续下去，但是，老爷子看出了莫三妹对丧葬事业的不认同。老爷子不知道不争气的莫三妹什么时候才能真正懂得丧葬工作的意义，才能真正全身心地投入这项事业。

莫三妹为了女朋友，在打架斗殴中误伤他人，获刑入狱。他期待在刑满释放后，从自己的老爸手中拿到店铺的房产证后，就关闭晦气的丧葬店，开始全新的生活。然而，当他兴冲冲地赶到女朋友的服装店，告诉她这个好消息时，女朋友却告诉他，她已经跟害他入狱的"老六"结婚并怀孕。这对莫三妹而言，是一个莫大的打击，莫三妹从此变得神情恍惚，只是行尸走肉般地活着，麻木机械地执行着殡葬事务的每一个步骤，遑论用心深入思考殡葬工作的意义。

莫三妹那家地处偏僻的店铺叫"上天堂殡葬事务所"，而在他的家族多年经营的这个殡葬铺面的隔壁，是一家叫"胖子婚庆"的礼仪公司。婚庆店喜气洋洋，装修讲究，定制的红毯增添了尊贵和喜庆感，而这家"上天堂"破破烂烂，仅有的门牌还缺了角，看上去寒碜阴森。其实，结婚和死亡都是人生大事，但是在世人的眼里，结婚成了喜庆的事，死亡却成了晦气的事。邻里和街坊对莫三妹的厌恶和嫌弃都毫不掩饰地写在脸上，见到他都要绕开走。

在影片的第一个葬礼场景中，外婆在一次睡眠中平静离世，小文从此失去了她在这个世界上唯一且亲密的叙事连接。小文的妈妈在生下她之后就离开家，出国后再无音讯，派出所已将其销户。当别人问及她的爸爸妈妈时，小文总是无所谓地回答道，自己是从石头缝里蹦出来的。年幼的小文并不懂得什么是死亡，以为外婆只是像平常一样睡着了，只是这一次怎么叫都醒不过来。莫三妹动作麻利，用热毛巾捂暖老人已经僵硬的关节，一点点让已经僵硬的关节复位，以便让老人能够以庄重的仪态穿上寿衣入殓。但这时，一直躲在柜子里的小文跳出来制止莫三妹，因为她担心莫三妹粗鲁的动作会弄疼自己的外婆。

外婆去世后，小文被市侩的舅妈嫌弃，在家里完全没有地位的舅舅只能眼睁睁地看着小文变成孤儿。当莫三妹将外婆放进一个棺木里抬走，无依无靠的小文一直追着莫三妹的小面包车，想要找回外婆。小文以为如果能找到这个装着外婆的"大箱子"，就能把外婆找回来。打听到"上天堂"的地址后，小文缠着三哥不放，三哥被逼得急了眼，只好用近乎残酷的话，告诉小文外婆已经死亡，再也不会回来的真相。整部影片小文和三哥之间的关系逐渐展开，由敌对到和解，从陌生到熟悉，从厌恶到依赖，每一个镜头都充满暖意和真诚，两人在叙事进程中都收获了对生命和死亡的感悟。

在影片中，许多人都没有活明白。骂老太太死得不是时候，耽误自己儿子参加考试，一心想草草结束葬礼的舅妈没有活明白，她不懂得亲人去世，葬礼是对逝者最大的尊重，也是对孩子最好的生命和家庭教育；当她不愿意收留小文，将她当作拖油瓶时，她没有活明白，不懂得亲情无法用金钱衡量。宣传曲《上天堂》的歌词来源于该片中同为殡葬师的父亲老莫对莫三妹的职业操守的反复申明和叮嘱，歌词中这句"人生除死无大事"正是影片力图传达的主题，这既是殡葬师尊重死亡、逝者和这份职业应有的态度，也是在告诉世人，除了生死，一切都不值得纠结，任何时候都要积极面对生活，珍惜享受当下亲人的陪伴。

《人生大事》的英文片名是"*Lighting Up The Stars*"，意思是"点亮繁星"。影片将已逝者描绘成"天上的星星"，而殡葬师，则成为"种星星的人"。小文各种关于死亡的疑问让三哥感到非常厌烦，但恰好是从不谙世事的孩童视角看到的死亡让三哥对生死和殡葬行业有了新的认知。三哥随口编了一个谎言，他告诉小文，外婆从殡仪馆的烟囱里化作烟飘出来，飘到天上变成了星星；只要小文思念外婆，星星就会掉进梦里。三哥不经意间的谎言却成为支撑小文走出伤痛的信仰，消解死亡带来的沉重与悲凉，也成为贯穿整部影片的重要隐喻意象。小文从此天真地称三哥为"种星星的人"。

而这时的莫三妹对殡葬行业还未形成打心里的认同感，他只是为了生计在揽着丧葬方面的活儿，内心仍是抗拒。莫三妹甚至为了在医院揽到一个刚刚病逝的小女孩的生意，利用小文欺骗丧女的中年父母，在博得他们的同情之后，本想通过给他们的女儿定制一款粉色公主骨灰盒来挣更多钱。然而，在火化前一天，小文却在骨灰盒的表面画上了星空，正在三妹以为无法收场时，女孩父母见到这个涂鸦的骨灰盒，却激动得痛哭起来。他们认为这是三妹对自己热爱绘画的女儿的特别设计，想到女儿将在这个充满爱的空间里长眠，内心倍感欣慰。

被小文画花了的小女孩的骨灰盒，意外地成了女孩父母的慰藉，这让莫三妹感到作为一名殡葬师，原来还可以通过一些用心的细节给生者带来无限的宽慰。我们每一个人在这个世界上都是一个独一无二的生命主体，当殡葬师能够看到每一个逝去的生命的独特性，并根据他们的生命故事和家人的期待为他们定制不一样的殡葬流程和不一样的细节，完成每一个逝者不同的心愿。用心去设计好葬礼，那么他们的职业也将变得更有温度，每一位殡葬师也能收获更多的生命感悟。

影片中最后的两个葬礼，是莫三妹给"情敌"修容，以及为"父亲"完成遗愿。前女友认为三妹无法给她想要的幸福，以为自己选择"老六"可以过上更加稳定可靠的生活，然而，不幸的是，"老六"在一次惨烈的车祸中变得面目全非，这让"老六"的父母难以接受，怀着孕的前女友只能求助莫三妹，请他帮丈夫还原面目。莫三妹在殡仪馆里强忍腐臭的尸体和变形扭曲的面容带来的强烈不适感，在父亲的鼓励和协助下，十分专业地完成了工作，给了逝者家人莫大的安慰，也给逝者保留了最后一份尊严。而莫三妹在给情敌修容的过程中，实现的其实也是与过去自我的某种和解。

在生命健康叙事语境下，善终指的是临终主体在修复与自己的亲友的叙事关系，完成自己人生故事的终极统整之后，没有恐惧地面对死亡，平静地与家人道别的安宁状态。之前，老莫对自己不争气的儿子总是生气又绝望，但是小文成为了修复父子叙事关系的桥梁，老莫感受到领养了小文的三妹突然变得成熟起来，有了承担责任的气魄。后来，在一同经历了为三妹的情敌进行的那场"拼骨"后，老莫看到了儿子在技艺、态度和内心上的成长，他感到由衷的欣慰，认定这时的儿子已经懂得丧葬事业的意义，家族殡葬事业终于后继有人了。

死亡是生命的必然结局，死亡与生命一起构成完整的人生。在叙事安宁疗护的语境下，善终是临终主体按照自己的遗愿规划自己的身后事。操办了一辈子丧葬事务的老莫早已参透生死，正如他所言，其实每一个人从出生开始，就像一本书一样，最终都会翻到最后一页，只不过有的人翻页慢一些，谨慎一些，有的人翻页快一些罢了。人的一生，有的人会画上一个句号，有的人只能画上省略号。但是，不管人们愿意与否，生老病死就是大自然的规律。

临终前的老莫给三妹出了一道终极考题，老莫留给三妹一个奶粉罐，对三妹说，他期待一场不一样的葬礼，干干净净地来，干干净净地走，用最少的花费办一场最体面的葬礼。三妹在认真回顾父亲作为殡葬师的一生之后，最终找到了完美实现父亲遗愿的方式，他把父亲的骨灰变成绽放的烟火，让父亲变成了天上的星星，照亮在世的所有人。抬头望去，爱你的人虽远在天边，但始终闪耀着陪伴着你，只不过换了一种形式而已。每一个生命个体就像夜空中的繁星，每一颗星星都曾犹如烟花般绽放，都值得我们珍视，都值得我们仰望。每一位种下星星的人，也值得被尊重。

死亡不可避免，有死亡自然就有殡葬行业和殡葬师的存在。《人生大事》以丧失自己唯一的亲人的小文和从事丧葬业的莫三妹互相救赎的故事作为表层叙事，借由6场独特的葬礼层层推进，揭示出影片的深层叙事——莫三妹对自己所从事的殡葬行业以及生命的理解的逐步加深。影片从职业关怀的视角刻画殡葬从业者，意图解开世人对这一职业的偏见，呈现这份职业的可贵之处。从事殡葬行业的人，是逝者生命最后一程的守护者，是帮助逝者以更体面、更有尊严的状态离开的送行者。

死亡本身是冰冷的，但是正是有了像莫三妹这样的殡葬从业者，死亡好像也并非一件让人全然害怕的事。当种了一辈子星星的父亲最后成为天上最闪耀的星星，莫三妹也终于明白，死亡不是晦气，而是一个鲜活生命的逝去；死亡，也不是结束，而是新的开始。莫三妹的殡葬业人生旅程从自己父亲逝去化作星星的那一刻起，真正开启了。莫三妹也终于明白，殡葬人员，是给予亡者最大尊重，以"圣人之心"护送亡者生命最后一程的人。

> "一个人的崩塌或毁灭"往往表现在"生命故事的毁坏"，而要恢复过来，就要重新讲述故事。
>
> （Think about the word destroy. Do you know what it is? De-story. Destroy. Destory. You see. And restore. That's re-story.）"
>
> ——小说家　弗朗西斯卡·莉亚·布洛克（Francesca Lia Block）

无人出席的告别式

生命叙事的反思和生命叙事的统整不仅对每个活着的人重要，同样对每一位死去的人也至关重要。2013年的影片《无人出席的告别式》（*Still Life*）讲述的就是社区公共事务所职员梅·约翰帮助社区里孤苦离世的人完成生命故事最后统整的故事。约翰专门负责社区孤独死案子，以帮助孤苦无依的独居人士走完生命的最后一程。这类孤独死案子都很凄凉和令人悲伤，要么没有亲人在现场陪伴，要么就是亲人即便听到死讯后也不愿意出席葬礼。这些人有老有少，共同点就是都在独居状态下死亡，家庭叙事生态处于完全断裂状态。

约翰本人是一位孤儿，也许是性格原因或者工作性质，导致他一直过着孤寂的生活，不善言语，个人生活简单，但是他对工作一丝不苟，充满热忱，更充满使命感和正义感。约翰唯一的人际叙事接触就是寻找那些社区孤独死的人在世界上的亲朋好友，希望能够尽快告知他们死讯，以便邀请他们来参加死者的葬礼。因为逝者或者葬礼对于约翰而言，它庄重，肃穆，不容丝毫亵渎，即便逝者生前如何作恶多端，终究死者为大，最后的尊严必须要尽可能地留存给每一位记得他（她）名字的人。

约翰对每一位死者都怀着崇高敬意，这也是约翰工作的信条。他总是在清理死者遗物时，收集一些看似没有关联的碎片化物品，带回去像侦探一样仔细研究和思考，通过提取到的信息尽量去找寻那些可能认识死者的人。约翰所做的一个重要工作是将这些与死者生命相关的信息连贯起来，加以想象，尽量写下他们的人生轨迹，写出朴实但又感人的悼词，让牧师在葬礼上将他（她）的生命故事诵读出来，尽管出席葬礼的往往只有约翰和牧师两个人。葬礼上的背景音乐也是约翰根据逝者生前的人生轨迹大致判断出他们对音乐的喜好而专门选取的，虽然不能算完美，但是每个人都看得出，约翰已经竭尽所能了，既对得起死者，也对得起约翰的内心，更对得起他的灵魂。

影片中有个细节，每次在完成追悼会后，约翰都会将代表死者最精彩的生命时刻的照片粘贴到一本大相册里，并很有仪式感地在死者档案上写上"结案"（Case closed）两个字，以完成逝者最后的生命整合。是慰藉亡灵也罢，安慰生者也行，约翰就这样做了，而且很认真、很投入。每当约翰翻开这本大相册，放入一张新的照片时，就代表他又多写过一个人的讣闻，完成一个人最后生命故事的整合，有开始有结局，有始有终，最后实现了一个人生命故事的最完整的叙事闭环。每一张照片的背后，都是一个鲜活的人，至少这个人曾经在这个美丽的星球上走过这么一遭，无论短暂还是漫长，逝者总会有自己的喜怒哀乐忧，更会有自己的人生故事要诉说。事实上，一个人真正死去，就是在地球上最后一个知道他（她）名字的人也死去时。也正如萨尔曼·拉什迪（Salman Rushdie）所言，只要是人，都需要让自己讲出来的故事被听到。他是一个人，但是如果死之前还没有讲述自己的故事，那么他就称不上是人，只是一只蟑螂，一只虱子。

约翰工作一丝不苟，因而处理每一位逝者的时间都很长，他经常耐心地等到最后，确定实在无法找到任何人来参加葬礼时，才在教堂为其举办正式而完整的告别仪式，将骨灰撒在象征生命往复的大树下。然而，约翰工作的"低效率"和"超预算"让主管非常不满，主管反复强调，死了的人反正已经死了，根本就没人在意他们的死去，没必要去自找麻烦，浪费时间和金钱，葬礼是用来教育活人的，没有活人出席的葬礼是毫无意义的等等。主管最终决定将约翰调离这个岗位，让皮尔杰女士接替他的工作。皮尔杰女士接替后，毫不犹豫地将无人认领的死者以最快的速度火化，扔掉他们所有的物品，将十几位死者的骨灰混撒在一起，匆匆抹去每一个死者在这个世界上的最后一丝可怜的尊严和一切痕迹。

从生命健康叙事学视角来分析这部影片，尽管约翰所做的事情非常缓慢，但是约翰以尊重生命的态度，期待将一些有纪念价值的遗物尽可能交给死者的家人，让死者的生命以另外一种形式在亲人的记忆中得以延续；或者尽可能找到死者曾经认识的某个人，或者曾经有过叙事交集的人，比如影片中的流浪汉和酒友等。让社会上最卑微的人重新讲起他们生命中的点滴往事；或者期盼某个亲人能够在葬礼上哪怕是短暂地出现，送曾经的家人或者同事和朋友最后一程，这对于一个可怜而孤独的灵魂是最大的慰藉。在约翰的认知中，只有真正做到了这些，才是合乎人性的。死亡一点也不可悲，一个人孤寂地离开这个世界，连故事都没留下，这样的人生结局才最为悲凉。

影片中如果没有亲朋好友来帮助逝者实现生命故事的最后统整，约翰就将此道义承担下来，而且无怨无悔，以此表达对逝者生命的尊重和对死亡的敬畏。

影片结局部分，约翰坚持完成眼前的最后一位死者的葬礼之后再离职。在约翰按他的道义原则送别最后一位死者比利·斯托克（Billy Stokes）的过程中，约翰根据线索四处寻找认识他的人，在他的努力下，找到了许多相关的人，也听到了许多相关的故事。这位死者就住在约翰的公寓对面，甚至连公寓内部的格局都一模一样，但约翰对这个人一无所知。通过"以物叙事"作为线索，约翰寻获了许多温暖人心的"生命叙事"。每一个人，即便孤独死的人也需要一个浓缩他的人生故事的讣闻，一个完整的生命故事，这才是给予在这个世界走过一遭的人的最后礼遇。

从比利的工卡上的信息，约翰找到了他曾经工作过的烘焙公司，再经过烘焙公司的同事找到了之后一起混的流浪汉，通过流浪汉故事里的信息，找到曾经一起生活过的女友，见到了他们的女儿和外孙女，又通过女友找到了他曾经因为伤人而蹲过的监狱，从探监档案里找到了比利的大女儿凯利的名字和地址，与凯利见面之后，又拿到了"大个"与比利当兵时的合照，找到了"大个"之后，又听到了关于比利在战时成为英雄的故事。

原来比利曾参加过马岛战争，曾在战场上救过"大个"的命，离开战场之后，"大个"一直通过各方打听比利，却再也没有见过面。比利从战场上回来之后，因为战争创伤应激综合征而经常家暴，妻女受够了之后，比利离家出走，失联多年，只在凯利18岁生日时打过电话。因而，缺失父爱的凯利一直对父亲心存怨恨，不愿再提及父亲，而家庭创伤也导致她一直没有找到自己的生活伴侣。凯利的母亲3年前去世，现在父亲去世的消息一传来，凯利就变成了这个世界上另一个将要孤独终老的人。

约翰将比利的死讯告知了每一位他找到的亲友，并告诉他们3天后将为一个多月前就去世的比利举行葬礼。凯利从小到大的照片一直被比利珍藏着，约翰将其转交给了凯利。凯利将父亲与"大个"的戎装合照给了约翰。回到家后，完成了最后一个案子的约翰将这张照片放进了大相册里，在档案上标记为"结案"。他也了解到这个世界并不是非黑即白的，每一个生命故事都有善良的元素，也有邪恶的元素，合在一起才是真实的人性，也是真实的人生，就像每一个人的生与死一样，合在一起才是完整的人生。

在这部影片里，圆满完成最后一个案主故事的约翰却在迎来自己新的人生的时刻，遭遇了车祸死亡，他的葬礼与比利的葬礼安排在了同一天。比利的葬礼上，约翰联系到的每一个亲友，包括凯利、流浪汉、"大个"、女友及其女儿和外孙女都来了，大家都听了约翰为逝者撰写的生命故事，一一向他告别。让人暖心的是，这些人聚在一起共同回顾了比利的人生故事，他们从此建立起的人际叙事连接将改变他们的人生。尤其是凯利，认为在世上再无亲人的她找到了同父异母的妹妹，在某种意义上，约翰帮助她避免了将来孤独死的悲惨命运，也帮助她建立起人际间的叙事连接，因为生命的真谛就在于走出自己的内心世界，与人建立起叙事关系。

在片尾导演采用了魔幻现实主义手法，约翰的告别式和葬礼一开始如同他所处理的大多数案子一样，无人出席，冷清无比，但是很快，我们看到他的墓地旁出现了一个人，那个人就是比利，接着出现的是约翰收藏的大相册里的所有人，曾经约翰送过他们生命最后一程的人都回来出席约翰的葬礼了，约翰并不孤单。因为正是约翰们的存在，才使得每一位逝者的人生故事得以完整和留存；也正是因为约翰们，每一个生命才感受到了尊重；也正是因为约翰们，每一位逝去的灵魂才能在这个多姿多彩的人世间得到些许慰藉，让逝者安息，让生者自爱。

影片中的所有独居死亡者都在很长时间内不曾与人建立叙事关系，他们早已远离社会网络，离开人际关怀，这让他们长期处在不健康的生活状态中。而长期的社交孤立者或者社交障碍者或者社交恐惧者一旦与人打交道，就很容易产生人际冲突，这就是为什么影片中比利在不同地点屡次遭遇人际叙事危机，最终导致自己遭遇叙事闭锁的原因。这种人际叙事关系的疏离感在当代社会中普遍存在，不单纯发生在正处于人生第八阶的老年阶段。如何帮助那些独居者或者躺平族或者茧居族建立社会和家庭的健康叙事连接，对当下和谐的叙事生态网络建设非常重要。因为家庭是社会的细胞，是组成社会的最基本的单位，家庭叙事生态是否和谐健康关乎社会的整体和谐。随着社会独居人口越来越多，这个社会性议题也将很快引起重视和反思，并被积极回应，生命健康叙事分享中心工作人员期待着能为健康和谐社会的建设尽一份自己的力量。

> "不去了解我们前人世界的故事，我们将是永远长不大的孩子。
>
> 只有让自己的故事被载入史册，被编织到我们祖先的故事中，我们的生命才具有价值。
>
> （To be ignorant of what occurred before you were born is to remain always a child.
>
> For what is the worth of human life，unless it is woven into the life of our ancestors by the records of history.）"
>
> ——罗马共和国晚期哲学家、政治家、作家、雄辩家
> 马库斯·图利多斯·西塞罗（Marcus Tullius Cicero）

师徒传承叙事的力量

现代医学教育之父威廉·奥斯勒在《书与人》（*Book and Man*）这篇演讲中提到：每个人现在拥有的最优秀的品质，都源自先辈，为医学科学带来荣耀的不是大学医学院的数目，不是琳琅满目的建筑，而是披荆斩棘的医学前辈。这些走进学术殿堂的前人是激励当下的医学生和医生存景仰之情并怀感恩之心投身医学事业的重要精神支柱。通过学习医学史，当代的医学生才有机会与医学伟人对话，才有机会更好地发展自己的职业。因此，奥斯勒认为，用医学史上的伟人和古典人文精神感染医学生是教育赋予人类的一份最伟大礼物。

被誉为"现代医学的奠基人"和"现代医学之父"的威廉·奥斯勒将托马斯·布朗恩（Thomas Browne）当作自己的职业偶像和人生导师。与布朗恩医生一样，奥斯勒在加拿大麦吉尔大学接受教育之后，去欧洲最好的医学教育机构完成了医学训练。17世纪布朗恩医生的医学思想，比如，医生必须博览群书，成为百科全书式的医生，疾病的治愈需要医生唤起患者内在的治愈力，医生必须与患者建立亲密的叙事连接等，通过19世纪奥斯勒的医学教育、人文演说和临床实践，得以继承和发扬。

可以说，布朗恩的故事和著作激起了奥斯勒对生物和医学学科和职业的最初兴趣，这也为奥斯勒后来形成鸿渐之翼的生命哲学与医学人文思想体系奠下最坚实的基础。作为一个文学爱好者，奥斯勒在17岁时就在图书馆里阅读

布朗恩的《医生的信仰》（*Religio Medici*）一书。从此之后，布朗恩爵士及其专著《医生的信仰》就成为贯穿奥斯勒一生的重要人物和重要著作。奥斯勒说："把握自我，尽职尽责，对人类永远充满好奇心……这些都是可以从托马斯·布朗恩爵士的人生故事和著作中汲取的养分。"

奥斯勒继承布朗恩医生的博学观，努力将自己塑造成一位百科全书式的医生。17 世纪的"科学"和"学识"涵盖几乎所有知识领域，包括物质世界、形而上学世界以及诗歌和宗教世界，我们可以在布朗恩的著作中看到莎士比亚等文学家的影子。相比布朗恩医生，现代科学作家或者医学作家所了解和撰写的现象范围要窄得多，现代医生的论调往往听起来充满了科学主义的傲慢和技术主义的无畏，却少了虔诚和敬畏。追随布朗恩爵士，奥斯勒在其演说和著作中常常引经据典，从亚里士多德、华兹华斯、丁尼生、惠特曼、贺拉斯、莎士比亚、罗伯特·伯顿、安东尼·特罗洛普到《圣经》，无所不引。

奥斯勒继承布朗恩的思想，提出对医学科学和人文精神追求的平衡。在某种意义上，布朗恩的著作是奥斯勒走上医学之路的重要引领。布朗恩撰写的《医生的信仰》是奥斯勒毕生最爱读的一本书，也是他"灵感、智慧和精神慰藉的源泉"。在这本书里，布朗恩表达了自己愿意将人生献给医学科学事业，却不愿意将医学科学与人文精神追求分开的观念，这深深影响了奥斯勒，成为日后奥斯勒不愿将医学与人文视为截然不同的文化，并声称"人类的心灵深处隐藏着一种科学无法满足的诉求"（Fed on the dry husks of facts, the human heart has a hidden want which science cannot supply.）的缘由。

> 托马斯·布朗恩每天巡查完病房之后，都会搬张椅子，坐在患者的病床旁，从口袋里掏出一张纸，在患者身边低声朗诵，附近病床的患者也常常侧耳倾听。布朗恩朗诵的不是患者的病危通知书，也不是诊断告知书或手术风险告知书，而是他写给患者的一封信。每一封信的内容都基于医生对患者及其家庭的深入了解，每一句话都能深深触动患者的内心，鼓励患者提起精神，不要被眼前的病痛所打垮，让患者感受到一个医者对于他（她）的人文关爱。布朗恩的信后来汇编为《写给朋友的一封信》（*A Letter to a Friend*）出版。

与布朗恩医生一样，奥斯勒深信，医学生的职业美德会随着时间的推移而逐渐发展，如果与导师和前辈医生有良好的叙事连接，那么，医学生就能将其所聆听或阅读过的典范医生的故事逐渐整合进自己的职业故事和职业身份认同中，最终督促自己在道德、生活和职业方面向典范的前辈医生靠拢。奥斯勒认为自己在行医之路上的脚印都是踏在前人的脚印之上走出来的。他认为传记叙事作品的阅读过程正是"品格影响品格的潜移默化"的过程。因而，奥斯勒定期举办故事分享沙龙，引导医学生通过仔细、广泛地阅读与历史人物和虚构人物有关的经典文学作品。

晚年的奥斯勒意识到自己对布朗恩的全面深入阅读让自己的人生在许多方面与布朗恩的人生非常相似。因而，在70岁生日庆典的致谢词中，奥斯勒引用《医生的信仰》里的几行文字来描述自己的人生，感叹布朗恩已然成为自己生命长河中永不消逝的导师。最后，这部影响奥斯勒至深的书在奥斯勒的葬礼仪式上，被置于其灵柩之上。奥斯勒在某种程度上可称作第二个布朗恩。

"奥斯勒精神的两位继承者"分别为哈维·库欣（Harvey Cushing）和怀尔德·彭菲尔德（Wilder Penfield）。他们都是奥斯勒在牛津宅邸"张开的臂膀"（The Open Arms）叙事沙龙的常客，这两个学生就像奥斯勒两个亲生的孩子。哈维·库欣根据自己与导师的叙事交往，创作了一千多页的《奥斯勒的一生》这部传记叙事作品，并将其与同事和学生建立叙事连接的传统传承下来。作为怀尔德·彭菲尔德的导师，奥斯勒对怀尔德成长为世界知名的神经外科医生、神经病理学家和神经学家产生了重要影响，彭菲尔德曾宣言："如果我能将自己对人类和医学的最高理想呈现，那是因为它们都源自奥斯勒精神。"

在奥斯勒爵士及其学生的影响下，许多医生都成长为各自领域的杰出研究者和富有同理心的伟大临床医生。奥斯勒不但以医学史上的伟大医者的人文精神感召自己，也成为了许多后辈医者的行医典范，不仅深刻影响了自己的学生，也通过日野原重明（日本预防医学之父、被誉为"日本的奥斯勒"，将奥斯勒传记译成日语）、郎景和院士（被誉为"中国的奥斯勒"，成立中国医师协会奥斯勒研究会，将奥斯勒传记译成中文）等激励了全世界的医生。

奥斯勒的许多学生都成为医学领域的大家，他们开创医学院和新的医学学科，而且叙事人文素养非常高，通过他们的故事，奥斯勒精神得以传承。耶鲁大学医学院外科医生，耶鲁大学医学史、医学伦理学教授舍温·努兰（Sherwin B. Nuland）在其《蛇杖的传人》（Doctors）这部医学史著作中提到了前辈医生的故事对自己职业精神形成的积极意义。

> 尽管当了30年的外科医师，我在一些复杂的手术面前偶尔还会缺乏自信。每当此时，我就提醒自己，我的导师是古斯塔夫·林斯科格（Gustaf Lindskog），林斯科格的教导师是塞缪尔·哈维（Samuel Harvey），塞缪尔·哈维的导师是现代神经外科之父哈维·库欣（Harvey Cushing），而哈

维·库欣的导师是现代外科之父威廉·霍尔斯特德（William Halsted）和现代医学教育之父威廉·奥斯勒（Sir William Osler），当他们的影像和故事浮现在我的脑海里，我就迅速恢复自信，不再疑虑，成功完成手术。

医学职业精神需要渊远的传承，就离不开对前辈医者的自传和传记叙事的阅读。人物传记的阅读对我们的生命是一种指引，也是我们生命成长和职业发展方向的一个标杆。我们从传者的伤痛、血泪故事中，萃取的是可贵的智慧、动人的真情以及面对人生无可奈何之事的释然包容。传记叙事承载着读者对前人人生故事的想象，使读者在潜移默化中形成职业认同，改变看世界的方式，开启对内心世界的解读。

> "人际叙事连接可以成为对抗疾病和痛苦的抗体。"
> ——生命健康叙事分享中心创始人　杨晓霖

被捆绑的父亲

维多利亚·史薇特（Victoria Sweet）所著的《没有灵魂的医疗》讲述的是作为一名年轻的医生，亲眼目睹自己的父亲癫痫复发之后的就医故事。作者维多利亚的父亲有癫痫的老毛病，以前都是在急诊处理之后，就回家调整，但是，这次父亲被"判"入院。当作者去医院看望父亲时，惊恐地发现父亲四肢完全被绑住，手脚都被系带绑在床脚上，手臂上插着静脉输液，膀胱插着导管，手指上的夹子把血压和脉搏数据以无线传输的方式，传到病房外的计算机。作者几十年来第一次看到被捆绑的父亲受惊胆怯的模样。

当作者离开病房去找当时值班的住院医师，住院医师正在对着电脑打字，交谈时他的眼睛始终盯着屏幕，没有移开。住院医师告诉作者，她的父亲昨晚第一次癫痫发作，送来这里，所以让他住院，以排除中风的可能。第一次计算机断层扫描并未发现异状，所以，安排明天再做一次计算机断层扫描。作者向医生解释自己的父亲早就有癫痫病史，并以自己的医学专业知识和观察（两眼的瞳孔一样大，反应也一样，双手和双腿的力量一样，脸部没有任何变化）排除了中风迹象，但是，医院医生仍然坚持父亲必须住院排除中风的可能性。第二次扫描也看不出中风的迹象，但院方仍持续对他采用中风疗程，每天都有不同的住院医生来看他，对他执行中风疗程，开始让他服用阿司匹林、抗凝血剂等药物。

后来父亲被转到了康复中心，尽管他没有中风，但没有人能更改电子病历上的最初的诊断"首发癫痫，须排除中风的可能"。所以，他被禁止进食，只能吊盐水，四肢绑在床上，施打镇静剂。本来可以通过癫痫治疗调节恢复过来的父亲似乎搭上死亡快车，将很快抵达下一站：他患上了"艰难梭状芽孢杆菌"（Clostridium difficile）感染，那是长时间使用抗生素造成的（他插了不必要的导尿管，导致血液里有尿液感染，所以医院给他开抗生素）；接着又会抵达下一站：褥疮、疗养院，然后是经历漫长又昂贵的缓慢死亡。直到作者一家开了家庭会议，决定通过说服院方将其转进安宁疗护院，才将父亲"救出"。去了临终安养院之后，父亲才终于从差点丧命的住院经历中康复过来，恢复成住院以前的状态。

在这个故事里，医护人员似乎只是像机器人一样在执行各项操作，这完全是一种去人性化的医疗模式。医生和护士照顾病人的时间愈来愈少，却花愈来愈多的时间在计算机屏幕前输入医疗资料。《吕氏春秋》一书讲"勿以贵生而害生"，医疗中最重要的是责任，但是在这个故事中，似乎一切都按部就班，不容置疑，最终导致患者的生命质量严重受损，却没有人需要为此负责。

医疗的本质是照护，在对人的照护中主动去询问和聆听患者作为生命主体的故事——找出正确的故事，了解真实的故事，不勉强接受不合理的故事。但是，现代医疗却把故事拆解成数千条小信息——好几页的勾选框和打勾的核对符号，但没有人真正对其负责。

> "在我看来，聆听艺术的丧失以及对患者作为一个人的忽略是当代照护最大的失败。
>
> （In my view, the lost art of listening and ignoring the patient as a human being is a quintessential failure of our health care.）"
>
> ——心脏复苏技术开创者　伯纳德·洛恩（Bernard Lown）

濒死的年轻士兵

循证医学的创立者之一，英国医生和流行病专家阿奇博尔德·科克伦（Archibald L. Cochrane）在二战期间，曾在战俘营中从事医疗工作。某一天，一位年轻的战俘一直在叫喊哭号，一开始科克伦认为他是因胸膜炎的疼痛引起哭叫，但科克伦手中连一粒止痛片也没有。绝望中，科克伦本能地坐到患者床上，把士兵抱在自己的怀里，听他诉说，听他呻吟，没想到，士兵停止了喊叫，却在数小时后平静地死去。后来，他认为这个患者不是因躯体痛苦而哭叫，而是因存在性和关系性孤独引起精神上的痛苦而哭叫。

对临终伤兵的陪伴就是在最后的人生路程中让临终者感受到一种海德格尔所说的"在一起"（togetherness）的经验，减轻其对死亡的恐惧。也就是说，末期患者最痛苦的感觉是孤独和恐惧，除了药物止痛之外，安宁疗护更注重的是人际之间的陪伴关系。有了伤兵营的经历，科克伦开始思索临终关怀这一话题。之后，许多医生和医学家也开展了这方面的深入思考，经过几个阶段的发展，对濒死者的人文关怀越来越人性化，尤其是在有了叙事理念的融入之后，叙事照护的真正内涵才得以深化。

在当代医疗语境下，绝大多数的死亡都发生在医院。现代人遭遇医疗化（medicalization）、机构化（institutionalization）、仪器化（instrumentalization）、非人化（dehumanization）和延长化（prolongation）五种困境。原本是照料远行者身心需要的，充满人际温情的收容所（hospice），逐渐演变为以诊治各种疾病为目的，将死亡也当作疾病来治疗的，充斥科技仪器设备的冷酷机构（hospital）。在专门诊治与救助濒死者的重症监护病房里，本应是多面向、个人化经验（multifaceted，individualized experience）的死亡经历变成了千篇一律的医疗化过程，濒死者与家属亲人间见面互动的机会受到重症监护病房的限制。

病房中的重症病人经常被各种仪器包围，医护人员和家属关心的是仪器上的数字，往往忽略了病人本身才是重点。哈佛大学学者亨利·纽文（Henri J. M. Nouwen）在他的《念，别了母亲后》（*In Memoriam*）中提到，"当知道母亲将要离世时，我们决定由那一刻开始，要不分昼夜地伴着她，要逐日逐时、逐分逐秒地陪她与痛苦搏斗"，这才是真正的存在性陪伴、情感性陪伴和关系性陪伴。而我们绝大多数人却将濒死的亲人弃于抢救设备中，让他们在承受关系性、生存性和情感性的孤独中悲惨地离开世界。

没有医疗介入的"自然死"场景就像一幅17世纪的风景画。当死亡是人生的一个阶段时，人死在自家的床上；当死亡成为疾病时，人只能死在医院的病床上。逝者从家里来到医院，便从主场到了客场。在家里，逝者依然是主人，他只是自然地延续着他的生活，从生到往生，从桥的一端走向另一端。在医院，他只是一个顾客，做主的是身穿白大褂的医生，医生是职业，医生与逝者的关系，首先是职业性的关系。从家中的床上被移到医院的病床上，如同一根秋天的草，被连根拔起，插到另一个地方。逝者被骤然扔到一个陌生的地方，会更加脆弱、无助，对于自己的身体和生命，他失去了控制权，甚至，他想要安安静静地死去，都很难做到。

"死亡"是一种自然的活动，原本应进行得宁静又安详，却因为医疗深深参与其中，有时反而会变得非人性。

> "有时我们太过热切地追求新事物，而鄙弃老道理，有时我们让知识先于智慧，让科学先于艺术，让聪明先于常识，有时我们把病人当作病例，使病人忍受治疗比忍受疾病更加痛苦。
>
> （From inability to leave well alone; From too much zest for what is new and contempt for what is old; From putting knowledge before wisdom, science before art, cleverness before common sense, From treating patients as cases; From making the cure of a disease more grievous than its endurance.）"
>
> ——罗伯特·哈奇森爵士（Sir Robert Hutchison）
> 《医生祷文》（Medical Litany）

罗丹萨的夜晚

前不久，我们在孙中山先生的家乡——广东省中山市的一家医院做叙事医学讲座，其中讲到医生如何走出职业型叙事闭锁以及如何营造科室良好的叙事生态这两个概念时，在座谈环节中，李护士长说他们科室的副主任张医生工作非常勤恳认真，可以说是一丝不苟，手术技术绝对是响当当，就是有点钻牛角尖，凡事喜欢较真，与家人关系紧张，医患关系也有些紧张，而且听不进科室小护士的意见，护士们都有点惧怕张主任，但是没有办法，大家只能选择默默忍受，李护士长无奈向我们求助。我们团队得知这个消息后，就问李护士长能否安排张副主任也一起参加学术座谈会？后来经过院长出面协调，好说歹说张副主任来到了讨论会现场，现场基本上都是护理，还有几位年长的医生和实习生。研讨会开始，杨晓霖教授给大家分享了一部影片——《罗丹萨的夜晚》（*Nights in Rodanthe*）。

在这部由尼古拉斯·斯帕克斯（Nicholas Sparks）所著的同名畅销小说改编的电影《罗丹萨的夜晚》里，主人公保罗·弗兰德（Dr. Paul Flanner）就是一位陷入职业型叙事闭锁，无法与家庭成员建立亲密叙事关系的著名外科医生。他与妻子婚姻破裂，与同为医生的儿子几乎零交流，与儿子的从医理念截然不同。他说："我没有想过当什么好爸爸、好丈夫，只想当个好医生。"即使在休假旅行时，保罗也将医学专业书带在身边，职业成为了他生命中的一切。然而，在退休前，这位技术精湛的外科医生却遭遇了职业生涯的滑铁卢。

在医患纠纷中，当不幸过世患者的家属来质问保罗医生时，不懂得亲密关系的丧失意味着什么，不懂得换视角想象对方丧亲之痛，不懂得与患者家属建立同理叙事关系的保罗医生，反复用职业化的语言和技术性的话语跟患者家属解释，他早就告知他们手术失败的可能性，五万分之一的人会对麻醉过敏而死亡，因而，患者死亡不是他的责任。保罗医生不知道，其实家属当时只想从医生那里听几句安慰和道歉的话语，让保罗了解自己妻子生前的故事。保罗在海边反思的过程中，逐步意识到自己的职业型闭锁状态，最终与儿子修复关系。

医生型职业闭锁者大多将医术摆在最前面，缺乏人文心，过多关注自己"科学脑"的形成。保罗的人文心缺失最终让其遭遇医患纠纷困扰，也遭遇个人职业发展所面临的重大危机。对于职业型叙事闭锁者而言，看似一帆风顺的人生却潜藏着各种危机。

杨教授讲完这个故事后，看得出大家都在很认真地反思自己的职业生涯，有几位年轻的医护人员也在分享自己职业生涯所面临的诸多困境和挑战。接着我们叙事医学团队又播放了一个卡通视频《坠落》（*In the Fall*）。短视频由英国史蒂夫·卡茨（Steve Cutts）导演，这部短片用100秒的时间给我们讲述一个令人震撼的人生倒计时故事。中年男子在楼上浇花，不小心从楼上坠落下来，在这危急时刻，他却开始回忆起他的一生，从多姿多彩到单调乏味。这么单调的日子继续下去又会如何呢？

从孩童时代满脸天真，少年时代阳光灿烂，到初入职场时的期待，当我们将漫长的余生锁在一张办公桌上，过着没有意义的重复枯燥的生活时，我们虽生犹死。又或者说，在工作中，在失去快乐、笑容时，就已经陷入了职业型叙事闭锁状态，人也就"死了"。短片告诉我们，从楼顶坠落的中年男子在像放幻灯片一样回顾自己的人生时，意识到自己早已"死了"，因而，在坠向地面的这一刻，反倒感到释然。

职业闭锁者的座右铭是"我工作，故我在"（I work，therefore I exist）。职业型叙事闭锁者具有两面性，在职业上登峰造极，让人崇敬；在生活上和情感上冷漠无情，让人心寒，最终走向存在性孤独和关系性孤独的人生状态。尽管他们没有经历过重大的心理创伤，但他们逃避亲情，不懂爱情，疏远家人，除了职业之外，对未来和其他生命关系皆无长远期待。

再后来听李护士长反馈得知，自从上次叙事医学研讨会结束后，张副主任变得比以前"斯文"了一些，一改过往风风火火的行事风格，至少懂得聆听科室同事的意见，也懂得用真情和耐心来及时回应同事、患者和患者家属的关切。过了一年后，我们又得知，张医生已经晋升至科室主任了。

> "上下同欲者胜。"
>
> ——春秋末期著名军事家孙武《孙子·谋攻》

主动请战的机智参谋

韩国有一部医疗剧——《机智的医生生活》。在第一季里有一个这样的故事：神经外科医师蔡颂和遇到团队里的一位助手急匆匆地来找她帮忙做手术。助手告诉蔡颂和医生，有一名危在旦夕的患者需要马上做手术，但是，负责主刀的医生其实并不擅长该手术，只是由于某种"自负"和过于重视自己的"面子"，为了能在更多同事面前证明自己具备做这种高难度的手术的能力，而不愿意主动退出自己无法完成的手术。

助手请求蔡颂和医生一定要与这位主刀医师立马沟通，为了患者的生命安全，让更擅长做这个手术的蔡颂和医生尽快接手这台手术。蔡颂和了解到这件事以后，并没有立刻答应助手的请求，她觉得自己不能直接要求执行手术，一方面她要考虑原定的主刀医师的"面子"，另一方面要考虑主刀医生与患者及其家属在手术方面已有深入的沟通，在和主刀医生已经建立信任感的情况下，如果突然换主刀医生，会引起患者的疑虑和恐慌。尽管可能对病人的生命安全和疾病治疗更有把握，但自己莽撞地越俎代庖地接过手术，会让医患关系与医生团队之间的关系变得紧绷。

蔡颂和医生经过深思熟虑后，直接走到原定的主刀医生办公室。主刀医生见她出现，立刻表现出防卫机制，怕她要来抢走自己的手术，却没想到她一开口就跟主刀医师说："你好，我听闻你要执行某手术。我在前几次类似的手术中，发现自己在这个手术领域其实还有很多不足，不知道有没有机会成为你的助手，让我可以好好观摩与学习技术呢？"主刀医生得到更厉害的蔡颂和医生的肯定后，内心感到非常舒畅，他本来也正在为这台不确定性的手术犯愁，蔡颂和医生的主动"示弱"让他卸下原本的防备，欢迎蔡颂和医生参与这场手术，一场危机得以平息。最终，患者在两位外科医生的相互配合下痊愈了，原本的主刀医生也获得了满满的成就感，同时从内心里，更加佩服蔡颂和医生。

在现实的临床实践当中，同事和同一学科的同行之间往往存在一定的竞争关系。有时积极主动的人际叙事连接能够将恶性竞争转化成良性竞争，一方面有利于健康和谐的科室叙事生态的构建；另一方面，也可以结交更多能够帮助自己成长和进步的亲密战友。一个人想要获得进步和成长的机会，故步自封和闭门造车是行不通的。有时，外科医生会因为顾及"面子"而"逞强"接手自己并不特别擅长的手术，但是这必定会给患者带来风险，并给患者家属带来更多忧虑和烦恼。经常顾及自己"面子"的这类医生一定是自尊心非常强的人，如果直接要求这类医生放弃手术，势必会对其自尊心造成严重影响，在这种情况下，如何运用叙事智慧化解潜在的危机，又不至于让他丢失脸面，从而既给患者带来生命保障，又给患者家属带去更多安全感，是一门很值得探究的艺术。

叙事素养就是站在别人的立场上去看待和解决问题的素养。故事里的女主角蔡颂和具备良好的叙事素养和人际危机化解能力，这个故事给我们的启示是蔡颂和医生深谙人际叙事的奥妙和精髓，不是单纯强调或者依赖"科学脑"的纯技术型医生，而且具备一颗"人文心"，非常懂得换位思考的重要性。从助手的视角来看，现在助手有求于自己，说明这个手术一定很棘手，容不得出现任何纰漏，毕竟人命关天，蔡颂和医生已经非常清楚地意识到这一点，也认为自己非常有必要参与这个手术，以满足助手的请托并尽可能消除手术过程中的不确定因素，降低手术风险；从主刀医生的视角来看，医生给病人做手术，也是某种程度上的"临危受命"，这和军事上的"战前不可换将"有异曲同工之妙，现在是"箭在弦上，不得不发"，因为主刀医生已经立下"军令状"，一定要"参战"，不能做"逃兵"。

现在蔡颂和医生主动"屈尊"找主刀医生沟通，并且是抱着"学习"的态度来观摩，直接阐明立场，自己无"喧宾夺主"之意，这打消了主刀医生"不被信任"的疑虑。任何一位主刀医生都不会谢绝一位经验丰富的医生给自己做助手；再者，主刀医生也没有十足的把握可以安全顺利地做好这台手术，身边能有个经验丰富的医生在场，至少能给自己打气和安慰，万一术中有突发事件，也有"援兵"在此；从患者本人或者患者家属的视角来看，他们更需要有尽可能多的医生在场，因为多几个医生在场，患者和患者家属的心里会感觉更踏实一些。

无论如何，这些医生都是行家里手或者非常专业的人士，至少遇到突发事件时，可以有人商议和帮上忙。综合以上因素，具备良好叙事素养的蔡颂和医生以主动"示弱"和"屈尊"换得出场机会，可谓顺理成章，水到渠成，因为此时的蔡颂和医生正在扮演一个被大家所需要的角色，她的行为更是被自己的"医德"和"医者仁心"所驱使。

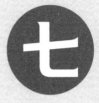

叙事创作与顿悟的力量

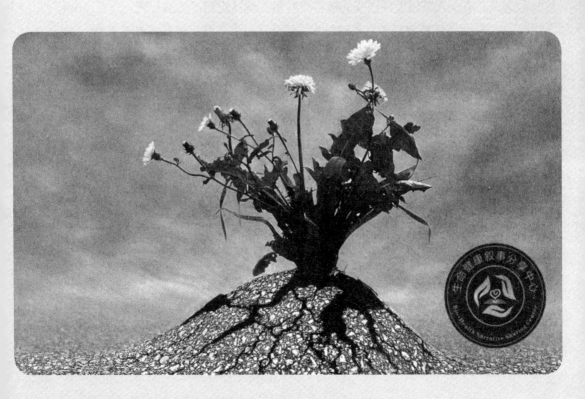

> "当一个人镇定地承受着一个又一个重大不幸时，他灵魂的美就闪耀出来。
>
> （Nobility shines through, whenever someone bears up calmly under many great misfortunes.）"
>
> ——古希腊哲学家　亚里士多德

绝笔诗与苏轼的生命顿悟

一个人人生最后的时刻是哲学的阶段，他自己来反思人生，思考人生，总结人生，在统整中接受死亡的事实。他们的故事能让我们更好地珍惜生命，把握时间去创造更多人生的意义。历史上许多名人都是在这样的关键时刻展开积极的叙事统整，调节自己内心的恐惧，在统整过程中留下具有深刻生命哲理的千古名篇，苏轼就是其中一位。苏轼在因乌台诗案入狱而被遣送京城的路上，有过跳水自尽的想法，被关押在狱中足足5个月的苏轼，也一直处于死亡恐惧中。他跟儿子苏迈约定，平时送饭菜来的时候，就送蔬菜与猪肉，如果判决结果为处死，就改送鱼。有一天苏轼发现送来的饭菜里有鱼，便认定自己难逃一死。

于是苏轼回顾了自己的一生，顿悟了因自己年少轻狂，自命不凡，而招来杀身之祸。苏轼写了两首绝命诗，一首给弟弟苏子由（苏辙），一首留给儿子苏迈，这时的苏轼才更懂得亲情对于抵御人生困境和死亡恐惧的重要价值。创作完这两首诗之后，苏轼做好了向死的心理准备。

其一：	其二：
圣主如天万物春，	柏台霜气夜凄凄，
小臣愚暗自亡身。	风动琅珰月向低。
百年未满先偿债，	梦绕云山心似鹿，
十口无归更累人。	魂飞汤火命如鸡。
是处青山可埋骨，	眼中犀角真吾子，
他年夜雨独伤神。	身后牛衣愧老妻。
与君世世为兄弟，	百岁神游定何处，
更结来生未了因。	桐乡知葬浙江西。

然而，当这两首绝命诗被宋神宗读到之后，他被苏轼兄弟父子之间的深情和苏轼超脱不凡的才情所感动，决定将苏轼从轻发落，贬官至黄州。而事实上，送去监牢里的鱼是一场误会，原来苏迈那天临时有事无法亲自送饭，托请朋友代为送之，却忘了说明他与父亲之间的约定，结果朋友巧合地做了熏鱼，因而苏轼以为自己死定了，其实是虚惊一场。然而，如果没有这一出误会，没有苏轼直面死亡的叙事统整，也许宋神宗最终真的会将其送上死亡的不归路，世上可能也少了一个达观处世的苏东坡。

遭此一劫之后，出狱的苏轼在隆冬雪月带着儿子苏迈与家人出任黄州团练副使。苏轼之所以在乌台诗案之后，再次遭到贬谪，一路从黄州贬到惠州，再从惠州贬到儋州，却一直保持乐观豁达，与这一次积极的叙事统整克服了死亡恐惧，获得对生命更深刻的理解有着非常密切的关联。死亡前的叙事统整让苏轼更加懂得活在当下，也将苏轼从单一仕途目标型叙事闭锁中解放了出来，在无法实现自己设定的最初目标之后，安心接受自己的"农夫"身份，扮演好自己在家庭中的角色，与家人建立更亲密的叙事连接，享受天伦之乐。

苏轼这种活在当下的态度一直伴随着他走到生命的尽头。本应告老还乡的苏轼，在62岁那年远谪海南儋州。海南在北宋时期还是极其艰苦之地，年过六旬还往那里，几乎等同于灭顶之灾，苏轼却能在海南这个"当下"安静下来，说："我本儋耳氏，寄生西蜀州。"我本来就是海南儋州人，只不过以前寄居在四川，表达出一种"此心安处是吾乡"的自我叙事调节能力。把当下所处的儋州当成家乡，反而把自己出生的家乡当成他乡，这是一种懂得适时调整自己的乐观心态。在人生暮年，苏东坡更是用一句豁达自嘲的诗统整了自己的一生——问汝平生功业，黄州惠州儋州。

在叙事医学语境下，我们认为具备良好的积极叙事统整调节能力的生命主体在经历丧亲之痛、遭遇严重创伤、生活突然失序、在监禁中失去自由或出现濒死经历之后，也能够走出生命执念，达到生命的澄澈状态，即在"混乱和失序中蜕变"（transformation through turmoil），从此像获得新生一般。也就是说，在乌台诗案之后，苏轼那个"旧的小我"彻底消融和死去，而内在一个完全超越"旧的小我"的"新的自我"随之诞生。

> "每个人都有两张身份证，一张是健康国度的身份，一张代表疾病国度的身份。
>
> 运气好的公民在健康国度居住的时间更长，而运气不好的公民可能长久待在疾病国度。"
>
> ——苏珊·桑塔格（Susan Sontag）
> 《疾病的隐喻》（*The Metaphor of Illness*）

大法官索尼娅与1型糖尿病

糖尿病不是中老年人的专利，现在小学及幼儿园里，也有许多糖尿病儿童，其中不少是属于1型糖尿病。

糖尿病患者可能会逐渐出现各种各样的情志失调，特别是当缺乏有关糖尿病知识，或者对糖尿病认知不正确时，会产生较大的压力和焦虑，或会觉得灰心丧气，或会有自卑、低落及悲观的情绪，或会感到痛苦、不安、抑郁等，这些不良的情绪都不利于糖尿病的治疗和病情的控制。在一些家庭里，某个成员被诊断为慢性疾病或重症患者之后，整个家庭氛围会发生巨大改变，没有罹患疾病的成员也变得心情低郁，这样的状况持续下去非常不利于整个家庭的健康状况。

在生命健康叙事分享中心的糖尿病叙事小册子与读者见面之后，许多家有1型糖尿病患儿的家庭都来到中心，孩子很小就确诊，终生都要打胰岛素，这对孩子而言是很残酷的事。他们全家在根据生命健康叙事库里的叙事处方推荐进行阅读，比如，阅读绘本《小梅和麦克》等，以告诉孩子，其实疾病并非都是阴暗和负面的。在这个绘本故事里，主人公都是1型糖尿病的孩子，但各自都有非常好的发展，最后麦克成了足球队的队长，小梅也成了舞蹈领域的专家。

《我和糖精灵做朋友》是由糖尿病专家沈洁院长与叙事医学专家杨晓霖教授共同创作的具有顺德本地和医院品牌特色的糖尿病生命健康叙事绘本。绘本通过可爱生动的人物设置，结合医院设计的IP形象，用通俗易懂的叙事性语言，讲述1型糖尿病患儿的日常故事，让家人、同学和社会增强对糖尿病的认识，提升糖尿病家庭的生命质量，创设良好的糖尿病叙事生态。小糖友和家长们通过绘本故事，能对1型糖尿病这只"多变的怪兽朋友"有初步的认识，消除对疾病的恐惧，让他们在今后的成长过程中，能够不受疾病束缚，勇敢探索这个广阔美好的世界。

此外，我们推荐许多家庭一起阅读分享第一位拉美裔最高法官索尼娅·索托马约尔（Sonia Sotomayor）的自传《我挚爱的世界》（*My Beloved World*）、绘本自传《翻页：我的人生故事》（*Turning Pages：My Life Story*）以及《敢于不同、敢于做自己》（*Just Ask*！*Be Different，Be Brave，Be You*）这几部疾病叙事作品。

在当今美国最高法院中，于2009年8月由时任美国总统奥巴马任命的第111任大法官索尼娅是最富有传奇色彩的大法官之一。索尼娅在法律界的名望与地位毋庸置疑，但鲜为人知的是索尼娅经历的各种人生坎坷。直率、充满活力及个性风趣的索尼娅·索托马约尔将自己生命中的每个困难都化险为夷，这就是叙事智慧。

索尼娅7岁时被诊断出患有1型糖尿病，自此她必须天天为自己注射胰岛素。在60多年前，糖尿病是比现在要严重得多的一种致命疾病。按照1961年的医学水准，医生预测她只能活到40岁。当一名儿童问及已然身为大法官的索尼娅："疾病对一个人是否有正面的影响？"她回答道："糖尿病使我成为一个更加自律的人。"

"天刚蒙蒙亮，一个7岁的小女孩就起床了，她熟练地打开煤气灶，煮了锅开水消毒针管，自己往身上注射治疗糖尿病的药，而她的爸爸妈妈则在杂乱背景中激烈地争吵和互相指责……"

这是第一位拉美裔最高法官索尼娅的自传《我挚爱的世界》一书的开篇。从小因父母酗酒与吸食毒品，患有先天性糖尿病的索尼娅便早早学会了照顾自己，也因此培养出卓越的自律能力。虽然糖尿病让她很痛苦，但她没有将自己当作病人，而是"有幸拥有"一种"顽强的毅力"，这种毅力让她培养出了卓越的自律能力，使她成功考入普林斯顿大学和耶鲁大学这些常春藤盟校，并取得了博士学位。

索尼娅大法官在百忙中出版了多部绘本自传和儿童图书。索尼娅说，让她闯过一关又一关、和她并肩作战的伙伴，就是叙事作品。9岁时爸爸的离世，使全家陷入阴霾中，阅读叙事作品成为她的港口，让她逃离及走出伤痛。离开家园进入高等学府之后，索尼娅感到孤单又迷茫，书本成为她的救生圈，让她不至被寂寞淹没。进入法律界，书本变成她的地图，指导她寻找正义之路。

在电子产品泛滥的年代，索尼娅希望通过自传绘本，让孩子明白书的威力和魔法，编写属于自己的人生故事。《翻页：我的人生故事》情节动人，文笔优美，不经意就可读到关于书和阅读的金句，如"书籍是解锁昨日智慧和打开明日之门的钥匙"（Books are keys that unlock the wisdom of yesterday and open the door to tomorrow.）。这是一本非常值得1型糖尿病患儿珍藏的绘本。

《敢于不同、敢于做自己》也是其中一部。因为索尼娅幼时罹患糖尿病，曾在餐厅内注射胰岛素，被人误以为是吸毒者，这件事启发她创作了儿童面对挑战的故事。这部童书以一个花园的比喻来解释变化如何创造美丽——成千上万的植物绽放在一起，但是每朵花、每一颗浆果和每片叶子都不相同。

故事讲述了12个患有不同疾病的孩子的故事，孩子们患有如患妥瑞症、阅读障碍、自闭症、食物敏感等疾病，但是他们都在努力地为建立社区花园出一份力。在这个过程中他们互相提问，借以解释每个人都是独特的和具有分享能力的，以鼓励读者遇到不同于我们的人或不确定如何做时就要"问"。索尼娅希望通过这部童书，能让孩子们意识到，通过认识一个可能与你不同的人，你可以学到很多东西。她也鼓励孩子们"要有耐心，并保持好奇心，不要害怕问"。

这是一本关于了解人们之间的差异，并赞扬善良与关怀的童书，就像不同类型的植物和花卉使花园更美丽和愉快，不同类型的人使我们的世界更加充满活力和美妙。索尼娅大法官讲述自己被诊断患有糖尿病之后的童年经历，阐述了关于儿童所面对的各种挑战，并鼓励小朋友遇到困难时要敢于提问。

阅读索尼娅的绘本叙事作品和自传叙事作品有利于糖尿病患儿家庭改变对疾病的认知，创设更有利于孩子身心健康成长的家庭叙事生态。

> "一个人真诚帮助他人的同时也是在帮助自己，这是生命给予生命的最美丽补偿。"
>
> ——美国思想家、文学家
> 拉尔夫·沃尔多·爱默生（Ralph Waldo Emerson）

提灯女神和卡桑德拉

弗洛伦斯·南丁格尔出生于1820年5月12日，逝世于1910年8月13日，享年90岁，她被称为"克里米亚的天使"。由于南丁格尔经常在黑夜中提灯巡视病房，又被誉为"提灯女神"。

南丁格尔出生于意大利一个来自英国上流社会的家庭，年轻时就过着十分优渥的上流社会生活。她随时有人服侍，经常参加各种舞会和沙龙，身边的朋友非富即贵，终日锦衣玉食。南丁格尔表面看来是过着令人称羡的生活，外表光鲜靓丽，身边非富即贵的爱慕者和追求者络绎不绝，但她的内心却一直感到十分空虚，觉得自己是在虚度光阴，她的个人的生命叙事进程一直处于平稳状态，没有叙事的开放性。这样看似幸福美满的生存状态并不符合南丁格尔的个性，更不是她的人生理想和追求，当自己的生命变得毫无意义之时，南丁格尔开始拯救自己，她寻求改变，想要在个人生命叙事的开放性和稳定性之间维持一种微妙的平衡。但是这需要一个契机，进而才能改变命运。

南丁格尔曾在后花园为流浪动物包扎过伤口，这令她决心做一名能够为他人提供服务的护士，以践行自己的人生价值和使命。但是在南丁格尔生活的英国维多利亚时代，护士是很没有地位的工作，是只有那些贫苦低下阶层的女人为了谋生才不得不做的充满污秽甚至带有"色情色彩"的工作，尤其当战争爆发之时，护士更需要随军奔赴战场，不但辛苦而且十分危险。在当时的世俗眼光看来，所谓护士大概是与当时地位低下的仆人和厨师差不多罢了。

由于想从事护理职业的愿望没有得到家人认可，南丁格尔不论是身体上还是心理上都出现了严重问题。南丁格尔在自己22岁时，写下了一篇短篇小说——《卡桑德拉》。小说中，南丁格尔写到了自己所处时代女性生活的空虚和烦闷还有被轻视，以及女性的青春时光如何被白白浪费掉，描述了女性是如何被禁止进入职场的，女性的聪明才智又是如何被世俗的眼光所怠慢和荒废掉的。《卡桑德拉》着重描绘了维多利亚时代年轻女性在家庭压迫下的苦苦挣扎和上下求索。

书中写到："失望常常让女人失去生命。"这反映了南丁格尔自己的亲身经历，绝望、困顿和迷茫始终困扰着南丁格尔，以至于青少年时期的她一直与抑郁症做着顽强的斗争。《卡桑德拉》写了许多南丁格尔自己对女性生活的思考和感受，小说中的主角最终因为既不能在生活中找到快乐又不能改变生活而死亡。小说中的女主角倒下了，但是作者却从极度的痛苦中缓缓站起，眼光变得清澈而坚定，一切在内在挣扎后终于尘埃落定，因为作者南丁格尔找到了自己人生的方向和活下去的理由。

小说《卡桑德拉》与其说是南丁格尔对自己文学素养真实展露的一次有益尝试，还不如说是对维多利亚时代英国上流社会对女性生活有诸多限制和偏见的无声抗议。当南丁格尔的父母阅读到《卡桑德拉》这部小说后，不再禁锢南丁格尔一心想成为护士、为医疗行业贡献自己青春梦想的自由和权利。

南丁格尔在德国学习护理，后前往伦敦的医院工作，并于1853年成为伦敦慈善医院的护士长。克里米亚战争时，她极力向英国军方争取，要在战地开设一家医院，以便为士兵提供医疗护理服务。她分析过堆积如山的军事档案，指出在克里米亚战役中，英军死亡的主要原因是在战场外感染的疾病及在战场上受伤后缺乏适当的护理，真正死在战场上的人反而不多。

终于，南丁格尔于1854年10月21日和38位护士志愿者一起来到克里米亚野战医院工作，并成为该院的护士长。由于南丁格尔的非凡工作和杰出贡献，昔日护士十分低微的社会地位与形象都因之大为提高，"南丁格尔"也成为护士精神的代名词。

南丁格尔由于天赋异禀和表现优异，彻底改变了社会对护士的负面形象，更打破了当时"一位好女性不是当贤妻就应当良母"这种根深蒂固的社会观念。南丁格尔让大众认识到，原来女性也可以发挥自己的聪明和才智，为社会做出杰出的贡献。

南丁格尔正是用自己非凡的叙事智慧和叙事想象力完成了《卡桑德拉》这本小说，最终成功说服了父母，拯救了自己，这就是叙事创作的力量。南丁格尔最终实现和成就了个人以及其他护理姐妹的人生梦想，激励和引领一代又一代护理人投身护理服务工作。

> "我们从来都不是在阅读故事，而是透过故事阅读自己，通过故事发现和控制自己。
>
> （No one ever reads a story. He reads himself through stories, either to discover or to control himself.）"
>
> ——法国思想家、文学家、批判现实主义作家、音乐评论家罗曼·罗兰（Romain Rolland）

被烫伤的孩子

著名小说家大卫·福斯特·华莱士（David Foster Wallace）写过一篇《化身被烫伤的孩子》（*The Incarnation of the Burned Children*）的故事：

烫伤事件发生时，父亲正在院子另一侧为房客安装着房门。突然间，他听到孩子凄厉的惨叫声，随后，妈妈的尖叫声更加恐怖刺耳，他猛地扔下手中的活，穿过门廊，飞奔到厨房。就在身后的房门"砰"地一声关上前，映入爸爸眼帘的是：锅翻了个底朝天，火炉里的火苗还扑哧扑哧地蹿着蓝光，沸水带着气泡四处流窜，恐怖的白烟蒸腾直上。而裹着宽松纸尿裤的宝宝木然地杵在那，头发上白色的烟气直冒，胸部和肩膀已经烫成猩红色，宝宝的眼睛向上卷起，嘴巴张得很大，由于过度惊吓而发出奇怪的声音，妈妈单膝跪下，拿着毛巾胡乱地擦来擦去，并歇斯底里般地发出恐怖的尖叫声和哭声，妈妈被眼前的一切吓傻了。

妈妈单膝跪在地上，孩子一双裸露在外的细嫩的小脚仍然踩在地面热气腾腾的水里。见此情景，爸爸的第一反应是迅速将孩子抱起，带到水槽边冲洗。情急中，爸爸扔开水槽里的盘子，拧开水龙头，用从井里泵上来的清凉的水冲洗孩子的脚；又将手掌做成杯状，盛满水反复冲洗孩子的头部、肩膀和胸腹，直到热气消失。妈妈在丈夫身边不停祷告。爸爸指挥孩子妈妈马上去找些毛巾和纱布来。爸爸行动迅速、果断，全力以赴救治自己的孩子，爸爸甚至没有意识到自己看起来多么训练有素，即便听到妈妈和孩子撕心裂肺的尖叫声，也能不慌神地冷静应对，任凭他们在厨房里歇斯底里地哭号，也不为所动。此时，对于爸爸而言，似乎尖叫声和呼吸声一样平常，没时间去理会，因为头脑不够冷静会导致自己手足无措，这无助于救治自己的孩子。

客房没有修好的门还挂在门框顶部的铰链上，在风中摇摆，发出声响。一只小鸟飞过马路，停留在橡树上，翘着头，尖叫声和哭声不时从厨房传出。最坏的烫伤似乎是在右臂和肩膀，冷水冲洗后，小孩子红彤彤的胸部和腹部逐渐变成粉红色，爸爸没有在孩子柔软的脚底发现水泡，但是步履蹒跚的孩子依旧攥紧拳头尖叫着，表情狰狞可怕。父亲看到孩子扭曲的小脸涨得通红，太阳穴上青筋暴起，因而下意识地开始安慰孩子。伴随着父亲肾上腺素的逐渐消退，父亲对孩子妈妈的愤怒在他的大脑里瞬间爆发，仿佛已经累积几个小时。孩子妈妈真是太粗心大意了！

妈妈取了毛巾回到厨房，爸爸并不确定是否要用毛巾把孩子包起来。他想了想，先把毛巾浸湿，然后用濡湿的毛巾包住孩子，将其抱出水槽，放在厨房桌子边缘上安抚他。妈妈一边检查孩子的脚底，一边自言自语。爸爸弯着腰，面对着方桌边缘上的孩子，不断重复着"爸爸在这里，宝宝不怕"来安抚孩子。但是孩子呼吸急促，依旧在尖叫着，似乎任何一种纯粹的声响都可能令孩子的心脏停止跳动。在爸爸看来，孩子那紧咬的嘴唇让他想到刚破门而入时看到的正在燃烧的淡蓝色火焰，感觉孩子依旧在倾斜的锅中被煎熬着。一分钟、两分钟竟如此漫长。妈妈站在爸爸旁边，哼着儿歌，试图安抚孩子，树上的云雀仍旧望着这边。

当裹着毛巾的下摆冒出第一缕热气时，客房房门的铰链在倾斜的门下发着白光。毛巾里还有热汽！爸爸妈妈四目相对，惶恐的瞳孔顷刻间放大，是包裹着婴儿整个腹部和臀部的纸尿裤！他们飞快地摊开毛巾，将孩子放在方格桌布上，解开早已软化的尿不湿，并试图脱下，这时孩子的哭声更惨烈，有气无力地反抗着。夫妇二人这才发现尿不湿竟然还如此烫手，直到现在，夫妇二人才知道宝宝真正被烫到的部位和宝宝一直哭喊着向他们求助的原因，然而，他们却一直没有反应过来。当他们迟钝地解掉尿不湿时，眼前的一幕让两人心头一紧。

母亲不停地呼喊着上帝，双手紧抓住桌角，稳住自己，不至于瘫倒在地；父亲转身踹飞厨房里的干草机，反复咒骂自己和周围的世界，孩子躺在那里，手足抽搐，呼吸急促。如果不是经历今天的烫伤，孩子本该在这时呼呼大睡了。孩子躺在婴儿床上眼巴巴地看着父亲，任凭父亲哼着什么，他伸出小手抓住父亲的拇指，歪着头，仿佛看见了什么。孩子的眼神使父亲感到莫名的悲伤……

故事讲述的是年轻父母处置在家里被烫伤的婴孩的故事，故事的起因是一壶滚烫的热水。蹒跚学步的婴孩与妈妈在厨房里玩耍，爸爸在修理家中的门窗，这时，年轻爸爸突然听到孩子和妻子的惨叫，立即冲进厨房，发现孩子头发上、身上冒着热烟，上身许多部位变成深红色，而孩子妈妈吓呆了，完全帮不上忙。孩子爸爸立刻抱起孩子到了水龙头边，用流水反复冲洗孩子身上皮肤的深红色区域，婴孩身上的这些部位颜色逐渐变浅，但是这时婴孩的惨叫声和哭喊声却丝毫没有减弱，这是为什么呢？孩子痛苦的惨叫声，让我们思考孩子爸爸的这种紧急处置烫伤的方式是否正确？

我们临床实践中，也经常会遇到这样的事情，烫伤孩童的妈妈类似我们的患者家属，患者家属通常在家人罹患恶疾或者遭遇苦难的当下，手足无措，不知道该如何帮助家人走出难关。孩子的爸爸可以隐喻为我们医护人员，有时候我们医护人员看似为患者做了很多事情，但是未必真正回应到或者减轻了患者本人正在遭遇的苦难，我们只是习惯于凭借多年所学或者某种理所当然的“经验”来救治病人，而全然不顾患者本人的感受和正在遭受的苦难及危险境遇。

生命健康叙事理念倡导我们广大医护工作者如果想要回应患者的苦难，首先应具备一定的文本细读能力，判断出患者或者患者家属的核心关切是什么；上述故事中被烫伤孩童的核心关切显然是尽可能快速脱掉纸尿裤，因为纸尿裤里都是灼热的水，但是被挚爱自己的父母亲在情急中给忽视了。不会说话、不会表达的孩童有时类似正在遭遇极度痛苦的患者本人，所遭受的苦难使得患者本人已经无法正确表达自己所需要的医疗救助，因为此时的患者很可能已经昏厥或者奄奄一息，或者濒临死亡状态。

培养医者文本细读的能力可以有效和快速帮助患者和患者家属减少或者消除他们的苦难，更可以提升救治的效率，增强医患互信，进一步提升医疗服务水准，和谐医患关系。

> "讲述和聆听故事是一个建立亲密关系的仪式，能够打破个体的孤立感觉，激发我们的深层次间的相互依赖关系。
>
> （The telling and hearing of stories is a bonding ritual that breaks through illusions of separateness and activates a deep sense of our collective interdependence.）"
>
> ——安奈特·西蒙斯（Annette Simmons）

当呼吸化为空气

保罗·卡拉尼什（Paul Kalanithi）是一位深具文学与哲学情怀、弃文从医的"天才型"的神经外科医生，曾获美国斯坦福大学英语文学及人体生物学双本科学位，获英国剑桥大学科学史与哲学研究硕士学位，以优异成绩获得美国耶鲁大学医学博士学位，即将获得斯坦福医学院外科教授职位并主持自己的研究室。与现代医学之父威廉·奥斯勒一样，保罗最喜欢的书是托马斯·布朗恩爵士（Sir Thomas Browne）的《医生的信仰》（*Religio Medici*）。

然而，在即将抵达人生巅峰的住培最后一年，保罗突然被诊断患有第四期肺癌。保罗说他选择医疗事业，部分原因是想追寻死神："抓住他，掀开他神秘的斗篷，与他坚定地四目相对……"然而这一次他却被死神死死抓住了，昨天还是身着白大褂的医生，今天却穿上了病号服，不得不接受化疗；昨天还在谈论关于疾病的统计学概率，今天自己就成了一个统计数据。然而，保罗提到，虽然获知了罹患癌症的坏消息，但"好消息是，我已经比两位勃朗特姐妹（Emily and Charlotte Brontës）、济慈（John Keats）和斯蒂芬·克莱恩（Stephen Crane）活得都长了"，保罗觉得现在需要做的是，将自己的故事创作出来。自此，他开始以医生和患者的双重身份，撰写《当呼吸化作空气》（*When Breath Becomes Air*）。

出自16世纪英国著名诗人福尔克·格莱维尔（Fulke Greville）十四行诗中的句子，是这部作品的开篇：

> 你在死亡中探究生命的意义，
> 你见证生前的呼吸化作死后的空气。

新人尚不可知，故旧早已逝去：

躯体有尽时，灵魂无绝期。

读者啊，趁生之欢愉，快与时间同行，

共赴永恒生命……

回忆录以这句诗歌中的一句作为标题，意为当一个人过世了，他生前的呼吸已化为空气。他在回忆录的开头接着提到："我翻看着CT扫描片子，诊断很清晰：肺部有无数肿瘤、脊柱变形、一片肝区遭彻底破坏，癌症的扩散面积很大。我是个神经外科的实习医师，眼下是培训期最后一年。过去6年里，我看过无数这样的片子，手术基本上已经无法帮到这样的患者。但是这回的片子可不一样，它是我自己的。"

在《当呼吸成为空气》的前半部分，保罗·卡拉尼什医生讲述了很多他是如何从住院医生成长为熟练医生的趣闻轶事：第一次面对尸体（福尔马林的味道倒尽了他的胃口），第一次在同一天里面对生与死（他忍不住想起《等待戈多》里的台词"诞生横跨坟墓"）。保罗·卡拉尼什提出，医者的职责，不是延缓死亡或使病人回归过去的生活，而是在病人和家属的生活分崩离析时，给他们庇护和照护，直到他们可以重新站起来，面对挑战，并想清楚今后何去何从。

保罗·卡拉尼什医生说，虽然医生和科学家的身份对他生病后读取各种检查的数据有所帮助，但除此之外，这样的身份对他作为患者并无其他帮助。这样的身份不能解答他面对死亡的许多问题。这个时候他才意识到以前自己抵制患者讲述故事是多么愚蠢的行为，那意味着他无形之中扮演的不是与患者一起对抗死神的盟军，而是死神的使者。保罗·卡拉尼什深刻地认识到科学所能发挥的作用如此非凡，又如此有限，科学确实是能够为组织实验数据提供最有用的方法，但是在抓住人类生命最为核心的方面，如希望、恐惧、爱恨、嫉妒、虚弱、痛苦等认知性情感上却是无能为力的。

保罗·卡拉尼什被医生和患者的双重身份撕扯，想通过医学科学来帮助自己克服死亡的恐惧，却最终不得不回过头去从文学中寻找答案。保罗·卡拉尼什医师自述，他在学校时，父母对他功课的要求就像一般来自亚洲的移民，考试一定要全班第一。而他在学校最拿手的是英国文学与人类生物学，后来如愿进入斯坦福大学主修这两个科目。在求学过程中，他开始思考，要过怎样的人生才会觉得生命有意义，而后渐渐领悟到，文学不只可以帮忙了解别人的经验，也能促使人们利用这些丰富的资料，激发道德反思。

他经过深入的文学与哲学的研读和思考，并由此积极追寻生命的意义。同时，他发觉自己对人类生物学产生兴趣，进而接触到对神经科学的研究后，才领悟到人类透过大脑的各种功能建立人际关系，并由此找到个人的人生意义。保罗·卡拉尼什医师后来参加神经科学与伦理学的学习营，参访了一所专门照顾严重脑伤的病童收容所，看到诸多脑部受伤以后丧失人际沟通能力的病人，他更加深信，人脑是促使每个人追寻生命意义的枢纽，也由此悟出他在钻研文学、哲学之后，还可以透过神经科学的发展，更了解"人类之间的关系"，而这很可能正是形成"意义"的磐石。

保罗·卡拉尼将深入的文学与哲学研读与自己的临床经历及患病经历结合起来，在《当呼吸化为空气》的创作过程中，不断追寻生命的终极意义。他领悟到，人类建立人际关系，而且从这个关系中找到个人的人生意义。在生命的最后阶段，保罗·卡拉尼什与夫人露西共同讨论生命末期的各种选择，而决定不要插管，要有尊严、舒适地死亡。最后他在家人（包括不到1岁的小女儿）的围绕下，向大家道谢告别，而后以静脉注射药品来缓解呼吸的急促和困难，在陪伴和祝福声中平静过世。

> "乐不在外而在心。心以为乐，则是境皆乐，心以为苦，则无境不苦。善行乐者，必先知足。人能以孩提之乐境为乐境，则去圣人不远矣。"
>
> ——清代文学家李渔《闲情偶寄》

苏祖斐与扫地僧

苏祖斐说："为孩子的健康服务，这是太阳底下最有爱心的事业。"苏祖斐是一位善于表达、喜欢讲述和分享故事的医生，也是一位喜欢发挥自己叙事想象力创作故事的医生。苏祖斐一度爱好文学，曾师从词曲大家吴梅先生，学习古典诗词。她从小腹有诗书，勤读不殆，虽然以儿科医生身份被载入史册，但用她本人的话说，自己"本来成为一名教师是理所当然的，也是很自然的"。良好的文学叙事素养为苏祖斐日后的医学临床工作和研究奠定了坚实的人文基础。

除了儿科专著之外，苏祖斐还创作过回忆录和自传类的叙事作品《我的医学生涯》。这是一部自述其人生经历的短篇故事集，从童年往事到九旬寿宴，字里行间是其对人、对事、对物的怀念，也有游历记趣及对人生的思索。《苏祖斐百岁回忆录》这本书记录了苏祖斐对人生经历的回忆和深切感悟，可以说是一部很难得的叙事性反思作品，读来韵味无穷，给人以激励和启迪。

出身名门望族的苏祖斐，在家族遭遇变故之际，仍能保持良好的心态。一战爆发后，苏祖斐的父亲苏本炎在大流感中辞世，因其经营的事业未得到妥善安置，导致债权无法追回，家中债务缠身。然而，艰难的生活并没有压垮这个曾经的望族，苏祖斐的母亲在家中"顶梁柱"倒下后，曾带着7个子女入住坟屋。坟屋3间，墓前栽着松柏，空地上种有蔬菜，在艰难的生活环境中，苏家子女始终认为，只要心情舒畅，一家人其乐融融，精神富足，即便物质匮乏，依旧可以自得其乐，坟屋与一座乡村别墅并无二样。

《苏祖斐百岁回忆录》有一篇对长寿思索的文章，在某种意义上阐释了苏祖斐良好的个人叙事调节能力。她出生于戊戌变法之年，历经战乱与世事变迁。解放前，其家园被毁，流离失所；古稀之年遭遇"文革"；多年来，其依旧废寝忘食，夜以继日地工作，虽自觉太过劳累，但由于救活了许多患儿，内心亦得到满足与平衡，故能苦中得乐。苏祖斐认为保持良好心态，懂得看到故事的光明一面而非灰暗面，与人和善、豁达，凡事莫要斤斤计较和钻牛角尖，与人建立亲密叙事连接是其长寿的主要原因。

在《苏祖斐百岁回忆录》中，我们经由她在"文革"中的一些故事可以洞悉她的心性。当时苏祖斐已届七十，业已成为国内最著名的医学教授及儿童营养学家，但被"造反派"打成"反动学术权威"。除了被挂牌批斗，苏祖斐还要在每天凌晨起来为医院打扫、清洁及倒垃圾，日间还要继续做初级护理工作，但我们从这篇故事的字里行间看不到半点怨愤，反而是在劳动中悟出法国启蒙思想家伏尔泰的格言"生命在于运动"的真谛，甚至在劳苦之余还希望有高僧能写出一部《扫地经》来。阅读苏祖斐的生平故事，我们眼前浮现的是一位心境平和、随遇而安的知识女性。

家族故事是整个家族拥有的共同历史，了解家族故事可以加强情感纽带，为后代提供一种延续、持久的关系和价值观。为了传承家族文化和精神，时至今日，苏家依旧保留着家庭聚会和家族叙事的优良传统。每年特定的日子，无论是闯荡在祖国各地，还是远在海外，苏家人都会如期回沪聚会。在聚会上，大家分享着彼此的故事，记录一年间的成长与变化。充满亲情的文字体现了流淌在这个家族里上百年积淀的文化底蕴，并形成一本本宝贵的家族叙事记录，被家族亲友珍藏，流传后世，启悟后人。

苏祖斐家族多人受其影响选择从事医学职业，一生信守医德，从医济世。苏家在祖斐之后出了20名医生，几乎各科俱全，成为医学世家。苏祖斐的大侄女苏肇琇（1925—2007）曾任401医院主任医师、副院长等职，党的十二大代表，全国"三八红旗手"。2007年，原济南军区授予苏肇琇生前所在的诊室为"苏肇琇诊室"荣誉称号。苏祖斐终生未婚，以三弟之子苏肇伉（1938—）为己子，苏肇伉是小儿心血管外科专家，在国内首创小儿先天性心脏病诊治的专科，也是2005年中国医师奖获得者。

西汉大儒董仲舒在《春秋繁露·循天之道》中说："仁人之所以多寿者，外无贪而内清静，心和平而不失中正，取天地之美其身，是其且多且治。"意思是说，敬爱他人的人对外没有贪欲，身心清静、无为无邪，心态平和而不失中庸之道，能效法天地间包容万事万物的美德而修其身心，所以他（她）们才得以多寿，得以制约本人的言行使之符合社会的需要。又说："能以中和理天下者，其德大盛；能以中和养其身者，其寿极命。"认为仁人没有贪欲，内心清净平和而中正，因而多寿。这是对"仁者寿"的诠释。

> "故事是生命的'展现'，当一个人开始说故事，他的生命就产生流动，就不再闭锁在曾经的旧故事里。"
>
> ——生命健康叙事分享中心创始人　杨晓霖

萨拉马戈的童年创伤记忆

1998年诺贝尔文学奖得主、葡萄牙小说家若泽·萨拉马戈（José Saramago）的兄长在4岁突然去世，这对萨拉马戈的童年产生严重的心理创伤，使他对死亡的疑惑与思考一直延续到成年。萨拉马戈将这一创伤叙事化，成为小说《所有的名字》（*Todos os Nomes*）的重要生活原型。

当时没有任何文件证明哥哥已逝的事实，在法定程序上他依然活着。萨拉马戈将这个故事转化为文学叙事，因为他相信"文学与爱是对抗死亡的符咒"。

我们每一个人每一天都在一点点死亡，每一天都处于死亡的过程之中，但有些死亡是积极的、正面的。如果我们不让每天该死去的故事死去，总有一天迂腐陈旧、该死未死的东西堆积太多，就会占据我们整个生命，最终迎来无法逆转的终极死亡。反过来，如果我们每天都在吐故纳新，身体处于生命力十足的状态，我们就不用过于担心健康问题。

在我们一生中，总免不了会遇到创伤。生活中许多事件——从幼童的跌倒、受惊吓，意外事件的伤害，到受霸凌或侵犯，以及遭逢生离死别或天灾巨变，都有可能形成创伤以及相关的身心综合征。越是早年所遭遇到的创伤，其影响越深远，但同时也难被察觉，导致人们得忍受莫名且长期的身心折磨。

文学叙事和童话叙事大多属于隐喻性叙事，它们也能起到照顾人身心健康的作用，帮助未成年人形成健康的身份认同，我们将之称作"叙事照顾"（narrative care-giving）。除了家族历史叙事和日常家庭故事交流之外，借助其他传说、神话和文学经典叙事作品中的故事来促进未成年人社会化进程和成长进程，也是叙事资本积累的一种重要方式，也能成为生命进程中的重要精神食粮。

这些故事具有微妙且强大的潜在"药效"，可以化身对应治疗不同情形的"叙事处方"（narrative prescription）。彼得·列文（Peter A. Levine）就说过这样的话："创伤不是疾病，也不是失常，而是个体在遭遇巨大威胁时，身体本能动员的强大能量无法适当释放转而被冻结封锁在内的情况。"当我们闭锁自己，却看见其他人聚在一起玩得很开心时，我们的自然反应是退缩，而不是靠近。我们害怕被贴标签，被认定是遭到社会排斥的人。于是，我们隐藏起真实感受，即使有人试图与我们互动，仍然不愿表露真心。自卑与害怕联合起来，会使孤独变成自我延续的状况，引发自我怀疑，继而降低我们的自信心，使我们不敢向外求援。

我们常说，创伤在哪里，叙事就要在哪里。创伤是不可理解的，却是可传递的，叙事要承担"传递的行动"。正如美国作家及励志演说家史蒂夫·马拉博利（Steve Maraboli）所言："真理是，除非你愿意放下，除非你已经说服自己，那个故事已成为过去。否则，你的人生无法向前推进。"通过聆听创伤型闭锁者的故事并予以关注和回应，我们能帮助主体化解"还没化解的情绪冲突"，同时能让主体将自己的创伤与他人的创伤连接起来，融入一个更大的故事里，使创伤叙事变成文学创作的行动。

叙事的重点并不在于内容，而是这个传递的动作本身。叙事素养高的人比较容易通过反思与想象将个人叙事与更大的叙事连接起来，顺利走出闭锁，而叙事素养低的则需要其他人的叙事干预，给予走出闭锁所需的能量。

> "一个人从健康王国放逐到疾病王国的时候，身上就戴着疾病的枷锁，在人群中一眼就能被识别出来，相对于疼痛的折磨，让人在生活中蒙羞才是无期徒刑。"
>
> ——钟玉玲

医患眼中不同的治愈

医学哲学家图姆斯（S. Kay Toombs）在30岁时被诊断出罹患多发性硬化症，这是一种无法治愈的中枢神经系统疾病，会造成视力丧失、身体无力或有麻木感、步履不稳，甚至瘫痪。经受多年的反复发病与治疗之后，这位医学哲学家融会自身无尽的病痛经验与现象学分析，不断反思生命与身体、疾病与医学，以及医病关系的伦理基础。对图姆斯而言，在生病中直接体验到的，并不是医生所解释的什么"脱髓鞘性神经病变"，而是自己的手没有力气，自己没办法扣衣服纽扣，双脚沉重得像是绑了水泥块，自己没办法上楼梯和出门逛街。病痛呈现给自己的不只是身体机能失调，而且是以肉身感受到的整体生活的失序与断裂。

知名企业家、年轻人的激励大师李开复先生在自己的书《向死而生：我修的死亡学分》里特别提到：自从得知罹患淋巴癌后，自己仿佛生活在一间玻璃屋内，自己可以看到外面的世界，外面的人也能看到我本人，但是那个活色生香的世界已经远离了我。

每个病人的独特故事，都与诊疗有着非常密切的关系。叙事医学帮助正遭遇病痛折磨的人重新回到自己的病痛经验和真实体验，并鼓励正遭遇苦难的患者讲述自己所理解的生命至暗时刻的真实情感和切身感受，分享自己的苦与乐，欢与忧，因为患者讲述是疗愈的一部分；叙事医学鼓励罹患重疾的人不断哭诉命运对自己的不公，让泪水洗刷掉往日的哀愁和无尽的哀伤，倾听患者也是疗愈的一部分；叙事医学鼓励身处逆境时刻的患者和患者家属利用治疗的间隙阅读一些病友们所写的文章和叙事性作品等，因为阅读是疗愈的一部分。

叙事医学更是鼓励正遭遇痛苦折磨的患者和患者家属将自己对疾病和治疗的所思、所感、所悟付诸笔端，形成文字，因为叙事创作也是疗愈的一部分。叙事医学呼唤临床医护工作者运用自己的叙事素养以及与生俱来的更贴近人性的听说读写故事的能力，在尝试化解患者的忧伤和愤懑，消除患者家属的焦虑和烦躁，抚慰患者孤苦和惊恐的灵魂，带给患者温暖人心的诊疗的同时，也借以抒发自己悲天悯人的情怀和践行自己身为医者的初心。

《一张脸的自传》讲述的是露西与颌骨癌的斗争，以及手术带来的毁容的故事。露西说，"正是这种痛苦，感觉丑陋，是我一生中的巨大悲剧。相比之下，我患了癌症的事实似乎无足轻重。"露西一生经历了38次手术，其中只有5次是对付癌症的，33次手术都是用来对付她失去的下巴。露西与癌症抗争了5年后，又用15年来克服丑陋的脸部给自己带来的痛苦和心理抗争。比起脸部畸形给露西带来的痛苦，癌症给她带来的痛苦似乎要轻微些。

露西的痛苦遭遇给医生提出了一个新的课题——医生眼里的治愈与患者眼里的治愈之间存在视域差异，而且这种差异真实存在着，叙事医学的出现，就是弥补医患之间的鸿沟和视域上的差异，让医者不断践行自己的职业使命感，让患者带着疾病或者那张丑陋的脸勇敢而坚强地活着，践行自己的人生价值和实现自己的人生梦想。露西高中毕业后就读于莎拉·劳伦斯大学，在那里她学习写诗，也交了一些朋友，似乎预示着某种浪漫情缘的开始，但露西始终认为自己太过丑陋，没有哪个男人会看上自己，直到回忆录创作结束时仍然没有安全感。但此时的露西经过叙事创作疗愈后，似乎已经从自己看似丑陋的外表和身份中找到了一些平静，并决心开始"熟悉"和接纳自己的脸和自己新的身份。

露西大学毕业后去了爱荷华大学的写作班，经受了工作上的各种艰辛、孤独和漂泊，后来获得了一份出版合同，写出自己的生命叙事和疾病叙事作品。借由《一张脸的自传》的出版，露西获得了名声和对自我价值的肯定，实现了自己的人生梦想，也帮助那些身处人生至暗时刻的朋友走出困境，走向新生。

《一张脸的自传》还让笔者想起渡边淳一的《红花》。对于书中28岁患有子宫肌瘤的冬子而言，医生帮助她切除子宫实现了生物医学模式上的治愈，却让她背负"没有子宫便不是女人"的思想包袱，丧失子宫所造成的身体和心灵的双重创伤成为冬子人生中无法逾越的难关。后来冬子遭遇了流氓强暴，她整个人已跌进谷底……可也正是因为这次不幸，她的身体却奇迹般地恢复了感觉……渡边淳一以细腻幽婉的笔法，描写女性不可思议的生命活力，与人体奇妙的自愈能力。不幸的遭遇使冬子慢慢改变了自己以往固执和陈旧的观念，最后冬子终于明白，子宫只是孕育生命的袋子，即便失去了它，也不能枯萎了自己的生命……

> "故事能帮助我们留存记忆，提供行动指南，把握道德方向。（Stories are memory aids，instruction manuals，and moral compasses.）"
>
> ——社会心理学家、广播主持人兼记者
> 亚力克斯·克鲁托斯（Aleks Krotoski）

一对医生父子的灵魂对话

巴隆·林勒（Barron H. Lerner）医生的《好医生：父亲、儿子和医学伦理发展史》（*The Good Doctor：A Father，A Son，and the Evolution of Medical Ethics*）是一部典型的医学关系自传叙事作品。这部作品以充满关爱的家庭戏剧的叙事形式，探讨生命伦理领域里的严肃话题，它真诚坦率地讲述了作为医生的父子相处半个世纪的故事，更重要的是展现了父子身处的临床医学机构的发展历史，反映的是近半个世纪以来现代美国生命伦理学从开端到发展到变化的整个过程。

20世纪90年代中期，林勒的父亲跟林勒讲述了一个他用身体阻拦自己的同事，不让他们为一个晚期患者做心肺复苏的故事，并且在接下来的几年里，老林勒以同样的方式结束了他病重的母亲和岳母的生命，不让她们继续遭受医疗带去的痛苦。然而，这些故事激怒了当时的小林勒，他反对医生主导的生命伦理父权主义原则（paternalism of bioethics），提倡患者同意告知和患者自治自主决定（patient autonomy）。

在年轻的林勒眼里，父亲是一位集"将患者放在第一位"的受人尊重的临床医生、教师、研究者和总是在重要时刻"扮演上帝角色"帮助患者做出决定的独裁医生于一体的人。他对父亲扮演的这两种截然不同的形象感到迷惑，因为在新的理念引导下，小林勒在自己的研究和教学中提倡的是患者的权利。

作品的最后一章既讲述自传叙事者的职业生涯，也追溯了父亲去世之前，因帕金森病而被迫退出医疗机构的故事。我们和自传叙事者一起从老林勒医生记了几十年的日记中看到，老林勒医生所秉承的过时的父权主义是由当时的医学科学、医疗机构和患者关于疾病的知识的现状所决定的。随着医疗改革的不断深入，这样的观念才因其历史局限性而逐渐消失。老林勒的日记非常有创意，这位"家长式的医生"（pater familias）似乎是将日记写给包括下一辈在内的未来观众阅读，而非只给自己阅读。

当自传叙事者患帕金森病的父亲面临死亡又无法自己做出决定时，叙事者开始直接面对以前他只是作为旁观者所遇到的困惑。对于年轻的林勒而言，这既是一个个人困境，又是一个职业困境，就像父亲当年对他们的上一代至亲所做出的上帝式的父权决定一样，为了减少父亲死亡过程的痛苦，林勒发现自己只能走父亲的老路，帮助父亲做出他无法做出的最后决定。这时，林勒才真正意识到，父权主义和患者自治并非绝对的二元对立。

年轻的林勒以此为契机，反思了新的医疗现状让医学面临的新问题：对于可能做出不科学决定的患者来说，是否仍然需要医生的干预？我们将原来用于救命的科学技术用来延长死亡的过程这样的做法是否妥当？当人变成了一根管子，点滴从静脉进去，变成尿液出来，这样的生存是否还有意义？对于经济困难的家庭而言，一味地投入高额医药费用延长家人死亡过程是否会造成更严重的后续问题？

叙事医学中对医护人员进行叙事素养检验的工具是平行叙事病历书写或反思性写作。叙事不是简单地罗列事实和素材，而是经过一定的叙事化策略将故事原料加工成具有普世价值的、可以传承下去的叙事作品。

反思实践是以反思作为专业人员维持专业能力以及追求进步的终身学习的方式。西方的教育学家约翰·杜威（John Dewey）认为反思是发展与磨炼智慧的方法，反思是对自己的知识与信念作主动、持续与细心的思考，去了解支持这些知识与信念的背景原因与目的。

心理分析学家汉斯·洛瓦尔德（Hans Loewald）解释说，写作是一种感觉运动行为，通过这种行为，人们将看不见摸不着的非物质思想转化为看得见的物质性的文字，从而使写作者能够将感官无法理解的东西传达给自己和他人。写作时，我们不仅仅在报道，我们还在创造，通过赋予以前的无形体验以有形的形式，使其可见，并首次将自己可能并没有意识到的体验暴露给我们自己。反思性写作本身对写作者而言是一种自我密切关系构建的过程，写作过程可以融合自我与自我、自我与他人视角，增进对自我和他人的理解。

医生通过叙事性反思写作可以和其他医生建立共情连接，建立同理心，这样可以减少医生本人的孤立感。医生在一天漫长紧凑的工作之余，进行叙事性反思写作是一种减压的有效手段，尤其是对于那些经历了创伤性事件的医护人员而言，叙事性反思写作以及叙事性故事分享交流是最有效的舒缓和解压方式。也就是说，医护人员经历的创伤事件越多，越容易陷入情感耗竭（emotional exhaustion）或共情疲乏（compassion fatigue）的状态。

无论是霍尔姆斯还是奥斯勒，无论是萨克斯还是中国妇产科泰斗郎景和院士，他们都将医学教育看作一个漫长的人生课程，他们不断通过文本细读和反思写作认识自己，认识自己的职业，他们的叙事素养与人文精神是日积月累而成的，而非一蹴而就。

叙事调解与沟通的力量

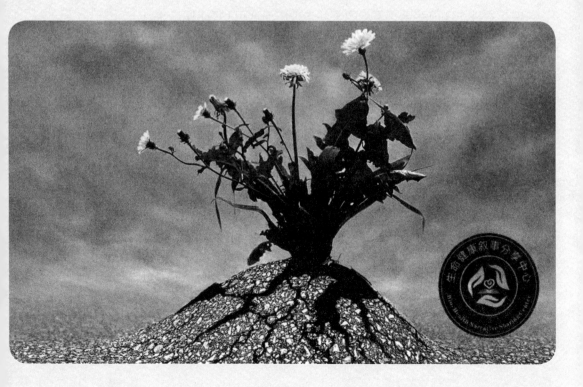

> "语言沟通只是信息的交换，叙事连结却是人性的交换。"
>
> ——生命健康叙事分享中心创始人 杨晓霖

洗手之歌

19世纪中期，欧美产褥热高发，产妇死亡率高，医院被称作黑暗之屋和死亡之屋。匈牙利的伊格纳兹·塞麦尔维斯（Ignaz Semmelweis）和美国的奥利弗·霍尔姆斯（Oliver Holmes）走在时代前列，利用其掌握的专业知识和科学思维，发现了不洗手与死亡之间的关联，继而提出洗手的对策，但是两人命运截然不同。

每年的5月5日被定为"世界手部卫生日"。2020年新型冠状病毒（COVID-19）在全球肆虐，使"洗手"成为人们的日常卫生习惯，然而，"洗手"的历史进程可谓一波三折。100多年前，瘴气论仍然流行，细菌和传染病理论刚刚萌芽，医护人员连接触患者前需要洗手的基本常识都还不具备，使得产褥热成为产妇的噩梦，那时候的医院也被称作"死亡之屋"。19世纪中期，匈牙利的塞麦尔维斯和美国的霍尔姆斯指出产褥热的接触传染性，并提倡医生在进产房前洗手，不幸的是并未被广泛认可和应用。

虽然一个多世纪之后，两位伟大的医生都被尊崇为"产妇的救星"和"母亲的保护者"，但他们的命运却是天壤之别。在几乎同时提出产褥热的接触性传染观点之后，两位医生都受到同时代医学权威的攻击和羞辱。倔强耿直的塞麦尔维斯医生猛烈回击他的批评者，甚至给他们贴上"杀人犯"标签，结果被当作精神病活活打死，终年47岁。而具有深厚的文学素养、享有"炉边诗人"之誉的霍尔姆斯医生，却通过文学和诗歌找到愁闷情绪的出口，通过叙事的方式将自己的内心沉淀，一生之中在医学和文学两个跨界领域都颇有建树，享年85岁。

"最会讲故事的外科医生"努兰在他的《医生的瘟疫》（*The Doctors' Plague*）中讲述了塞麦尔维斯怀抱理想，却屈辱而终的人生故事。作为维也纳总医院第二产区的首席住院医师，塞麦尔维斯发现了不洗手与产褥热死亡之间的正向关系，随后在1847年提出"医生的手就是把产妇送向死神的手"，倡导医护人员为产妇接生前必须洗手，否则产褥热就会借由他们的手传染给免疫力低下的产妇。然而，当时的医护人员不但拒绝相信该病症是不洗手造成的，而且认为塞麦尔维斯要求洗手这一做法是在亵渎医生这一神圣职业。

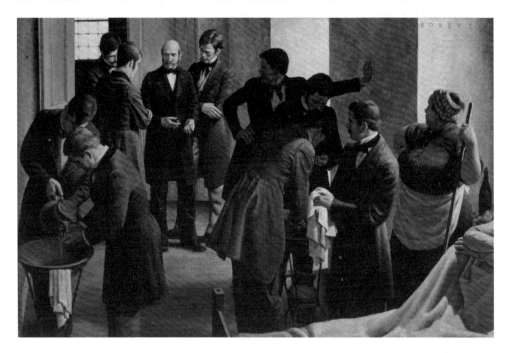

努兰认为，塞麦尔维斯一连串关键的错误决定，不但阻碍了其个人事业迈向成功，也辜负了医界对他使命的殷殷期盼。塞麦尔维斯生性不善言辞，孤僻偏执，他不停地给各个医学权威机构写信，谴责的口吻居多，斥责"医生们在进行一场场惨无人道的大屠杀"。塞麦尔维斯不懂得站在别人的立场上，去理解这么多人反对他的原因，而是一味地继续疯狂地谩骂产科权威和医院管理者，这导致了他的悲剧命运。

无独有偶，在塞麦尔维斯同一时期的美洲大陆也上演着相似的情节，不过两位医生的人生路线与生命结局却截然不同。1843年4月，美国医生霍尔姆斯发表论文《产褥热的传染性》，提出了"产褥热接触传染性"，认为"洗手"是一种防止该疾病人际传播的可行解决方案。然而，当霍尔姆斯将这一观点告知医院管理者与产科权威时，他却被大家谴责，认为他是在"传递诽谤信息，造谣滋事"。与塞麦尔维斯形成对比的是，在疯狂的抨击和诽谤之下，霍尔姆斯没有与反对者针锋相对，而是运用叙事素养去理解他们各自的立场与处境，同时力求从文学创作中寻找创新性的突破口。

敏锐的叙事意识让霍尔姆斯在其生命叙事进程中充满着叙事想象力和阐释

力。在疯狂的抨击和诽谤之下，霍尔姆斯开始想象，如果逼迫医院管理者和妇产科权威承认是因为没有洗手而导致这么多产妇的死亡，未来这个故事的走向将会如何。霍尔姆斯进行了深刻地反思：

> 我提出的洗手能够减少产妇死亡，为什么妇产科权威会不支持？
> 我提出的洗手能够减少医院医疗问题，为什么医院管理者们会不支持？他运用自己的叙事想象力进行了换视角思考：如果我是妇产科权威，一旦我承认是因为没有洗手而导致产妇死亡，那么，死去产妇的家人一定会来找我这个"杀人凶手"讨说法，极端的家属可能会伤害直接为产妇接生并导致产妇死亡的妇产科医生；如果我是医院管理者，当我对外公开承认医生没有洗手是导致产妇死亡的原因，许多产妇家人会涌到医院，导致整个医院的秩序被愤怒的家属所破坏，最严重的情况是，可能导致医院其他科室无法救治患者，医院运营很可能受到严重影响，医院从此走向没落，甚至不复存在。这些都是妇产科权威和医院管理者不愿看到的情况。

从此以后，霍尔姆斯理解了妇产科权威和医院管理者的立场，不再与其针锋相对，据理力争。他想到，要减少产妇的死亡，必须让更多民众意识到洗手的重要性，因而，决定创作关于洗手的诗歌、故事，在民众中进行广泛传播。很快，这些朗朗上口的故事变得家喻户晓，医护人员和民众养成了洗手的良好卫生习惯。事实上，具有良好的叙事反思能力，懂得"行有不得皆反求诸己"的霍尔姆斯非常清楚，妇产科权威和医院管理者只是不愿意公开承认因为没有洗手导致产妇死亡，暗地里，他们并不反对洗手。在双重作用下，医生形成了洗手的习惯。

除了洗手的诗歌之外，霍尔姆斯的叙事性诗歌还对听诊器等新医疗器械在美国的快速推广起到重要作用。颇负盛名的诗歌《听诊器之歌》（*The Stethoscopes Song：A Professional Ballad*）是为赞美法国医生雷纳克（Rene Laennec）发明听诊器而作。

> 诗中讲述了听诊器为一个久病的年迈妇人成功诊断疾病的故事：
> 一位久病的年迈妇人/
> 脉搏非常缓慢，话语却很快速，/
> 医生搞不懂病因是什么，如今，使用听诊器，/
> 听到像苍蝇般嗡嗡的鸣叫，于是，医生确诊："毫无悬念，这是动脉瘤。"

叙事传播效果胜于事实。教育家杰罗姆·布鲁纳（Jerome Bruner）指出，人们通过故事记住事实的可能性比仅记住事实本身的可能性高22倍。这首叙事诗发表之前，听诊器已经在欧洲广泛使用，但是，在当时的美国，医生和民众还未真正了解听诊器的功用，这首诗为听诊器在美国诊所的快速普及起到重要的推动作用，不仅给需要了解新型医用器械的医生提供了参考，也对民众有科普作用。

霍尔姆斯提倡文学与医学的结合，自己更是这一主张的身体力行者，他不但成为19世纪最伟大的诗人，还有诸多形式的文学作品流传于世，如长篇小说《守护天使》（*The Guardian Angel*）、《致命的反感》（*A Mortal Antipathy*）；以对话形式连载的"早餐桌系列"《早餐桌上的诗人》（*The Poet at the Breakfast-table*）和《早餐桌上的独裁者》（*The Autocrat of the Breakfast-table*）；传记作品《爱默生传》（*Ralph Waldo Emerson*）和游记《我们在欧洲的一百天》（*One Hundred Days in Europe*）等。霍尔姆斯在他生活时代的美国达到了家喻户晓的程度，有"炉边诗人"之誉，他创作的早餐桌系列也被现代医学教育之父奥斯勒列为年轻医生必读的睡前人文"床头书"，霍尔姆斯因此被誉为"世上最成功的医生和文学家的组合"。

现代医学之父威廉·奥斯勒在1918年的演说中提到：

> "医学领域当中有两类人：一类是伟大的变革者……有抱负，有思想，走在自己所处的这一代人的前列……但是颇具争议……通常被同时代的人所误解，所鄙视，所拒绝；而另一类医生超前于自己所处的这一时代，但是有与这个时代同呼吸共命运，一起前行的决心……他们过着更幸福的生活，更有可能真正实现自己的理想与抱负。"

塞麦尔维斯就是前一类人，而霍尔姆斯是第二类人。塞麦尔维斯由于不愿与同时代的同行和同事建立叙事连接，不懂得运用叙事想象力，反思自己"行有不得"的原因，未能"反求诸己"，反而是一味地从自己的视角出发，忘记了在思考如何拯救产妇的同时，还要想象如果医院管理者和妇产科权威公开承认因没有洗手导致产妇死亡，事件会朝什么方向发展，会对医院造成何种重大影响，会给妇产科医生带来什么样的灾难和危险，因而，塞麦尔维斯成为了第一类人；而霍尔姆斯则能与同事及同行建立内在的叙事连接，懂得运用想象力预知未来，最大化地理解相关人员的决定，最终获得同行尊重，还顺利解决了减少产妇因感染而死亡的问题。

"讲故事才是医学所在，对于临床技能而言，相比其他测试、生理或药学方面的知识和技术水平，引出、阐释和交流故事的能力是更重要和更基础的一项技能。

（The storytelling is really where the medicine is. There is nothing that I can think of, there is no kind of testing, there is no sort of physiology or pharmacology that is more essential to clinical skill than the ability to elicit, interpret and communicate someone else's story.）"

——麻省总医院全科医生及驻院作家

苏珊娜·科文（Suzanne Koven）

如侦探般的眼睛

相传妈祖俗姓林，出生于宋朝福建省兴化军莆田县湄洲岛，父亲为林愿。妈祖一出生则不哭不闹，因而取名为默，又称林默娘。林默娘从小具备其他人不具备的细节观察能力，一天，父亲林愿外出遇到一名疯道人，见其可怜便接到家中，家中众人皆嫌弃之，鄙夷之，即使受林愿派遣去送饭，也都掩鼻快速离开。

但是，默娘非但没有嫌弃，而且对他有好奇心，观察到其他人没有观察到的细节。疯道人睡觉的床和坐的凳子皆为三条腿，默娘深感这道人绝非等闲之辈，于是跪求解开《无字天书》的方法。果然那道人将心法传授于默娘，当默娘抬头看时，却发现道人竟是太上老君所变。此后默娘致力于为乡亲百姓治病救人，被人们称为活菩萨。

这则故事也显示了中国传统医学传授过程中强调的"得人乃传，非其人勿教"这一要求，这里的"其人"指的就是圣人。《素问·气穴论篇》强调医道深远，其非圣帝，孰能穷其道焉，是说医书是透露生命秘密的书，阐述天道与人体感应的道理，只有圣人拥有别人所听不到的讯息的特殊禀赋，所以，禁方不能泄漏，不得妄传的禁令不是不传、不教，而是得人乃传。再者，先修炼医术、医道和医德，圣人则成，真传乃得。

孔子曰："我非生而知之者，好古，敏以求之者也。"孔子评价自己：我并不是一个天生博学广知的人，我只是一个热爱古典文化，勤奋学习、不断求知的人。

斯坦福医学院的亚伯拉罕·维吉斯（Abraham Verghese）医生在他的TED演讲稿——《医生的关怀》（*A Doctor's Touch*）中有一段关于柯南·道尔在爱丁堡医学院学医时的老师约瑟夫·贝尔爵士（Sir Joseph Bell）为门诊患者看病故事的描述：

贝尔医生有一天坐诊，他让他的实习生们坐在屏风后面观察。

一位挂完号、牵着一个孩子的女患者被带到了贝尔医生的门诊室。柯南·道尔这样描述他们之间的对话：

女人说：早上好！

贝尔说：你从本泰兰港坐渡船过来，一路顺利吗？

她说：挺好。

贝尔说：你的另一个孩子交给谁了？

她说：我拜托住在利斯的姐姐照顾了。

他说：那你到诊所来有没有从因弗利斯一带抄近路呢？

她说：没错。

贝尔道：那你还打算在油毡厂干活吗？

她说：是的。

贝尔向他好奇的学生们解释道："当她说你好的时候，我听出她的法夫口音，而离法夫最近的渡船是在本泰兰港，所以我推测出她是从那里过来的。你们应该也注意到她手臂上搭着一件外套，这件外套对跟她一起来的孩子来说太小了，所以她开始肯定带了两个孩子来，途中将其中一个孩子托付给什么人看管了。还有我看到了她鞋底上的泥，除了植物园，爱丁堡方圆百里内没有这种红泥，所以她肯定是从因弗利斯一带抄近路来这儿的。最后，她右手手指有皮炎，这种皮炎只见于本泰兰港的油毡厂工人，是一种职业病。"

在这段门诊对话中，女患者就像一个等待医生进行细读的文本，她的身上到处都有可以将她的故事串联起来的线索。著名现象学家、哲学家艾迪特·施泰因（Edith Stein）认为"共情就是抓住当下"，因而，在帮助患者构建故事前，必定涉及个人观察，比如读出患者写在脸上的忧愁，手上和脚上的人生故事。因而，根据施泰因的观点，我们不能只是阅读虚构作品，因为虚构作品只是人物的再现，没有眼神和身体接触与直接的情感碰撞。因而，我们还应将虚构阅读的成果应用于对患者的现场观察之上。

维吉斯提到，将患者作为一个文本来阅读和讲述，并非将患者客体化和去主体化。维姆·德克斯（Wim Dekkers）在《诠释学与身体经验：下背痛案例》（*Hermeneutics and experiences of the body：The case of low back pain*）一文中，强调"医学工作即是诠释工作"，也就是说，"病人即文本"。维姆·德克斯依据达里恩·勒德（Darien Leder）的三层区分来看待"病人文本"：初级文本就是临床诊疗时与"生病个体"的遭遇；次级文本是包含体验的、叙述的、生理的、工具的文本；第三级文本是病人的病史和病例表等。病人是"需要借助一系列复杂的次要文本来阐述自我"的"主要文本"。

"患者是医生必须去细读、去研究和去理解的文本"，但这些文本不单由身体器官组成，还由负载感情的故事组成。除了听患者的呼吸和心音之外，我们还应该倾听关于情绪和关系的故事，当我们积累了大量的叙事阅读经验，"懂得如何去细读和观察时，患者的身体在我们面前就会变成一部处处有启发，告诉我们关于患者各种故事和情节的手稿"。

对于具有非常深厚的文学阅读经验和非常丰富的门诊实践经验的贝尔医生而言，他能够读出的有用信息比不具备这两种经验的实习生们要丰富和精确得多。贝尔医生经常向学生强调"对于医生职业而言，察人于微的素养非常重要，琐碎故事和细节里可能蕴含丰富的意义"。贝尔医生相信医生和侦探都必须培养观察力，并且认为任何人培养这种能力都可使生活变得更加有趣。贝尔的妹妹曾在回忆兄长的时候说道："一家人坐火车旅行，他会告诉我们车上的其他乘客从什么地方来，到什么地方去，以及他们的职业和习惯。他不必跟他们谈话，就能准确无误地做出推断。"

> "当医生坐在诊室或在病房走动时，面对的并不是肾脏和心脏，而是复杂又不完美的受苦之人。"
>
> ——凯伦·希区考克（Karen Hitchcock）

就在眼前的诊断

玛赛拉·贺兰德兹（Marcela Hernandez）是一位12岁的拉美裔患者，因为肾脏无法正常运作而住进儿科。对于不能快速诊断的患者，我们一般都会让其住院以找出问题所在，力求毕其功于一役；做所有相关的检查、照X线片，进行会诊；在几天内提出诊断及治疗方案。肾脏无法正常运作（初期肾衰竭）在儿童身上很少见，所以每个人都很担心，也感到困惑不解，所以每天早上7点，她的医疗团队会围在她的床边。实习医生会总结并报告前一天得知的信息，例如检验结果、会诊结果、目前肾功能的状况等等，住院医生聆听完后会给出新的医嘱。玛赛拉住院3天后，各种检查依然找不出她初期肾衰竭的病因。

玛赛拉住院一周后，周五早上，我们都聚在她的床边，住院医生检查了目前为止诊断上发现的一切信息，毕竟，那才是最重要的，唯有诊断正确，才能提供正确的治疗。接着，住院医生为了厘清自己的思绪，也为了指导我们这些学生，他按部就班地逐一解说我们现在已经知道的一切状况。

他提醒我们，肾功能衰竭一般有三个原因：肾前型、肾因型、肾后型。肾前型指血液进入肾脏有问题，所以如果心脏或肝脏受损，或是连到肾脏的动脉受阻，就会导致肾前型衰竭。不过，玛赛拉的心脏、肝脏、血管都很好，所以我们排除了肾前型病因，可以把那些诊断排除在清单外。接下来是肾因型衰竭，即某种系统性的流程破坏两个肾脏，例如：感染、发炎、癌症。到目前为止，所有的相关检测都是阴性的，但玛赛拉尚未做肾脏切片检查，所以肾因型依然有可能性。后一个是肾后型病因，亦即肾脏没问题，但是把尿送进膀胱的排尿管里，有东西挡住肾脏过滤出来的尿液。他告诉我们，那是我们今天想探索的问题，这种情况在儿童身上很罕见，有肾结石和肿瘤的老人才会出现肾后型衰竭。因此今天玛赛拉的尿道里会放上膀胱镜，以寻找结石、肿瘤和其他阻塞物。那天下午，玛赛拉的膀胱镜检查结果出来了，是肾后型，她的膀胱排尿进入尿道的地方长了某种肿瘤，阻挡了部分尿液的排出，膀胱到输尿管的压力不断累积，最后也压迫到肾脏，导致肾脏开始衰竭。

病理科的诊断报告显示不是癌症，而是神经纤维瘤（neurofibroma），一种良性肿瘤，但它只可能是"多发性神经纤维瘤"（neurofibromatosis），俗称"象人"症，这是很可怕的一种诊断，它是"神经纤维蛋白"（neurofibrin）突变或缺乏所造成的。这种蛋白可以阻碍身体内的肿瘤、囊肿、肿块成长，当蛋白无法发挥效用或缺乏时，就会像罹患多发性神经纤维瘤的患者那样，到处长肿瘤，不仅长在膀胱，也长在骨骼、肌肉、皮肤，甚至大脑中。它通常不会癌变，但会造成很多伤害，引起癫痫、骨痛、神经损伤等。它也会出现在皮肤上，导致身体，甚至脸部变形扭曲。此外，多发性神经纤维瘤是染色体显性遗传，这意味着玛赛拉将来的孩子有一半概率遗传到该病。

当我（作者维多莉娅）被院方委托将这一诊断信息告知患童妈妈时，我发现患童的妈妈作为陪护者一般直到晚上才出现在病房里，我由远及近地看到这位中年女性脸上和脖子上似乎布满像种子发芽一样的东西。随着她逐渐走近，我发现她全身布满了神经纤维瘤，就像我刚刚在教科书上看到的照片一样。她看上去很疲累，脸上长了数十个息肉、疙瘩、囊肿，挂在鼻子、眼皮、腋窝和脖子上。原来玛赛拉的母亲就是多发性神经纤维瘤的患者，而我们却为了得到那罕见的诊断花费了大量的时间、心力、智慧，让患者的家庭承担了本不必支出的费用。正当医生们还在为那出色的诊断结果感到如此骄傲和自豪的时候，其实只需随便看一眼患者母亲的脸就能一目了然，快速得出诊断结果，省时省力又省钱。

在小患者玛赛拉的身上，身为执业医生的我们错过了一些显而易见的征兆。虽然鉴别诊断把我们导向正确的道路，从肾前到肾因再到肾后，我们得出了正确的诊断，但比应该诊断出来的时间要长了很多，而且浪费了许多医疗资源。毕竟，玛赛拉的母亲每晚都来探望她，病房里的医务工作人员一定有人见过小患者的妈妈。大概是没有护士或实习医生联想到那个疾病吧，因为病史里也只字未提那个病。难道没有哪位医生问过已经12岁的小患者，家族里有哪些其他遗传病史，或者其他医疗问题吗？为什么对玛赛拉做身体检查时就没有发现呢？

我们花了一周的时间，做了所有昂贵又痛苦的检测后才得到诊断；一周时间里小患者每分每秒又遭遇到了多少苦难、忧伤和惊恐呢？尽管在循证医学时代，医疗行为可以凭借先进的科学技术（诊断技术）快速做出鉴别和诊断，最终得到正确的诊断信息，进而辅助医生有针对性地作出治疗，但是所有医疗行为最应该有的基于对患者和患者家属的观察和交流或者叫叙事，却经常被严重忽视或者视而不见。

中医对患者问诊时总是喜欢望闻问切，这是很宝贵的优良传统；西医不用切脉，但至少要保留望闻问这三个优良传统。从上面的小故事里，我们不难看出，建立医患之间多维度的叙事连接，多聆听患者生病前后所讲述的故事，多从另外一个视角听一下患者家属讲述患者本人患病前后的故事，就可以全方位了解患者本人及其罹患的疾病，而不是完全将诊断和治愈寄希望于各种仪器设备的化验和检测等。医患叙事和循证医学齐头并进，可以有效减少误诊和漏诊的发生，甚至可以有效提升诊疗和救治的效率，进一步提升医疗服务水准和患者满意度。

（故事节选自维多莉亚·史薇特（Victoria Sweet）在《我的慢疗之路：拒绝没有灵魂的医疗，一场追求医者初心的朝圣之旅》（*Slow Medicine：The Way to Healing*）

> "凡作医师，宜先虚怀，灵知空洞，本无一物；苟执我见，便与物对；我见坚固，势必轻人，我是人非，与境角立，一灵空窍，动为所塞，虽日亲近人，终不获益，白首故吾，良可悲矣。"
>
> ——（明）缪希雍《本草经疏·祝医五则》

茉莉花香

除夕夜，病区里一个病人都没有，正当我沉浸在书本中的时候，病房大门呱唧一声被推开了，一位满头白发的爷爷推着一位白发苍苍的奶奶满脸愁容地向我走来。看到他手上住院通知单的那一刻，我的心瞬间被拉回了现实，不再沉浸在书本动人的故事情节中。爷爷着急地对我进行了交代后就赶回澳门了，所有照顾奶奶的重任都要落在我身上，热饭、吃饭、喝水、如厕……让人应接不暇。

"护士，护士快点来呀，我要喝汤，帮我热一下！""你笨手笨脚的，怎么做护士？把我的衣服都弄脏了，你赔得起吗？"这是一个衣着精致的老奶奶，刚才还黯淡无光的双眼一下子充满了怨气，愤怒地对着我！"对不起，汤有点烫，我不是故意的，我帮你把衣服换下来洗干净好吗？""你给我出去！"我只能默默地退出奶奶的房间，摸着被汤汁烫伤的手，忍不住躲在值班房里低声抽泣。

我真的想家了，父亲说家里年过九旬的奶奶因为我今年又没有回家过年，不愿意吃年夜饭，还发脾气，在电话里我使出"十八般武艺"终于把奶奶给逗乐了，今晚住院的老奶奶，会不会也是因为今天是除夕，而身边连一个亲人都没有，所以才心情不好？正在住院的奶奶是不是也像我家乡的奶奶一样，除夕夜正在思念远方的亲人呢？想到这，我突然释怀了，眼前病房的老奶奶不就是我远方的奶奶吗？

我重新整理了一下心情，再次来到奶奶的房间，用哄家里奶奶的方式去哄老奶奶，她对我的态度终于缓和了一些。奶奶告诉我她有腹胀的情况，自己有快一周的时间没有排便了，即使诱导、按摩、灌肠都解决不了问题，最后我用手一点一点地帮她抠出来。当所有粪便都抠出来的时候，她如释重负，深深地吸了口气温柔地说："你是我见过的最可爱的姑娘！我已经很久没有这种轻松的感觉了，谢谢你！"

"没关系，看到你舒服，我也很开心！"我已经气喘吁吁，汗流浃背，满身都是粪臭味！可能是意识到自己刚才言行过激，奶奶突然有点不好意思起来。病房很安静，只有时钟在滴答地响，情侣路上的灯火，照进蓝色的玻璃窗，落在奶奶苍白的脸上。看着眼前这个雪鬓霜鬟的老人，在除夕的夜晚一个人蜷缩在医院的角落里，我心里突然很难过，悄悄地回到值班室为奶奶泡了一杯茉莉花茶。奶奶接过我手中的茶，看着雪白的花瓣在水中旋转，升腾的热气中弥漫着花香，陷入了往事的追忆中。我只是安静地在奶奶旁边坐着，看了一会书和手机。过了一会，奶奶语重心长地和我讲起了一个这样的故事。

奶奶说："我女儿以前经常会把茉莉花晒干给我泡茶喝，10年前她在一场车祸中去世了，后来就再也没有人给我泡茉莉花茶了。今晚我穿的衣服是女儿走之前买给我的新年礼物，所以姑娘，当你把汤洒在我衣服上的时候，我特别难过，她走的时候就和你一般大小。"老奶奶喃喃地边说边握住了我的手，眼神变得柔和，仔细端详着我，仿佛我就是她的女儿。身为奶奶女儿的同龄人，我也能感觉到奶奶的艰辛和不容易，毕竟是白发人送黑发人啊。我流下了眼泪，用双手紧紧握住奶奶的手，我能感觉到奶奶的手一直都在颤抖，嘴唇也在颤抖，眼睛里都是泪水。我就说了一句："奶奶，您想哭就哭出来吧，您住院期间，我会像您女儿一样天天给您泡茉莉花茶喝的。"

窗外，烟花礼炮在情侣路上空绽放，那姹紫嫣红的烟花在柔美的夜里争相斗艳，仿佛在诉说着，一切都会过去，幸福的生活马上就会到来。海面上也倒映着烟花的绚烂多姿，影影绰绰。我悄悄擦擦眼泪对奶奶说："奶奶，今晚我们一起过年，让我们去阳台看看烟花，一起祈福吧。"我们来到病房的阳台上，头顶的烟花缤纷璀璨，在黑色天际绽放着芳华，照亮了香炉湾的海面，也照亮了我们的心。看着人头攒动的情侣路，我们沉浸在迎接新年的喜庆里。不知不觉中奶奶靠在我身边睡着了，我们的手依然紧握，偎依在黑夜里，今天，我们就是相聚在除夕夜的一家人。

那一夜奶奶轻扬着嘴角，睡得很安详，在橘色的灯光下，像一朵盛开的茉莉，我想她在梦里肯定见到了自己最思念的亲人。接下来的一段日子，奶奶总是用一种很慈祥的目光打量着我，对我嘘寒问暖，并且嘱咐我一定要吃早餐，不要过度操劳，保养好自己的身体。后来奶奶出院了，尽管依依不舍，但是看得出奶奶还是很高兴，毕竟可以回家了。我继续忙着我的护理工作，几个月后，我收到了一封装着茉莉花的信笺，淡淡的清香扑鼻而来，是奶奶特意嘱托亲人寄给我的，以表示对我的感谢、思念和慰问。看到信里面歪歪扭扭的字，奶奶的音容笑貌再次浮现在我的眼前，我的眼眶再次湿润起来。

我们的日常护理工作总是忙忙碌碌，鲜有空闲时间思考自己的人生以及生命的意义。医院的病房里总是在上演着人世间的悲喜剧，唯独这位奶奶，给我留下了深刻的印象，让我更加坚定从事护理工作的初心。叙事照护和人文关怀不能停留在嘴上，只是说说而已，而是要付诸到具体的实践和行动中。老吾老，以及人之老，幼吾幼，以及人之幼，我和奶奶就这样静静走进了彼此的生命，在平凡的日子里，互相慰藉，彼此温暖。护理工作也总是平凡而细碎，有时一个不经意的回眸，一个温暖的微笑，一杯热气腾腾的茶水，一次充满情感的触摸，就让我们可以感受到生命的厚重以及人情的冷暖。叙事护理和人文关怀一直呵护着我们的心灵和健康。

"现代护理之母""提灯女神"南丁格尔讲过："护理是一种有智慧地管理和照顾病人之道，医疗和护理的目的在于使千差万别的人在最短的时间内达到治疗或者康复需求的最佳身心状态，这本身就是一项'最精细的艺术'。"

愿叙事护理之花随处播种，随时开花，给千家万户带来芬芳！

（本文素材由中山大学附属第五医院赖小环提供）

"在医院里，我们能做的最好研究就是与人谈话，聆听他们的生命故事。"

——生命健康叙事分享中心创始人　杨晓霖

糖尿病背后的创伤故事

米歇尔·欧杜尔（Michel Odoul）在他的《疼痛的隐喻：透视疾病背后的情绪、压力与痛苦》（*What Your Aches and Pains Are Telling You*）中提到了一位三十几岁的糖尿病女性患者，这位患者想要孩子，却被糖尿病所阻碍，到处求医，但医生都只是给她开降糖的药物控制。而欧杜尔愿意主动去倾听她疾病背后的故事，发现她的疾病状况与她童年遭遇的悲剧和家庭对她内心创伤的忽视有关，恐惧和负疚感没有得到及时的纾解，不断地干扰她之后的生命健康，导致她罹患疾病。

在7岁时的某一天，她带着妹妹出去玩耍。走在路上，一辆对面的车突然偏离车道，将她挚爱的妹妹撞飞在路边。她带着无尽的惊惧目睹了妹妹死去的惨烈场景，之后连着几个星期，她几乎无法说话，也无法表达失去妹妹的悲伤。血糖升高本来是遭遇突发悲剧时的一种自我保护机制，但家人只顾处理妹妹的后事，完全忽略了姐姐也是车祸的受害者。也就是说，父母在这件事情上没有与她建立任何叙事连接。

之后的很长一段时间，妹妹被撞飞的那一幕挥之不去地在她脑海里重现，成为她迈不过去的坎。6个月后，她出现糖尿病的初期症状。在欧杜尔的叙事介入下，这位患者不断讲述儿时的这段故事和记忆，而在不断地被倾听和安抚之后，她的血糖缓慢降低。几个月前这位年轻女性怀孕，后来生下一个可爱的女儿。

假如在悲剧发生之后，她的父母能够关注到她的心理状况，及时对她进行死亡教育和哀伤辅导，那么，妹妹被撞的那一幕就会成为过去的故事，不会一直影响她当下的生活，她就不会一直闭锁在创伤经历中无法走出，成为儿童糖尿病的受害者。

这个故事让我想起"欧洲三大畅销小说家之一"的法国作家塔吉雅娜·德·罗斯奈（Tatiana de Rosnay）的《隔世心锁》（*Elle s' Appelait Sarah*）里的主角——萨拉（Sarah）。小说以二战期间真实的"冬赛馆事件"为背景，讲述被巴黎警察逮捕的犹太女孩萨拉逃离集中营，辗转回到巴黎，成年之后自杀的故事。萨拉为保护4岁的弟弟米切尔，将其锁在壁柜里，成功地躲避了纳粹的抓捕。然而，年幼的她完全不知道，自己与家人踏上的是一段没有回程的死亡之旅。眼见自己离巴黎越来越远，萨拉手里紧握着钥匙，心里越来越焦虑，越来越恐慌。

当一路辗转好不容易逃回巴黎住所的萨拉打开橱柜时，见到的却是已经死去多日的弟弟，他那黑瘦蜷曲的身躯成为萨拉难以磨灭的记忆。尽管岁月将萨拉雕塑成一位成熟美丽的女性，但萨拉的生命早已停滞在1942年7月的那一夜。一枚看似不起眼的小钥匙负载着过去的全部秘密，它无时无刻不在提醒着萨拉，正是自己当年用钥匙将弟弟的生命锁死在了壁柜里。

萨拉后来移居美国，结婚生子，也有了在外人看来美好的家庭，但她内心里的"负耻感"（sense of shame）却宛若一条亮着獠牙的毒蛇，紧紧地缠绕着她，让她窒息。丧亲造成情感压抑、麻木，导致萨拉即使在长大成人后，她内心深处的家也早已不存在，她的家人早已死去，只有她一个人苟存于世，幸存者的罪恶感、谋害弟弟的负疚感和生命的虚无感深植于心。一直困在罪恶感和负疚感中的萨拉无法融入身为人妻、身为人母的叙事进程中，陷入了万劫不复的闭锁状态。过去的创伤记忆始终在持续影响着当下的萨拉，从少年到成年，负耻感终于压垮了她，她最终以自杀了结了痛苦的一生。

也就是说，假如这位糖尿病患者没有遇上欧杜尔这样的叙事素养高的医生，即使她成功生下孩子，有可能最终还是走不出自己童年"杀人者"的阴影。她会对自己照顾孩子的能力产生严重怀疑，然后从创伤型叙事闭锁走入疑虑叙事闭锁，最终毁掉家庭生活。

正如著名诗人、作家萨古鲁（Sadguru）所言，"试图从外在来修复健康是一个十分费力的过程。如果你能一直触及最内在的核心，那么健康就会是一个自然而然的现象。"在叙事介入中，介入者充当的只是一个引领者、支持者和陪伴者的角色，突破局限自身困境和化解压抑内心力量都源自患者自身的内在资源。叙事介入就是通过聆听患者的故事，把握患者递出的求助信号，挖掘出潜藏于其内心中对美好故事和人生愿景的期待，从而开创不一样的结局。

> 鲜活的比喻恰似闲话家常，谈笑间流露出深刻的生命领会。
> 简单的寓言恰如明灯一盏，瞬间朗照排解心中的幽晦积郁。
> 隐喻的故事看似狭小窗口，展望开去却是全新的开阔视野。
>
> ——生命健康叙事分享中心

开花的佛桌与宽容的心

隐喻叙事比起说大道理更容易影响受众的认知，使其放下防备之心，主动与其建立信托关系。事实上，许多道理大家都懂，然而，一旦真的面对就总是陷入无法行动的消极态度中，这是因为讲道理的语言只会停留在"知"的层面，无法让受众"听之于耳，动之于心"，引发其产生清醒地看到自己状况的"镜像效果"和"自觉行动"的能力。在教导子女、教育学生和其他情境下的日常沟通中，如果家长、教师、医者等可以加入恰到好处的隐喻，常能诱发孩子、学生或当事人的成长力。

2022年，我们在医院查房时遇到一位21岁的自杀未遂青年启明，他的病床边无人陪伴。在我们短暂的交谈中，启明表达了他想见父母的愿望。我们联系到他的父母，却没想到他们一接电话就把启明数落了一通，将其说得一无是处。原来，启明家里条件不错，但是从小顽皮，不好好学习，高中辍学后，一直没有学一门技术或谋生方式，只靠家人补贴度日。启明挥霍无度，父母无奈之下，断了他的供应，启明愤而离家出走，不久之后，就在出租屋里选择了自杀。父母对他已经感到绝望，不想再理会他。我们深知直接劝父母接受启明这一做法一定会遭到他们的抵制，因而，想找一个隐喻故事来触动父母。我们听说启明家人都信佛，就想到了《开花的佛桌》这个故事。

曾经有一个小沙弥，极得方丈宠爱，方丈将毕生所学全数教授，希望他能成为出色的佛门弟子。没想到小沙弥在一夜之间动了凡心，偷偷下了山，心窍被红尘中的花街柳巷所迷住，从此过起了醉生梦死、放浪形骸的糜烂生活。多年后的一个深夜，窗外月色如洗，澄明清澈地洒在小沙弥的掌心，沙弥忽然悔悟，当年一时错念差点毁了自己一辈子，于是立即披衣而起，快马加鞭赶往寺里请求师父原谅。方丈深深厌恶他的放荡，不愿再收他为弟子，说："你罪孽深重，必堕阿鼻地狱，要想佛祖饶恕，除非桌子上开花。"听到师父决绝的语言，沙弥只好失望地离开了。

第二天，当方丈踏入佛堂时，看到佛桌上竟然开满大簇大簇的各色花朵，芳香扑鼻。方丈瞬间大彻大悟，感到羞愧难当，佛祖都愿意宽恕那沙弥，自己却把他推了出去。方丈连忙下山寻找弟子，却为时已晚，心灰意冷的沙弥已再次堕入荒唐放荡的生活，而佛桌上的那些花朵只开放了短短的一天。后来，方丈去世时，留下这样一句临终遗言："这世上，没有什么歧途不可以回头，没有什么错误不可以改正。"一个真心向善的念头，是最罕有的奇迹，好像佛桌上开出的花朵。而让奇迹毁掉，让花朵凋谢的，是一颗冰冷的、不肯原谅、不愿相信的心。

我们把这个故事编辑好，发给了启明的妈妈。第二天，启明的父母来到了医院。

隐喻叙事是一种象征性语言，这种语言不但在古老文化中普遍用来传承生活智慧，更是涵养心灵的重要素材。隐喻叙事的来源很多，包括寓言、故事、轶事、诗歌、公案及譬喻等，当隐喻叙事者能为听者创设出一个专注模式和一种连接原则，他（她）就能为所讲述的故事创造一个极具开放性的"隐喻价值"或"精神义蕴"。生动的隐喻叙事情节能巧妙地投射到主体眼前的困扰里，让听闻者从妙喻中契入事理，增长智慧，转迷为悟，对自己该怎么看待和怎么行动产生自觉的反省与创意的思考。这种隐喻叙事往往能产生过目不忘、永存心中、长久影响未来生命进程的效果。

> "医生最重要的价值就是成为患者最忠实的听者。
> （Being a good listener is a doctor's most important attribute.）"
>
> ——西班牙临床医学研究先驱
> 卡洛斯·吉门内兹·戴兹（Carlos Jiménez Díaz）

马背上的不可靠叙事者

卡伦在她的《叙事医学：尊重患者的故事》一书的《讲述人的生活故事》一章中提到一位89岁的非裔美国女性向卡伦医生诉说了一个秘密——她的焦虑、心悸和失眠等并非源自小时候从马背上摔下来的经历，而是源自幼时被一个白人男性强奸的事实。

老妪来找卡伦医生看病已经有很多年了，但这并不意味着医患互信关系已经建立起来。老妪一开始对卡伦医生不够诚实，是一位"不可靠叙事者"（unreliable narrator），但这是有原因的，毕竟老妪年幼遭受强奸是极其不光彩的事情，积压多年的痛苦遭遇更是很难与人分享，除非遇到一个契机可以打开心扉直言不讳。

一个极其偶然的机会，卡伦医生通过叙事引导老妪分享故事，鼓励老妪将以前所遭受的痛苦和忧伤等讲述出来，才使得老妪彻底消除一切顾忌，讲述出一个保守了近乎80年的秘密。老妪小时候从马背上摔下来的经历是捏造的，真实的故事是她当时被一个白人男性强奸过。老妪作为一个不可靠叙事者，一开始与卡伦医生并没有真正建立起医患互信关系，这很可能是基于老妪作为患者所遭受的创伤太过于深重，尤其是儿童时期所遭遇的创伤更是难以言说。

也就是说，老妪闭锁在这个创伤叙事中近80年，可以想象一下，一个萦绕在脑海里的创伤事件居然持续了80年之久。时间并没有让她忘记过往，也没有治愈一切痛苦，相反，时间只能加重她自己的苦难，使她刚开始的由应激性自我保护引发的身体疾病逐渐变成困扰一生的慢性疾病。当老妪将自己的痛苦遭遇讲述出来，分享出来后，她如释重负，后来又经过一段时间调整，她的焦虑、失眠和心悸等症状已经完全消失。

诉说痛苦，本身似乎就带有疗效，虽然由疾病和心理创伤产生的身心疼痛都带有孤绝、内在的特质，但人们仍然有表达的欲望，卡伦通过让老妪讲述幼年时的创伤经验，帮助老妪区分过去与当下。当人们把创伤的经验化作言语讲述出来，可以帮助其大脑将创伤的经验重新定义为"过去的事"，并且不会每次都引发创伤发生时的感受，还能帮助人们感觉自己"活在当下"。因而，聆听患者描述疼痛和创伤经历，释放这个经验，让这个经验"完成"，确实是一种减轻与疗愈创痛的方法。

> "唯有透过倾听和回应故事才能走进另一个人的灵魂深处，治愈他（她）的疾病。"
>
> ——生命健康叙事分享中心创始人　杨晓霖

医者更是倾听者

小儿科医师黄富源教授曾提到一个案例：一位十三四岁的男童，因不明腹痛在某家医院做了肠镜、超声波、X线及肾脏摄影检查，仍找不出问题来。

后来该男童到黄教授诊间就医。黄富源教授让病童住院后，每天花10分钟坐在男童床边，和男童及其父母一起详谈他的病情。经过几天沟通和交流，黄教授和父母得知男童是在最近学校以学生能力为依据重新编班之后，才在每天上学前出现腹痛的。男童在原本的班级总是第一名，但新班级是由各班名列前茅的学生组成，男童第一名的宝座因此不再，这也导致男童极度焦虑和痛苦，自尊心受挫，最后出现腹痛的情况。以前男童的姐姐也出现过类似的情形，转学之后症状就改善了。待了解男童的这些故事后，黄教授终于确定男童的病因其实就是由"上学恐惧症"引起。作为医护人员，对于患者，尤其对于那些朝气蓬勃如同早上八九点太阳的青少年儿童，我们更需要倾听他们生病背后的故事，说不定就能找到使其治愈的新方法和新途径，而不是完全借助于各种检查和药物。

　　叙事医学首倡者丽塔·卡伦教授也讲过一个胃肠科医生的故事。一位患者因为暴食症来看病，如果只是根据症状开药，医生只需几分钟就能搞定。但医生通过在对话交流中非常关注地聆听患者的故事，仔细了解患者的经历之后发现另外一个细节，患者除了饮食失调症之外，更严重的问题是不断困扰患者本人的噩梦，正是那些噩梦导致患者不断进食。后来经过继续沟通和交流，得知患者噩梦背后的原因可能来自性虐待，这才是她身体症状的最终根源。这位善于聆听患者故事的专科医生后来借助叙事赋能，帮助患者痊愈，并且完成了大学学业，她的生活状况得到完全改善。

　　生命健康叙事理念认为：倾听他人对疾病、创伤或死亡的描述，意味着"对共同存在和共同面对痛苦"的承诺；"承担听者的责任"首先要与自己的冷漠作斗争。我们经常在回应他人的故事时会说，"I see"，我明白了，但直译的话应该是"我看见了"。在故事里，我们得以"看见"他人并"看见"他人的痛苦，并基于这面镜子，透过这个声音，重新"看见"自己，重新"听见"自己。两大生命主体各自的生命故事类似两面镜子，可以互相映照彼此，最终获得的是一种灵魂层面的互相看见和互相听见。

　　正如《爱丁堡宣言》：患者希望医生是一个专心的倾听者，仔细的观察者，敏锐的交谈者和有效的临床医生，而不是仅仅满足于治疗某些疾病。

> "幸福美满的家庭并非凭空出现的，而是所有家庭成员能量、才能、愿望、远见和奉献精神的结合。
> （Strong families don't just happen, but need the combined energy, talent, desire, vision, and dedication of all their members.）"
> ——斯蒂芬·R·科维（Stephen R.Covey）

猝死的摩卡与购物癖女孩

　　医院叙事中心接待了一位自残且有购物癖的12岁女孩阿慧，阿慧出现这些问题背后的故事是独自面对了陪伴自己八九年的宠物的死亡。通过对阿慧进行哀伤剥夺之后的叙事介入，我们帮助其恢复了正常生活。

在出现自残之前，阿慧已在妈妈的陪伴下去了好几家心理辅导机构，也服用了精神类药物一段时间。阿慧因药物激素导致身体肥胖，更加自卑，刚上初中不久便提出转学。父母也费尽心思，成功实现了女儿转学的愿望。然而，阿慧去了新学校两三天之后仍然不愿意上学，并且在家里出现自残现象。医护人员分别听取了父母和孩子不同视角的故事之后，了解到父母做网购生意，一直非常忙，而女儿从小就乖巧懂事，他们也很放心地让她从小学二年级开始就独自放学回家。父母给她足够的零花钱，她自己买饮料和快餐作为晚餐，一直到四年级下学期，每天似乎都很顺利，女儿没有给他们添过任何乱，专心做生意的他们也积累了一定财富，并一直引以为豪。

作为补偿和奖励，父母经常会多给些零花钱给女孩。四年级下学期的某一天，家里从小比父母陪伴自己的时间更多的小猫"摩卡"在小女孩面前突然死去，恐惧、悲伤、无助的女孩打电话给父母，打了好多次都没有通。半小时后，她终于打通妈妈电话，但正在忙碌的妈妈只是安慰了一句，死了就死了，我们再养一只。孩子一个人陪着死去的猫直到父母深夜回到家里，在这期间，阿慧跟父母要了两千元钱，买了五六杯奶茶，又疯狂地在网上买了二十几双鞋和十几套衣服。此后，父母与孩子之间在猫死亡这件事上并没有交流，而阿慧多次出现半夜感觉不舒服，要去看急诊的情况，但是每次都查不出问题。父母没有意识到，她的购物癖、情绪失控和疑病症就是在这个时候因为自己忽视孩子的丧宠哀伤而造成的。

父母长期在陪伴上的缺失，以及宠物死亡之后对孩子的哀伤辅导和死亡教育叙事交流的缺失，导致孩子的悲伤情绪被剥夺，只能通过购物来排遣内心的恐惧和悲伤，在后来的日子里也经常莫名其妙地情绪失控。然而，这种扭曲的购物心态和偶尔的情绪失控仍然没有得到父母的重视，直到上了初中之后，在新的环境里因为情绪失控而被老师批评，从此不愿意再去上学，学校也要求父母开具心理健康证明才能复学，这时父母才决定带阿慧去找心理医生。到这时，父母也还没意识到女儿身心危机问题的责任多在家长身上，还一味地责怪女儿不珍惜，给了她那么多，她还不满足，耽误他们挣钱做生意，于是，孩子将自己关在房间里自残，并多次提出自己不如死了更好。来到中心时，我们可以看到女孩手臂上一道道伤痕触目惊心。

事实上，宠物死亡往往是儿童第一次被迫面对的生死冲击，孩子往往视宠物如家人，因此，失去宠物的内心伤痛不亚于失去至亲，单纯通过换新的宠物来弥补孩子的失落是不够的，因为我们没有真正回应孩子面临的困境。孩子得不到父母的回应，内心的情绪看似在那一刻已经被扼杀，实则隐秘地集聚在内心里，会变成一种失控的情绪慢慢地分次爆发。而且，家庭对死亡这个话题的叙事关系的缺失和淡漠，会让孩子对生命最初的那份真诚在这样的家庭叙事生态中消失殆尽，从而对生命不再柔软，对爱也会产生怀疑。睿智的家长则会以宠物死亡为契机，思考如何帮助他们学习面对永久的失去和悲伤的情绪。

也就是说，丧宠对刚开始认识生命和理解人生的孩子而言是生命中无法回避的重要课题，需要获得大人足够的重视并陪伴他们共度的一个难关。对于女孩而言，她在父母陪伴缺失的情况下，与猫之间建立起来的是一种极度依附的关系，失去摩卡的过程也是女孩安全感崩塌的过程。女孩之后的一系列身心健康危机的出现都与丧宠之后的葬礼仪式、哀伤辅导和死亡教育缺失相关。虽然丧宠事件已经过去一年多，但如果不对这个压抑已久的情绪进行叙事调节和叙事赋能，女孩无论服用多少精神类药物都无法真正摆脱丧宠创伤，将一直闭锁在当时的情绪中，爆发出更多的问题。

创伤在哪里，叙事就在哪里。

在这种理念框架的指引下，叙事中心的工作人员与这个孩子一起阅读丽塔·雷诺斯（Rita M. Reynolds）的《陪它到最后：动物的临终关怀》（*Blessing the Bridge*：*What Animals Teach us about Death*，*Dying*，*and Beyond*）、英国绘本作家朱迪斯·克尔（Judith Kerr）的《再见，莫格》（*Goodbye Mog*）和荷兰知名童书作家皮姆·范·赫斯特（Pimm van Hest）的丧宠绘本《谢谢你陪伴我们这么久》。女孩边读边哭，最终失控大哭。我们等待她将全部的悲伤发泄出来之后，引导她与我们分享了失去摩卡之后的"被抽空的感觉"。我们为她补办了一场对摩卡的"追思会"，让她讲述了摩卡陪伴她时的点点滴滴，还让她写下自己想对摩卡所说的话，为摩卡在她家的院子里种下一棵小树。

在生命健康叙事语境中，丧亲者和丧宠者都需要进行死亡教育和哀伤辅导，而叙事处方是其中最有效的媒介。1938年，美国知名的童书作家玛格丽特·怀兹·布朗（Margaret Wise Brown）女士，以一群在林间嬉闹的孩子发现一只死去的鸟儿为叙事进程，创作了《小鸟的葬礼》（*The Dead Bird*）这部绘本叙事作品。孩子们发现死去的小鸟后感到非常难过，于是决定好好与小鸟道别。他们在公园的林子里给小鸟挖了一个专属的洞，用暖暖的甜蕨草、叶子、花朵和泥土将小鸟安葬。他们对着小鸟的坟墓唱歌，每天给它献花，终于，他们慢慢学会遗忘。借由这个故事，布朗女士带领孩子们直视生命结束的样貌，并学习如何送别死去的生命个体。

这个绘本的出版激发了许多作者创作了不同的故事形式，如辛西娅·赖兰特（Cynthia Rylant）的《狗天堂》（*Dog Heaven*）和《猫天堂》（*Cat Heaven*）、茱蒂丝·维斯特（Judith Viorst）的《想念巴尼》（*The Tenth Good Thing About Barney*）、艾伦·霍华德和马克·格拉厄姆（Ellen Howard & Mark Graham）的《墨菲和凯特》（*Murphy and Kate*）、玛格利特·怀尔德（Margaret Wild）的《托比》（*Toby*）等，它们能够引领儿童认识和思考死亡的真相与意义，也为遭遇相似经历并受困于死亡事件情绪的孩子寻觅出路，尤其是为宠物死亡事件搭建理解的桥梁。

未成年人只有在上一辈人的叙事教育的滋养下，才能从宠物死亡事件中参悟生命的价值和意义，珍惜生命，珍惜与周围的家人和至亲之间的陪伴和情感维系。丽塔·雷诺斯说："其实，陪伴我们的动物都是生命大师，它们一路从容面对生命，超越生命。它们教会我活在当下，留心生命每个片刻；更教会我理解，当下的付出与回应才是最重要的。"

事实上，许多饲养宠物的家庭里都有孤独的老人或年幼的儿童，丧宠造成的身心困境应该引起全社会的重视。对于生活在健康和谐的家庭叙事生态中的生命主体而言，叙事素养高的家人往往善于以宠物死亡为契机，促进家庭叙事产生更亲密的连接。生命健康叙事理念倡导更多的家庭成员和社会力量关注丧宠者的身心健康，并通过生命健康叙事理念的传播，让更多人的悲伤权利不被剥夺，让更多的宠物死亡事件可以通过为丧宠者开具叙事处方，赋予他们内在认识死亡、纾解悲伤情绪的能量，让他们最终得以重新调整自己，走出闭锁，顺利融入和谐健康的生命叙事进程中。

> "成功的道歉能化解屈辱、恢复尊严、修复关系，让人从满怀罪恶感的心灵桎梏中解脱。
>
> （Apologies have the power to heal humiliations and grudges, remove the desire for vengeance, and generate forgiveness on the part of the offended parties.）"
>
> ——艾伦·拉扎尔（Aaron Lazare）
> 《道歉的力量》（*On Apology*）

金福原谅你了：道歉的力量

1972年6月8日，越南，满载致命化学武器的美军飞机俯冲而下，不谙世事的9岁小姑娘潘金福（Kim Phuc）正和她的亲戚在寺庙快乐地玩耍。顷刻间，她被爆炸的燃烧弹波及，一边跑向摄影师尼克·乌特（Nick Ut），一边撕心裂肺地喊叫："好热了，好热！"此景恰好被21岁的美联社摄影师乌特拍下。正是这张照片震惊了全世界。

金福被燃烧弹波及，背部大量灼伤，她全身赤裸地痛苦奔跑。后来金福把乌特当成自己的叔叔，当年如果不是乌特叔叔出手相救送她去医院，自己恐怕已经丧命，最终，金福全身1/3面积三度灼烧，背上也留下了一道疤痕。潘金福成了越战下的悲情人物，她历经17次手术，在医院住了14个月才康复返家，后来在加拿大定居。但当年燃烧弹的伤害，仍让她时常感到疼痛，直到2015年美国医师才以激光治疗她的灼伤。

50年后金福与乌特叔叔二人在纽约相聚。潘金福对乌特叔叔说："与疼痛共存，真不简单。"虽然当年这张燃烧弹女孩的照片让乌特获得普利策奖（Pulitzer Prize），却造成他心中难以磨灭的伤痛。乌特先生经常说："我告诉年轻摄影师、记者，当遇到任何事情，你们都要伸出援手，就像我遇到金福一样。"

但是当年投下燃烧弹的人是谁呢？这个人在世人看来一定是拥有毒蛇一般的心肠。当这个人看到金福照片后又有哪些心路历程呢？自己又经历了哪些痛苦的往事呢？

艾伦·拉扎尔是美国马萨诸塞大学伍斯特分校名誉校长兼医学院名誉院长，著有《道歉的力量》一书。书中讲过这样一个故事，越战期间，普拉莫是一名战斗直升机飞行员，在一次轰炸任务中，普拉莫用燃烧弹与炸弹摧毁了一整座越南村庄。隔天报纸刊出一张后来举世闻名的照片——年仅9岁的小女孩金福被火焚身、全身赤裸，张大着嘴巴，惊骇莫名地逃离遭烈火吞噬的家园……几年后，普拉莫盯着照片，看见了被烧光了衣服的小女孩，知道那是自己作的孽，他顿时心里难受得像膝盖遭到重击一样。

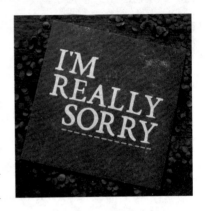

战后数十年间，约翰·普拉莫酗酒成性，经历了两段失败的婚姻，饱受折磨。他最终辞去了国防承包商的工作，转而成为神职人员。可是尽管投身宗教事业，他仍对那张深印在脑海中的照片耿耿于怀，一想起那位烧伤的小女孩就觉得莫名的心痛，甚至梦见那张照片里的小姑娘，还能听见小女孩撕心裂肺般被烈火灼烧的尖叫声。普拉莫心想，如果小女孩有机会能凝望自己的双眸深处，就一定会明白，那个曾经伤害过自己的飞行员叔叔此时此刻有多么的痛苦、悔恨与煎熬。

事发24年后，那个曾经的飞行员大叔——普拉莫终于鼓足勇气与那个曾经被烈火灼伤的小女孩——金福相约在华盛顿的越战纪念碑相见，此时的金福已经变成大人了。普拉莫这么描述那次会面："她朝我敞开双臂，我却只能不断地说：对不起，真的很对不起……而金福轻拍我的背，告诉我：没关系，我原谅你，原谅你了……"他们那天就这样陪伴彼此，度过了两个小时。后来普拉莫讲："自从那天见过金福，我再也没在睡梦中听见任何惨叫，再也没有尖叫声，一切复归宁静。"

拉扎尔说："人类最深刻的互动之一就是道歉和接受道歉。道歉有能力治愈羞辱和怨恨，消除报复的欲望，并获得被冒犯者的宽恕。对于冒犯者而言，道歉可以减少对报复的恐惧，减轻内疚感、羞耻感和负罪感，而它们不会随着时间的推移而消失，而是不断增强，牢牢抓住我们不放，让我们感到窒息。而最理想的情况是，道歉的结果能够修复破裂已久的关系，使双方都能获得成长。"①

---

① 原文是："One of the most profound human interactions is the offering and accepting of apologies. Apologies have the power to heal humiliations and grudges, remove the desire for vengeance, and generate forgiveness on the part of the offended parties. For the offender they can diminish the fear of retaliation and relieve the guilt and shame that can grip the mind with a persistence and tenacity that are hard to ignore. The result of that apology process, ideally, is the reconciliation and restoration of broken relationships."

普拉莫并未遭到控诉，因为受害者金福和村庄的一众人当初甚至不知道他的身份。普拉莫没有试图操纵情势或逃避对自身罪行的责罚，他多年所承受的痛苦正是来自他的灵魂深处。就普拉莫本人来讲，也许只有和金福面对面道歉并获得金福的宽恕，才有可能平息自己梦魇中的那些尖叫声，使得自己的心灵回归平静。此外别无他法，即使普拉莫转变其他职业或者搬家，重新适应新的生活环境，试图忘记过去的梦魇，一切重新开始，也没办法洗刷掉早已植根于灵魂深处的罪恶感。

无独有偶，阅读本篇后，很容易让人想到本书中解读的另外一部影片《铁路劳工》或叫《心灵勇者》（ *Railway Man* ）。影片中的施暴者——永濑隆史也如同普拉莫一样，没办法借由做一些"良善事业"解除灵魂上的痛苦，直到施暴者和受虐者见面，最终施暴者通过郑重的道歉取得当年受虐者的谅解，两个人才从各自的痛苦梦魇中走出来并取得最终的和解。有些创伤叙事唯有通过面对面和郑重的道歉，才有机会或可能帮助主体走出往日的阴霾，实现重生，使得主体的生命叙事进程向前推进。

> "凡为医者，性存温雅，志必谦恭，动须礼节，举止和柔，无自妄尊，不可矫饰。"
>
> ——宋代《医工论》

医生的傲慢与反思

我是广东东莞一家医院的急诊科医生，有20余年临床经验，故事发生在2011年夏天的一个晚上，那个时候我从医已有10年，但还是会心浮气躁。当晚我值班，遇到一支骑行队伍，每个人都是穿着骑行服，其中一位队友被大家搀扶着走进急诊室，大腿和小腿上有很多血迹。我经过仔细询问得知，这位车友深夜骑行时车速没有控制好，下坡路段转弯处遇到一个小石子，紧急刹车后，山地车失控摔倒，他恰巧连人带车滚落到路边的一堆枯枝烂叶里。由于这位队友身着特制骑行服，头戴专业头盔，手上戴有猫爪骑行手套，受伤并不严重，只是大腿被一破败的尖状树干刺伤，因而被一众车友紧急送医。但是伤者和车友依旧一路嘻嘻哈哈，谈笑风生，受伤的车友也时不时自己打趣自己："今天哥们又挂了彩，有劳各位兄弟了。"

为慎重起见，我仔细检查了一下伤口，看得出来这位患者受伤不是很严重，大腿伤口面积不是很大，但是估计很深，里面有洞，因为伤口处有一些肌肉组织碎片，并且有不少黑色的血液渗出。为防止进一步感染，我打算消毒清创后，打一针破伤风针，再做导流与缝合。但是这位受伤车友不太配合，关键是态度极为嚣张，而且一直在逞强，说自己的身体有多好，曾代表东莞参加过广东省的"XX山地骑行越野赛"并获得大奖，并坚持认为医生只要给他的伤口处消消毒简单包扎即可。后来我得知这位患者是骑行队伍的队长，晚上有任务在身——要带队骑行东莞大岭山。患者特别嘱托我不必小题大做，影响一众车友的心情和兴致。

那个时候，我在急诊科做医生也有近10年，接触过形形色色的急诊患者，也见过太多鲜活的生命在自己眼前悄然离世。我无奈地看看周围几位"外星人"车友，个个全副武装，满头大汗。我义正词严地和所有陪同人员高声说道："如果今晚你们的队长不听医生的劝告，执意做简单消毒包扎处理，然后继续骑行，天气这么炎热，我敢保证你们队长的大腿伤口很快就会感染，而且会流出很多黑色的血液，伤口溃烂后会留下伤疤不说，很可能导致以后都无法继续骑行，你们自己做选择！我无所谓！"

一众车友不再言语，有几位女车友非常认可我的建议，还说等队长腿好了，下周再约时间继续骑行。但是这位队长患者还是坚持自己的腿自己负责，还说自己曾经摔过几次都没有问题，山地骑行本来就是一项十分危险的运动，自己钢筋铁骨，一定没问题。我当时恶狠狠地瞪了一眼面前这位狂妄的患者，同时也藐视了一下这一众"狂野之徒"。这群"外星人"在队长的带领下准备撤退了，我也不再坚持什么，更不再理会这群看似"野蛮不开化"的"狂徒"。

后来我听到骑行队伍中有人喊："我们自己有消毒水也有纱布，我们自己可以搞定，不用找医生帮忙，这医生素质也太差了，我们有应急预案和应激药品。"骑行队伍骂骂咧咧地扬长而去，但果不出所料，几个小时后，这位大队长患者再次被几位车友架着过来，喘着粗气，汗流浃背，很明显大腿伤口处已经感染了，临时包扎的纱布外围已经有大面积黑色的淤血渗出。我一边很着急又很后悔自己刚才近乎粗鲁的诊疗方式，一边快速给伤口消毒、清创、局麻，将伤口里面黑色的淤血和杂物清理后，放置了导流布，然后缝合一针，其间为防止伤口感染给患者做了试敏后，给患者打了破伤风针。我一直在想，如果这位患者由于失血过多导致休克，或者大腿运动机能丧失导致失去平衡再次摔倒，那后果真是不敢想象。夜路山地骑行，沟渠纵横，如果真坠落山坡，我的天……我为自己的急躁脾气和"出言不逊"深深懊悔起来。

我在事件整个处置过程中，从这位车友队长患者黯然的神情看得出，更可以感觉到，他也很是愧疚因为自己过度逞强，没有第一时间遵从医嘱。清创时，尽管我给他做了局麻，但是清理伤口里面的淤血和杂物时，患者还是会感觉痛的。但是这位车友队长一直咬着牙看着我处理他的伤口，始终没有吭一声。看得出这位车友患者是一位意志力极坚强的人。作为医生的我当时也还真是有些气愤和抱怨，心里一直想，早知如此，何必当初。总之感情很复杂，我甚至一度有一种很奇怪的念头：你不是很坚强吗？喜欢显摆和逞能吗？这下终于落到我手里了，看我现在怎么收拾你。

我给患者伤口里面清创时，还故意用力一些，而且故意拖延了至少3秒钟。这无疑增加了患者的疼痛感，我看到患者豆大的汗水一直从鬓角处滑落，尽管患者头上包着一块骑行专用的吸汗头套。但是，两个近乎"倔强的"男人就这样默默不作声，一位看似非常职业的医生继续搞着他的"小动作"，另外一位"受虐者"选择默默忍受。我当时脑袋里有种莫名其妙而近乎变态式的兴奋，现在回想起来，真是感觉当时的自己一定是被魔鬼附身了。

事情就这样过去了10年，后来我也阴差阳错地爱上了骑行，也摔过几次，受伤几次。身为职业医生的我会随身携带救急药品，也懂得如何最快速帮助自己和车友处理伤口。每当自己受伤，我总会想当然地认为自己是职业医生，不用担心，还是骑行要紧，追上大部队要紧，坚决不能掉队。这就让我想起10年前诊治过的那位队长来，为什么队长会火急火燎带伤也一定要继续带队前行？因为骑行有个规矩，不能掉队，否则所有队友要集体停下来，帮助掉队车友解决棘手问题，然后继续骑行，这就是骑行的乐趣，永远的团队协作。

后来有一次骑行陌生路线，由于傲慢和自负，我自以为车技一流，一定能控制好山地车。殊不知，山地骑行是需要训练和技巧的，结果我因技术不佳摔跤受伤了，动弹不得，痛得龇牙咧嘴。车友们帮我跑前跑后、满头大汗，不仅没有任何怨言，还不断鼓励我，让我突然想起10年前那位患者队长鬓角的汗水和坚忍的表情，现在想来，我感觉自己当时太过年轻，也太过冲动。外科医生性情总是很急躁，这是我们这个职业的通病，需要不断提升自身的叙事意识和叙事素养，才能慢慢治愈自己"医学人文缺乏综合征"这个老毛病。

　　有一次我作为学员去广州参加创伤学学术研讨会。研讨会上我听到国内知名的叙事医学专家杨晓霖教授介绍一位医生作家理查德·赛尔泽（Richard Selzer）的一部作品，我清晰地记得作品的名字叫做《残酷》（*Brute*）。其中有这样的一段描写，给我留下极为深刻的印象：医生主人公值急诊夜班，凌晨2点，4名警察将一名身材魁梧、醉醺醺的黑人男子带进急救室治疗头部伤口，这时这位医生已经被从早到晚的"刺伤、心脏病发作和车祸"的患者折磨得精疲力尽，他无法让病人安静下来接受治疗，相反，病人咒骂了他。医生很生气，盛怒之下，他把病人的耳垂缝到轮床（手推车）上，并为自己对病人的"统治"而沾沾自喜，最后病人安静下来，医生才缝合伤口。

　　作为一名临床一线医生，我偶尔也会遇到这种患者不配合的情况，那我应该何去何从呢？使用强力？在针锋相对的角力中，作为医生一定有自己的优势。尽管医生的出发点是好的，但正如《残酷》中那位医生说的一样：最后"赢得并不光彩"，而且此后25年那位医生一直都处在自责当中，一直谴责自己当时不该那么冲动，只是现在这位主人公换做了我本人。

　　经过杨晓霖教授的推荐，我后来又阅读了威廉姆斯的短篇小说集《医生的故事》（*Doctor's Stories*）。其中，我特别喜爱《使用武力》这一篇。威廉姆斯喜欢描写行医过程中遇到的普通人，描写他们的痛苦、灾难、艰辛与自尊。同时，威廉姆斯也喜欢通过文字来反思自己的行医过程，揭示出更为普遍的人性的是与非，善与恶。在《使用武力》中，威廉姆斯用第一人称自传式视角回顾了自己的一次行医经历。"我"到一个贫穷家庭诊断一位可能患有白喉病的女孩，但女孩无论如何都不愿意张开嘴让"我"检查喉咙，于是"我"命令她父母和"我"一起，"使用武力"强行撬开了女孩的嘴巴。终于，"我"发现了女孩拼命守护的秘密，她的喉咙化脓，已经感染上白喉病。这本是医生经常遇到的情景，但在威廉姆斯的笔下，这一经历却给他提供了一次难得的机会来反思行医过程中的种种伦理困境，如：医患冲突、残忍与尊严、理性与欲望等。

　　哈佛大学小儿科医师及儿童精神科医师罗伯特·科尔斯（Robert Coles）认为，这些故事中真正的敌人不是病人、醉酒的黑人男子或小女孩，而是来自医生自己的傲慢。现代医学教育之父威廉·奥斯勒经常提醒医生要与患者建立良好的关系，就必须学会暂时放弃自己的专家身份，放弃医学世界和科学世界的话语方式，用生活世界的语言与患者或者患者家属交流。

　　后来我又认真阅读了杨晓霖教授2014年创建的"叙事医学课程"公众号系

列推文，一边阅读，一边不断反思自己的临床生涯。10年前诊治患者骑行车队队长，我应该第一时间给他们讲一个小故事，哪怕是虚构出来的也行，只要能第一时间帮助到患者。比如我可以随便讲不久前也是诊治一个摔伤车友，由于车友不听劝告，没有及时给伤口消毒清创和打破伤风针，后来导致伤口周围大面积感染，最后引起败血症住进ICU，差点丧命。这样一个故事尽管是我本人编造出来的，违背了医学的严谨，但是我的出发点是好的，至少可以引起患者和一众车友的足够重视，说不定患者第一时间就会接受我的救治建议。

生命健康叙事理念认为："技术与人文是医学的两翼，缺一不可。没有技术，医学没有躯干；没有人文，医学没有双翼。"如果医生只是以糖尿病专家、肿瘤专家或者骨外科专家等身份对待患者和患者家属，即便他满腹经纶、学富五车，也无法与患者建立融洽和谐的医患关系，更不能赢得患者和患者家属的信任，医患危机将潜伏其中，而且一触即发。

> "把今天的工作做到最棒，就是对明天最好的准备。
> （The best preparation for tomorrow is doing your best today.）"
> ——励志作家H.杰克逊·布朗（H. Jackson Brown）

医学生的迷茫和困惑

杨晓霖教授在南方医科大学顺德校区有一个叙事人文工作室，针对大一大二的医学生，工作室会定期开展一些叙事人文活动。有一次在故事分享环节，有一位临床医学专业的大一新生，讲到了自己的迷茫与困惑，他认为学医并没有想象中的崇高和有意思，面对厚厚的非常专业和艰深的教材，自己感觉很吃力，想放弃学医，重新回去参加高考。在座也有几位医学生感觉学医真的是一门苦差事，虽然也有个别同学讲到学医的初心，但是整个工作室里依旧弥漫着压抑和沉重的气氛。

杨晓霖教授很认真地看了在座的每一个同学，然后讲到被誉为现代医学之父的威廉·奥斯勒医生。奥斯勒在各大医科院校的演讲中，坦言自己在刚进入麦吉尔大学医学院（McGill University）的一段日子里，也像所有年轻人一样，曾经茫然，不知何去何从，加上无法适应麦吉尔大学的新环境，天天情绪低落，浑浑噩噩，这让奥斯勒对未来和前程产生了怀疑，心理和学业面临双重危机。繁重的学业让他怀疑自己无法通过期末考试，更不知道自己未来该做什么，会在什么地方，能否创立自己的事业基础，甚至明天该怎么生活。

迷惘之中，导师推荐奥斯勒阅读哲学家托马斯·卡莱尔（Thomas Carlyle）的一本书。在漫不经心的阅读中，卡莱尔一句话点亮了他内心的火焰。奥斯勒在多次演讲中都提到，"奥斯勒其实是个资质平庸的家伙。我的成功，绝大程度上应该归功于简单的一句话，那就是：我们的首要之务，并不是遥望模糊的远方，而是专心处理眼前的事务。（Our main business is not to see what lies dimly at a distance，but to do what lies clearly at hand.）"奥斯勒直到读到卡莱尔的这句话，他才意识到，人不应当活在昨日的错误与失意中，也不需要担忧明天可能带来的不安与恐惧，而应该使出自己全部的心力来承担今日。

奥斯勒引用的卡莱尔的这句话与多葛派哲学相呼应，后者即"我们只需将现在的每一刻把握好，不让过去或未来把我们压垮，因为它们一个已不复存在了，而另一个则尚未存在。"不要牵挂过去、不要担心未来，踏实于现在才是生命重要的使命。过去和未来只存在于我们的思考当中，它们只是看法，而非现实。制造对过去的遗憾和对未来的恐惧除了能折磨自己，别无益处。

为了让医学生接受他的这个观点，奥斯勒在演说中提到船长室按钮这一隐喻。他说在横渡大西洋的航程中，他在船长室发现了一个按钮，这个按钮按下后，所有船舱都会被封闭隔绝，舱与舱之间也不再连通。奥斯勒继续说道："要想在人生的旅途中航行顺利，就必须学会'活在今天，不为过去和未来所困，专心处理当前的事务。'时刻不忘按下按钮，跟过去隔绝；也记得要按下按钮，和不可知的未来阻隔。把时间和精力浪费在已逝的昨天和不可知的未来，只会让自己身心疲惫，到头来一事无成。所以，把舱门关紧，告诉自己未来只存在于今天。集中所有智慧与热情，尽力把今天的工作做得完美，就是迎接未来的最好方式。（The best preparation for tomorrow is to do today's work superbly well.）"

走出疑虑叙事闭锁后的奥斯勒，从此之后一心投入到学习和临床实践中，并于1872年获得医学学位，继而创立约翰·霍普金斯医院，设立了住培制度，之后去英国成为牛津大学的皇家钦定教授，还被英国女王封为爵士，最终被誉为"现代医学之父"和"现代医学教育之父"。

曾国藩有句经典名言："物来顺应，未来不迎，当时不杂，既过不恋。"

这句名言说的是，事情到来了发生了，那就顺势而为；没有发生的事情，不要牵挂忧虑；今天应该做的事情，要一心一意做好；已经过去的事情，不管结果如何，全部放下。这样的心态可以让你静下心来实实在在地去做好眼前的每一步。未来是由一个个今天组成的，只要把一个个的今天做好，自然就会有好的未来。

《医述》也有如下记载："未来之事莫预虑，既去之事莫留念，见在之事，据理应之，而不以利害惕心，得失撄念。如此，则神常觉清净，事常觉简少。"意思是说，未来的事不要预先忧虑，已经过去的事不要留恋，眼前的事，按照常理对付，不要因利害而忧虑，也不要为得失烦心。如此则神常觉清净，而事情也会变得简单。医学生在成长过程中如果陷入疑虑叙事闭锁，会对个人学习生涯规划和职业发展造成很大困扰。

各位医学生听到晓霖教授讲到以上内容，若有所思。看得出，大家都在暗暗下定决心，坚定信念，不忘医学的初心，在未来的日子里继续践行自己的医学使命。

> "必有忍，其乃有济；有容，德乃大。"
>
> ——《尚书·君陈》

着急插队买单的医生

下午近下班时分，我刚从一个手术台下来，患者是一位女性，经过大家的努力，这位女患者已经脱离了生命危险，各项生命指征都很好，手术很成功。作为主刀医生的我终于松了一口气，决定到楼下吸烟区吞云吐雾一番，以缓解自己近5个小时的辛苦。

突然我发觉肚子在咕咕叫，就急忙冲进便利店想买点吃的充饥。这时助手来电话，说昨天入院的患者张叔情况不太稳定，伤口感染化脓出血，需要我前去查看救急。我于是脱掉白大褂，挂在小店门旁（医院规定不能穿白大褂进小店买东西），顺手抓起一袋面包就去收银台结算，但是前面有一位男士刚好准备买单。我于是说了一句："不好意思我可以插个队吗？我是外科医生，有紧急情况要去病房救治一位患者。"

不料这位顾客立马发起火来："你们医生就了不得吗？不懂得排队吗？"收银员见我拿着医院员工专用饭卡，就和那位顾客讲了一句："这位先生，不好意思，医院有规定，由于医护人员职业的特殊性，可以插队买单。"但是那位顾客的情绪更是激动得不得了，说"你们这是什么医院？我要投诉！买东西要排队付款，这是基本常识，也是做人最基本的礼节和教养。对不起，我不接受你们的规矩，我不是你们医院的职员。"我见此情况，朝收银员看了一眼，让他帮忙把面包放回原处，匆匆赶往病房。

在病房里，我见到了张叔，然后开始认真询问当班医生和负责护士相关情况。正在我耐心地与张叔沟通的过程中，一个中年人呼呼带喘地跑到病床前，焦急地问："爸，你这是咋了？伤口怎么突然出血了？"这位中年人回头看我的一瞬间，突然怔住了，用诧异的眼神看着我："怎么是您啊？刚才楼下小店里，真是太不好意思了，我向您道歉……我这事办的……可真是对不住您……"我也感觉这人有点眼熟，原来是不让我插队的那位顾客，原来他是张叔的儿子。

我随口说了句："没事，大家刚才都是着急，都是为了老人家不出什么闪失……"我于是继续认真询问张叔的病情，并给感染处清创消毒包扎后，提出了新的止血方案。最后，张叔伤口的血终于止住了，我这才想起来刚才肚子饿的事。正当我准备下楼去食堂吃饭的时候，刚才那个中年人再次出现在我的眼前，他端着一盒热气腾腾的盒饭，用双手递给我，说道："医生，您太辛苦了，为了我爸的事都耽误了您吃饭，刚才我恶语伤人，您大人不计小人过，原谅我的冒失，我现在正式向您道歉……"

我拍了拍张叔的儿子，说了句："大家都不容易，我能理解，我刚才就看出来你的眼睛里有红丝，眼圈也是黑的，我估计你一定是哪位患者的家属，昨晚一定是陪护了一宿，太辛苦了，睡眠不足，脾气不好，都能理解，我有时也是这样，都过去了。这盒饭正好给你爸吃，我办公室都订餐了，放心吧，不会饿肚子的。把你老爸照顾好比啥都强！但是你们陪护家属一定要注意轮流休息，身体不能累垮了！"我向值班医生和护士交代了几句，就匆忙回办公室了。

第二天早上，我再次到张叔的病房，看到张叔的儿子也在，满眼的感激和感恩，头发也梳得整整齐齐，特别穿了件白色衬衫。张叔的伤口恢复得很好，没有再感染出血，我心里美滋滋的。透过窗户，我看到了蔚蓝色的天空中飘浮着几朵白云，几只鸟儿恰好飞过，天际间一片祥和……

九

叙事智慧与疗愈的力量

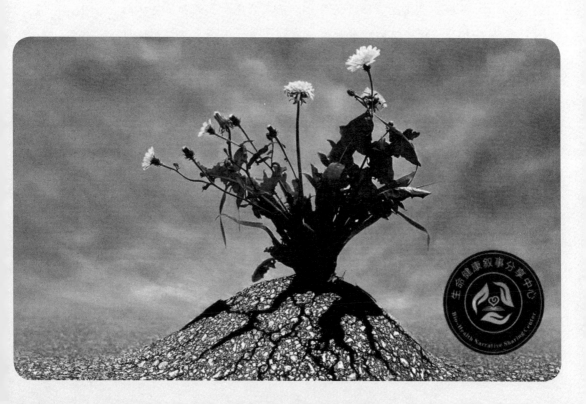

> "夫玉者，君子比德焉。温润而泽，仁也；折而不挠，勇也；瑕适并见，情也；扣之，其声清扬而远闻，其止辍然，辞也。故虽有珉之雕雕，不若玉之章章。"
>
> ——《荀子·法行》

鲁共公的叙事智慧

战国时期，某些强大的诸侯国国君经常将朝见他的附庸国国君召集在一起，饮宴娱乐，以显示其强大。刘向的《战国策·魏策二·鲁共公择言》展现了鲁共公在宴会中择言劝谏梁惠王时所展现出的叙事智慧，故事讲述如下。

梁惠王同诸侯们在范台饮酒。惠王喝得正高兴，他请鲁共公举杯畅饮。鲁共公忙起身离开座位，说道：

古时天帝之女令仪狄酿造了美酒，把它进献给夏禹。禹饮后认为十分甘甜，便疏远仪狄，不再饮美酒，他说："后世一定会有因饮酒而亡国的君主。"

齐桓公半夜里不舒服，易牙于是煎熬烧烤，调和出美味的食物进献给桓公。桓公吃后十分惬意，直到早晨还未醒来，过后他说："后世一定会有因贪吃美味而亡国的君主。"

晋文公得到美人南之威，三天没有去上朝听政。于是晋文公推开南之威，使她远离自己，并说："后世一定有因迷恋女色而亡国的君主。"

楚庄王登上强台，远眺崩山，只见左有长江，右有湖泽，他凭高下视，徘徊徜徉，快乐到极点，于是他对强台发誓，再也不登台，并说："后世一定会有因登高台、观湖泽、流连风景而亡国的君主。"

现在大王您杯中装的是，如同仪狄所酿的美酒；您的佳肴美味，也像是易牙这样的大厨调制；您的左边是白台，右边是闾须，她们都像南之威一样美丽；您前有夹林，后有兰台，这种快乐就像楚庄王登上强台一样。以上这些，只要具有其中一项就足以亡国，现在您却兼有这四者，怎能不警觉呢？

梁惠王听后连连称赞不已。

这个故事记录的是鲁共公在梁惠王魏婴宴席上的一段祝酒辞，是诚言各诸侯王要警惕酒、味、色、乐的诱惑，否则将有亡国的危险。故事主要运用了隐喻言事和排比言事的手法展开说理，全文以大禹疏仪狄而戒酒，齐桓公食美味而不醒，晋文公远南威而拒色，楚庄王不登强台而排乐为例，说明历代明主贤王都在接触酒、味、色、乐的引诱之后下决心远离，而现在梁惠王兼有四者，足当警惕。虽然是在劝谏，但是由于鲁共公懂得不将道理强加于人，而是将理寓于故事的择言策略，因而受到梁惠王赞赏。文章张扬的力戒酒、味、色、乐以强国兴邦的思想，不仅在两千多年前有益，即使在今天仍有其毋庸置疑的现实意义。从这个层面而言，鲁共公在故事讲述中，以古人为镜，文势贯通，层次俱全，又有信手拈来的感觉。

在第二个层面中，梁惠王感觉自己被与古代贤明君王相提并论，产生被称道的错觉，实则鲁共公从以上四个相应的方面言辞锋利地指出梁惠王奢侈淫靡俱全，已显露出亡国之兆，却还自恃强大，不知醒悟，点明其"择言"祝酒的深刻含义所在，突出文章的主旨。这段话也是分四个方面排比写来，对照鲜明，劝讽之意自然显现其中，并在最后以"有一于此，足以亡国，今主于兼此四者，可无戒与！"来告诫梁惠王，语言遒劲有力，动人心魄，同时又自然得体，使梁惠王最终也不得不"称善相属"。从这个故事可以看出，我们在说服他人时一定要运用叙事智慧。

"古之神圣之医，能疗人之心，预使不致于有病。

今之医者，惟知疗人之疾，而不知疗人之心，是犹舍本逐末，不穷其源而攻其流，欲求疾愈，不亦愚乎？

虽一时侥幸而安之，此则世俗之庸医，不足取也。"

——《东医宝鉴》

改易心志：蜀僧病愈归蜀的故事

古代中医遵循"神为形之主，形为神之舍"的观念，强调在实践中形神合参，形和神要结合起来进行观察，并在做详尽的身心观察之后，调动自己的叙事资源，对病人进行整体治疗。在叙事医学语境下，就是药物和手术刀对应"形"的治疗，而叙事则对应"神"的调节。叙事医学也强调"因郁致病"和"因病致郁"这两种情况的叙事介入，只有医者愿意投入自己的叙事智慧帮助患者进行叙事统整和叙事调节，让其在生病前后对自己的生命故事有一个重新的阐释，不再受困于不利于自己身心健康的故事，这样才能从源头上彻底治愈患者。

中医强调"治病求本""急则治其标，缓则治其本"，也就是说，对于不急的病要与患者多一点进行叙事性沟通，以了解其生病的根本原因。《黄帝内经·素问·移精变气论》有云："闭户塞牖，系之病者，数问其情，以从其意，得神者昌，失神者亡。"其中"数问其情"是在医者所观察到的"形失常"或"神失常"的基础上，以患者身心状态变化为中心，在隐私的环境中和真诚信任的氛围中，帮助患者放松身心，自然吐露"真情"，促进患者身心感受的释放。这里强调的正是医患之间的叙事共同体关系——用一个充满爱的生命，来照亮另一个需要爱的生命。

元代名医朱丹溪的恩师、宋末元初医学家、钱塘名医罗知悌非常注重通过观察病人的"形"与"神"，来判断其"身"与"心"的状况，并在建立叙事共同体关系之后，用人文关爱之心和精湛的医术治愈患者。《格致余论·张子和攻击注论》中记录了这样一个故事：

> "一蜀僧，黄瘦倦怠，离乡久远，思母欲归不能，朝夕西望而泣，遂病瘤积。罗诊病后，并不用药，令其休养，每日以牛肉、猪肚之类滋补之，且好言抚慰日后必送之归蜀。半月后僧形气渐苏，罗与桃仁承气汤一日三剂峻下之，所下皆血块痰积，病根得铲，又将养半月余，病愈归蜀。"

在临床诊疗过程中，医者绝不能只关注患者的疾病，更要关注患者的心。此则医案是中医实践中"身心并治"的范例。罗知悌审病知原，通过"问病""望形"与"望神"相结合，与病僧建立良好的叙事连接，得知其病因在于思母心切，返归无望，情志日笃，形销骨立，倦怠不堪，脏腑内形成了留滞之物，此形消于外，如果只注重攻则邪气，就会伤其正气，去生机更远。罗知悌深知，药物治疗并不能消解僧人心中的郁结之气，因此在对患者有了全面了解之后，先以肥甘调理其"形消"，后辅以好言开导，使其郁结之气得以舒缓，再施以药物针对由情绪所致的器质病变，最后资助患者盘缠回家探母，病遂根除，从而愈病。

罗知悌"其精过于承蜩，其察过于刻棘"、其治"投几顺变，间不容发"的高超医技，不能不让后辈医者叹服。如果罗知悌只注重察人之"形"，不知其内心忧虑，不去追溯与他"神失常"相关的故事，而立刻用药，那么，即便短时间内治好了表面的病，僧人也会再次陷入疾病状况。而假若罗知悌只注重观察僧人的"神"，从僧人那里得知僧人思母心重的故事，而没有观察到僧人"黄瘦倦怠"，不懂得一面调养其身体，一面好言相抚慰，在其"形气渐苏"之后，铲除其身体疾病的病根，也会造成僧人的整体状况难以恢复如初。这与叙事医学倡导的叙事介入与药物调节相辅相成是一个道理。

被誉为"建安七子"之一的东汉时期哲学家、文学家徐干（170—217）在其论著《中论·考伪》中提到，"内关之疾也，非有痛痒烦苛于身，情志慧然，不觉疾之已深也。然而期日既至，则血气暴竭，故内关之疾，疾之中矢，而扁鹊之所甚恶。以卢医不能别，而遭之者不能攻也。"具有高超的职业叙事能力的医者一方面能够积极预防由于叙事闭锁和叙事断裂所引发的"情志之疾"，另一方面也善于觉察病人已经不知不觉陷入的"内关之疾"，运用自己的叙事智慧，引导其理解"非有痛痒"，却"疾之已深"，需要从内而外地进行调节，否则难以保全性命。

> "未来之事莫预虑，既去之事莫留念，见在之事，据理应之，而不以利害惕心，得失撄念。
>
> 　如此，则神常觉清净，事常觉简少。
>
> 　盖终日扰人方寸，憧憧役役不得休息者，不过此三种念头扫涤不开耳。"
>
> ——清代程文圃《医述》

疑虑叙事闭锁：不药为药的智慧

华佗在其《青囊秘录》中提到：善医者必先医其心，后医其身，再医其病。现代医学也有许多研究证明，80%以上的疾病是由情绪和内心状态引发的身心健康问题。作为医生，如果只注重症状，而不去探究症状背后的深层次原因，我们就很难真正治愈他们。

汉代应劭写了一部叫《风俗通义》的书，记录了很多"见怪惊怖以自伤者"，就是少见多怪，还把自己吓出毛病来的人。"杯弓蛇影"就是写应劭祖父应郴遇到的一个故事。

> 某年夏至那天，当县令的应郴把主簿杜宣请来一起饮酒。当时，在喝酒的厅堂的北墙上，悬挂着一张红色的弓。由于光线折射，那张弓投射在酒杯中的影子就像一条蛇在蠕动。杜宣又怕又恶心，可这是上司请喝的酒，只好硬着头皮喝下去，当天就觉得胸部和腹部都疼痛异常，难以忍受，连吃饭、喝水都非常困难，服用各种药物，也不见好转。
>
> 有一天，应郴因为有事，来到杜宣家中，发现他病得很重，便询问他怎么会得这种病。杜宣把那天喝酒时的事告诉了他，并坚持说那条蛇还在他的肚子里。应郴回到厅堂里冥思苦想，看到悬挂在北墙上的那张红色的弓，心中明白了，立刻把杜宣接来。他让杜宣坐在原来坐的位置上，斟了一杯酒，随后指着杯中的"蛇"对杜宣说："你所说的蛇，只不过是墙上那张弓的倒影而已，并不是真正的蛇。"杜宣验看了以后，相信果真如此，心情马上好转，轻松下来，病也很快就好了。

俗话说：心病终须心药治，解铃还须系铃人。对于病原明确的疑心病患者，可以了解病因，阐明真相，以解除其疑虑。但是，对于不可理喻的疑虑叙事闭锁而言，我们必须因势利导，而非一味责怪其疑心太重。

本文提到的这位叫做应郴的人尽管没有医学背景，也不是什么医生，但是他阅历丰富，积累了一定的叙事资本，同时也愿意与朋友建立人际间的叙事连接，他亲自登门造访患病的朋友，聆听朋友患病前后的故事，寻找致病的蛛丝马迹，最后巧妙"治愈"了朋友的"病"，解除了朋友正在遭受的苦难。生命健康叙事理念总是倡导为医者，首先要有医德，而"德"就是"十目一行"和"一心一意"（"德"繁体字的解读）地对待患者和患者家属以及周边的同事和普通民众。在医疗语境下，就是倡导医生问诊患者前，首先需要对患者进行文本细读，用心对待患者和患者家属。

明朝医家江瓘在其著作《名医类案·诸虫》中记载了一个类似的故事，名医吴球用"不药而药"的方式将病人从疑虑叙事闭锁中引导出来。故事原文如下：

"一人在姻家，过饮醉甚，送宿花轩。夜半酒渴，欲水不得，遂口吸石槽中水碗许。天明视之，槽中俱是小红虫，心怅然而惊，郁郁不散，心中如有蛆物，胃脘便觉闭塞，日想月疑，渐成癈隔，遍医不愈。吴球往视之，知其病生于疑也。用结线红色者，分开剪断如蛆状，用巴豆二粒同饭捣烂，入红线，丸十数丸，令病人暗室内服之。置宿盆，内放水。须臾欲泻，令病人坐盆，泻出前物，荡漾如蛆，然后开窗令亲视之，其病从此解，调理半月而愈。"

故事说的是有一士人去姻亲家赴宴，因为高兴，饮酒过量，醉得很厉害，被人送至后花园处安歇。深夜时分，他感到口渴难耐，但因客居不熟悉环境，一时找不到水喝。情急之中，看到花园的院子里一处石槽里有水，就猛吸了几口，缓解焦渴之后，继续回房酣睡。到第二天天亮时，士人起床，走进院子，发现石槽的积水中尽是游动的小红虫子，顿时恶心不已，忧心忡忡，感觉心窝憋闷堵塞。从此，他每天不论喝水还是吃饭时，都会想起石槽积水里很多小红虫子游动的场景。他越想越不舒服，总觉得胃中有蛆虫，胃脘胀痛，不思茶饭，身体日渐瘦弱。家人为其寻医访药，但是四处求医，都没有治好他的病。

吴地名医吴球应邀前去诊治，一番问诊和观察之后，知晓此人的疾患起因于疑虑。于是，吴球跟病家说，你的问题不大，我这有一剂祖传的驱虫神药，配好后与你服下，红虫即可杀尽。吴球将红丝线剪成数段，再用两粒巴豆（中医常用泻药）和饭一起捣烂，放入红丝线，和成数十颗药丸。然后，吴球叮嘱病人在昏暗的房间内将药丸服下，又在便盆内先放少许清水，不一会儿，病人就想腹泻，连忙让病人坐于便盆。当病人泻出之前服下的东西时，漂浮荡漾在水上的红丝线就如同条条蛆虫一样，此时，医生打开房间的窗户，让患者亲自检视自己的排泄物。患者心中疑虑顿解，心情立即变得爽朗了起来，继续调理了几天之后，身体恢复如初。

> "每一个人都有自己的故事，不同的是你是让你的故事赋予你能量还是被你的故事所戕害。"
>
> ——著名作家和领导力演说家
>
> 桑尼·约翰斯顿（Sunny Dawn Johnston）

中还是不中：赶考秀才的梦

人类之所以与其他物种不同，就在于叙事能让人们超越单纯的主观或客观，建立起"互为主体性"的世界，叙事的强大力量，不言而喻。一个濒临退学、快要自我放弃的学生，可能因为老师讲述的一个故事，而改变自己的态度。叙事是无形的，却能实实在在在我们身上留下痕迹。叙事方式的微小调整会对我们的生活产生巨大影响，因而我们要创设积极故事，从正面解读自己的生活故事，甚至梦境，才能充分挖掘自己的生命潜力，避免陷入生命的沼泽地。对于梦境的解读，将其放入不同的叙事框架，看到的是不同的结局。曾经读到过一个将梦境的叙事框架调整之后，结局完全不一样的故事：

一位秀才第二次进京赶考，住进一家以前住过的客栈里。考试前一天，他接连做了两个梦：第一个梦，梦到自己在墙上种高粱；第二个梦，梦见自己在下雨天戴着斗笠，还打伞。紧张焦虑的秀才找到算命先生，当他将两个梦境的内容讲给算命先生一听，算命先生立刻大叫不好，说："你还是回家去吧！高墙上种高粱，不是白费力气吗？戴斗笠，还打伞，不是多此一举吗？"秀才一听，心灰意冷，回店收拾包袱准备回家。

店老板觉得秀才临考前收拾包袱回家，有些奇怪，就找到秀才问原因。秀才将梦和算命先生的解梦事情说出来，店老板笑着对秀才说："我也会解梦，我觉得从这两个梦来看，你这次一定会高中。你想想，墙上种高粱，不是高种（中）吗？戴斗笠打伞，不是说明你这次是有备无患吗？"秀才一听，觉得非常有道理，于是，信心十足地去参加考试，最后，中了榜眼。

这个故事值得我们思考。对故事或者梦境的不同解读，真的可以改变一个人的人生。当我们选择只看到故事的阴暗面时，我们当然看不见光明；当我们选择悲观的叙事框架时，无论故事里面有多少好的情节，我们也会将其解读为有阴郁色彩的故事。如果我们遇到事情，总是习惯从悲观的一面去看待它，是非常危险的，会让我们失去许多眼前的机会，甚至彻底打乱我们的生活。阴郁的叙事框架会抑制我们的进取心，打击我们的信心，破坏我们原本宁静的心态，让我们无法提起勇气面对挑战。

> "叙事连接是人与人之间感觉到被理解、被倾听和被重视时所产生的能量。
>
> （I define narrative connection as the energy that exists between people when they feel seen, heard, and valued.）"
>
> ——布芮尼·布朗（Brené Brown）

丧子妇人与罂粟花

有一位妇人，自己心爱的孩子因病身亡。这位妇人因为伤心过度而精神错乱，抱着死去的孩子在城里徘徊，见人就说："请救救我的孩子吧，他没有死。""请给我的孩子一点药吧。"

有人见她如此可怜，便带她到释尊（释迦牟尼佛）那里。

释尊对她说："好！我给你良药。你到城里去向人要一朵白色的罂粟花，不过，这朵花必须向'从未有人过世的人家'取得才可以。"

于是，这位妇人挨家挨户去打听，但怎样也找不到一户"从未有人过世的人家"。终于，她自然地领悟到"人必定会死"，自己的悲伤不是什么非比寻常的事。

除了有维持身体营养所需的食物、遮风避雨的庇护所和亲友的关心陪伴之外，分享故事是我们立足于世最重要的必需品。文中的妇人在挨家挨户打听的过程中，开门的人势必会与这位妇人分享家中曾有过世亲人的故事。

美国畅销书作家、小说家苏·蒙克·基德（Sue Monk Kidd）说过："事实是，为了治愈他人，我们需要讲述我们自己的故事并让故事得到见证……故事本身变成一个容器，支撑着我们，让我们能够整理混乱的经历。正如我所说我的恐惧、觉醒、挣扎和转变的故事，如果我们能让其他女性接受、聆听和验证我们的故事，我们就得到了疗愈。我也需要听其他女性的故事，借此才能看到并拥抱我自己的故事。有时，另一个女人的故事会变成一面镜子，向我展示我从未见过的自我。当我听她讲述时，她的经历让我回顾和检视我的经历，她的问题会引起我的注意，她的冲突照亮我的冲突，她的决心唤起我的希望，她的力量召唤我的力量。即使我们的故事和生活大相径庭，这一切也可能发生。"

生命健康叙事理念认为：治愈是对生命故事的再次阐释。

> "诊病不问其始，忧患饮食之失节，起居之过度，或伤于毒，不先言此，卒持寸口，何病能中，妄言作名，为所穷，此治之四失也。"
>
> ——《黄帝内经·素问·征四失论》

穷其病源方致疗愈

李先生出身农村，从小家境不是很好，是一位很勤劳的人，经营着一家工厂。由于李先生心地善良，为人慷慨，总是喜欢替客户着想，因此，他的朋友很多，订单也很多。李先生后来在郊区买了一处大房子，设有独立房间和洗手间等，很是宽敞阔气，李先生自觉尽孝的时候到了，便将年迈的父母亲接过来同住，自己也很是欣慰。李先生父母更是勤俭持家，日子过得很好，一家人其乐融融，朋友和邻居都很羡慕。

半年后，李父李母经常咳嗽，胸闷气短，到一家医院呼吸科就诊，检查结果出来后，发现呼吸道系统有问题。恰巧呼吸科张主任是李先生的好朋友，平时大家忙里偷闲也会偶尔小聚一下。张主任了解到，李父李母以前常年在乡下务农，身体硬朗，没有肺部疾病，也没有任何基础性疾病，日出而耕，日落而息，生活习惯良好。对于李先生父母的病因张主任百思不得其解，决定亲自登门去李先生家做客。李先生很是开心，因为张主任平时工作太过繁忙和劳累，每次他们都是在靠近医院的茶馆小聚，难得张主任能来自己郊区家里做客。

张主任应邀来到李先生家里后，主动叫李先生引导自己观看其家中的布置和装修风格等，其间，特别提出要到李父李母的房间看看。李父李母起初不太情愿，心想老人家的房间有什么好看的，但是碍于情面，还是引领张主任到了房间。出乎意料的是，李父李母的房间堆满了瓶瓶罐罐和纸皮，由于房间不通风，部分纸皮已经发霉发黑。一些瓶瓶罐罐很显然是从外面捡拾回来的，因为上面还有泥土和蚂蚁等小虫，张主任没有说什么，只是慢慢踱步，陷入了思考。

第二天，张主任特别给李先生单独打了一个电话，说已经找到老人家的病因了。张主任说：老人家太过节俭，家里堆放了太多容易发霉和变质的东西，最致命的是，老人家房间的空气不流通，久而久之，就对呼吸系统造成损伤。考虑到老人家年事已高，暂时不主张做手术切除肺结节，先把老人家房间里的东西和院子里没用的东西全部清走，并做消毒和通风处理。建议老人家暂时用药调理一段时间后再做检查，到时看看情况再定是否需要手术。

李先生这才恍然大悟，后来耐心说服父母亲以后不要再这般勤俭持家了，有些东西第一时间一定要清理掉，不必攒到一起再卖掉，否则整个家庭所有人的健康都要受到严重影响，得不偿失。李父李母也意识到了问题的严重性，索性把家里没用的东西全部清理掉了。过了几个月，李父李母到医院复查，结果发现肺部问题明显好转。张主任很是满意，又开了一点药，特别叮嘱老人家要多到外面呼吸新鲜空气，多吃新鲜的蔬菜和水果等。

现代人太过于依赖医生与药物来实现健康，殊不知，每一个人是自己健康的第一责任人，出现健康问题，首先应该审视自己的生活习惯。明代著名医者张景岳在其《类经·标本类》中言，急则治其标，缓则治其本。对于医者而言，除了需要借助药物和手术刀来帮助患者应对急性的问题之外，还需要协助患者观察和反思自己的生活环境和生活习惯，从而一边接受治疗，一边做出积极调整。古代就有许多医者通过细心观察患者的生活环境的改变，找到病源，最终成功地"治其本"的故事。清代学者陆以湉在其《冷庐医话》中记载了当时名医崔默庵的几则故事：

> 安徽太平县一个少年，出痘，"遍身皆肿，头面如斗，诸医束手"。崔氏诊之，觉得"六脉平和，唯稍虚耳，骤不得其故。"于是坐于病人榻前，观其饮食、动静。后知其乃新婚，家中器具为新漆。久之，觉其室中漆气熏人，"忽大悟曰：'吾得之矣！此乃中漆毒耳。'"即今之所谓油漆过敏之症。"急令别迁一室，以螃蟹数

个生捣，遍敷其身，一二日肿消痘现。" "服药而愈。" "其慎细
若此。"

在这个故事里，有个年轻人新近娶妻，不久出痘疹，全身都肿了，头面
部像斗一样大。许多医生都没有办法，就请崔默庵给他诊治。崔默庵认为其他
医生都没有办法诊断和对症下药，说明一定有什么细节被医者忽略了，导致难
以诊断。因而，崔默庵面对病人仔细观看，反复诊察，希望能够从各种蛛丝马
迹中找到病因，他观察患者的居室，发现由于年轻人新婚，床铺桌椅都是新漆
的，油漆散发出刺激的气味。这时崔默庵想到了病人的病因所在，赶快让病人
去另一个房间，再用一些应对漆器毒害的药物，第二天，病人浮肿消退。原
来那病人被漆气伤犯，其他医生都不知道。

崔氏精于医术，也善于细致观察和认真思考引发疾病的根本原因。"临证
精细，若不得病源，必反复诊视，又沉思数日始得其原因。"崔氏深入患者生
活的环境，找到了遍身皆肿的根本原因，通过用药解决其急症，然后建议其移
居其他房间，而使问题得到最终解决。

在另一则故事中：

> 粤东吕某女，为后母尹氏所忌，佯爱之，亲为濯衣，潜以樟木磨
> 如粉，入米浆糊女衣裤，女服之瘙痒不止，全身浮突，酷类麻风。延
> 医疗治，经年不瘳。问名者绝踵不至，将送入疯林。吕不忍，复请名
> 医程某治之。程察脉辨色，见其面无浊痕，手搔肌肤不辍，曰："此
> 必衣服有毒所致。"令取其衣涤之，浆澄水底，色黄黑而味烈。程
> 曰："樟屑舂粉，坏人肌肉所致，此必为浣衣者所药，非疯也。弃其
> 衣勿服，病自可已。"如其言果然。吕询得其情，遂出尹氏。

如果程氏不去认真了解吕姓女的家庭状况，不仔细观察其问题所在，吕姓
女就将被送去麻风村，从此遭受被家人抛弃、被社会所歧视的悲惨命运。唐代
杰出医学家、寿至百岁的医圣孙思邈曰："夫为医者，当须先洞察病源，知其
所犯，以食治之，食疗不愈，然后命药。"在医者用药之前，如果能够运用其
他方式解决疾病根源，尽量先不用药，毕竟用药三分毒。

> "有所忿懥则不得其正，
>
> 　有所恐惧则不得其正，
>
> 　有所好乐则不得其正，
>
> 　有所忧患则不得其正。"
>
> ——《大学》

雄鸡一声天下白：古人的叙事智慧

唐代诗人李贺的《致酒行》讲述的就是当年李贺返乡途中借住客栈的主人家运用叙事智慧让他心胸豁然开朗，走出困境的故事。"雄鸡一声天下白"这句形象地赞扬了叙事性开导所生出的奇效。

致酒行

李贺

零落栖迟一杯酒，主人奉觞客长寿。

主父西游困不归，家人折断门前柳。

吾闻马周昔作新丰客，天荒地老无人识。

空将笺上两行书，直犯龙颜请恩泽。

我有迷魂招不得，雄鸡一声天下白。

少年心事当拿云，谁念幽寒坐呜呃。

这首诗最出名的一句，就是"我有迷魂招不得，雄鸡一声天下白"。

这首诗大意是说，诗人滞留在异乡，进退两难，他以汉武帝时的主父偃自比，昔日主父偃西入关，郁郁不得志，有家难归，遭到许多人的白眼鄙视，满腹心酸无人理解，而自己也是同样的落魄，久居异乡而一事无成。听了诗人的故事，主人家没有用苍白的语言劝他，而是捧起一杯酒，给他讲了一个故事：

　　我呀，曾听过唐代名臣马周的故事。话说在唐朝初年，名臣马周郁郁不得志，受地方官吏的侮辱，处境狼狈，也长期滞留在新丰客栈里，客栈的老板待他比商贩还不如。后来马周通过帮达官代笔写奏折，得到了太宗皇帝的赏识，从而对他破格提拔，从此他仕途通达，成为"布衣宰相"。

　　诗人听到主人家这样一说，马上表示：我过去是走夜路迷失了魂魄，自己招不回来，一心只想着科考一途，哪里知道还有别的路子呢。先生一席话，好比雄鸡一声啼，让我见到天光，茅塞顿开，招回了我迷失的魂魄。

　　人际叙事智慧能够让一个生命主体生发出一种"和顺积中，英华发外"（《礼记·乐记》）的独特生命光环。我们判断彼此智慧的主要方式也是通过我们所讲述故事的质量来衡量。叙事智慧通常归属于拥有丰富多样的故事并能在正确的时间和正确的地点讲述正确故事的人。

　　叙事智慧是基于已有的生命体验和叙事资本的积累，在与自我和他人建立叙事连接的前提下，理解目前所遭遇的复杂境况，预测叙事进程走向，改变认知并化解危机的能力。叙事智慧不同于智力，智力很可能随着年龄增长而下降；而叙事智慧则随年龄增长而增长，随着我们叙事资本的主动积累而增长。如果叙事资本累积到一定程度，变成可以引发人的内在自觉改变的力量，就成为真正的人际叙事智慧。

附　　录

叙事处方

青年抑郁症叙事处方：

吉本芭娜娜（吉本ばなな）《虹》《厨房》《哀愁的预感》

约翰·海利（Johann Hari）《照亮忧郁黑洞的一束光》（*Lost Connection*）

白洗嬉《虽然想死，但还是想吃辣炒年糕》

东野圭吾《解忧杂货店》

马修·约翰斯通（Matthew Johnstone）《我有一只叫抑郁症的黑狗》（*I Had a Black Dog：His Name Was Depression*）

凯文·布雷尔（Kevin Breel）《活着就很伟大》（*Boy Meets Depression：Or Life Sucks and Then You Live*）

安东尼·斯托尔（Anthony Storr）《丘吉尔的黑狗》（*Churchill's Black Dog*）

格雷姆·考恩（Graeme Cowan）《我战胜了抑郁症：九个抑郁症患者真实感人的自愈故事》（*Back from the Brink：True Stories and Practical Help for Overcoming Depression and Bipolar Disorder*）

伊丽莎白·斯瓦多（Elizabeth Swados）《我的抑郁症：一个绘本叙事作品》（*My Depression：A Picture Book*）

青少年成长烦恼叙事处方：

艾玛·华森（Emma Watson）的电影作品《壁花男孩》（*The Perks of Being a Wallflower*）

坪田信贵《垫底辣妹》

青少年焦虑叙事处方：

丽莎·汤普森（Lisa Thompson）《喜欢坐过山车的男孩》（*The Rollercoaster Boy*）

敦·德勒根（Toon Tellegen）《刺猬的愿望》（*Het Verlangen Van De Egel*）（社交焦虑）

职业叙事闭锁叙事处方：

林语堂《生活的艺术》

李开复《向死而生：我修的死亡学分》

雅莉安娜·哈芬登（Arianna Huffington）《从容的力量》（*Thrive: The Third Metric to Redefining Success and Creating a Life of Well-being, Wisdom, and Wonder*）

娜欧蜜·夏拉盖（Naomi Shragai）《错把工作当人生的人》（*The Man Who Mistook His Job for His Life*）

瑞秋·欧蜜拉（Rachael O'meara）《人生需要暂停键：从失速的追求中刻意抽离，与真正的渴望重新对焦》《出走，找回你的内在力量》（*Pause: Harnessing the Life-Changing Power of Giving Yourself a Break*）

老年叙事闭锁叙事处方：

印度电影《老爸102岁》

林语堂《八十自述》

佐藤初女《心灵接待所：94岁仍旧抚慰人心的生命导师》

陈光中《走读周有光：一位智慧长者超越百年的故事人生》

岸田衿子《狮子吉欧吉欧的皇冠》

笹本恒子《100岁的幸福论：开心生活的五大秘诀》

芙罗里达·史考特·麦克斯威尔（Florida Scott-Maxwell）《日子的测量》（*The Measure of My Days*）

坂本健一《今日公休：90岁书店老板的生命情书》

津端修一、津端英子《积存时间的生活》《积存时间的生活续集：从两个人到一个人》

丘引《与快乐共老：15个活出自我的后青春提案》

日野原重明《活好：我这样活到105岁》《献给拥抱生命的你：百岁名医分享生命、爱与宽恕的人生智慧》

创伤叙事闭锁处方：

张西《我还是会继续酿梅子酒》

克丽欧·韦德（Cleo Wade）《谁都是带着心碎前行》（*Heart Talk：Poetic Wisdom For a Better Life*）

道尔顿·特朗博（Dalton Trumbo）《无语问苍天》（*Johnny Got His Gun*）

癌症：

林虹汝《癌症学校教我的事》《没有任何事，能阻止我享受生命的美好》（淋巴癌、白血病、多发性骨髓瘤）

杨衿记《怒放的生命：100个活过五年晚期肺癌患者抗癌记》（肺癌）

苏珊·桑塔格（Susan Sontag）《疾病的隐喻》（*Illness as Metaphor*）（乳腺癌）

卡瑟琳·康威（Kathlyn Conway）《平淡人生：疾病回忆录》（*Ordinary Life: A Memoir of Illness*）（淋巴网状细胞肉瘤）

安娜·昆德兰（Anna Quindlen）《真情无价》（*One True Thing*）（卵巢癌）

巴特勒和罗森布罗姆（Butler and Rosenblum）《癌症的两种声音》（*Cancer in Two Voices*）（癌症）

爱德华·萨义德（Edward Said）《格格不入：一部回忆录》（*Out of Place: A Memoir*）（髓细胞性白血病）

阿尔茨海默病：

电影《我想念我自己》（*Still Alice*）

电影《困在时间里的父亲》（*The Father*）

电影《妈妈！》

其他疾病：

爱尔兰作家克里斯蒂·布朗的小说改编电影《我的左脚》（*My Left Foot*）（先天脑性麻痹）

帕拉秋（R. J. Palacio）《奇迹男孩》（*Wonder*）（崔契尔-柯林斯症候群）

瑞曼（Rachel Naomi Remen）《厨房餐桌的智慧：治愈你的故事》

（*Kitchen Table Wisdom: Stories That Heal*）（克罗恩病）

魏玛（Joan Weimer）《后背之语：教会迷失的自我讲述故事》（*Back Talk: Teaching Lost Selves to Speak*）（背部损伤）

埃里斯（Carolyn Ellis）《最后的协商：一个关于爱、失去与慢性疾病的故事》（*Final Negotiations: A Story of Love，and Chronic Illness*）（肺气肿）

电影《留住有情人》（*Dying Young*）（白血病）

电影《爱上触不到的你》（*Five Feet Apart*）（囊状纤维化症）

印度电影《跳痛先生》（*The Man Who Feels No Pain*）（先天性痛觉不敏感症合并无汗症）

查尔斯·莱维特（Charles Leavitt）《真爱奇迹》（*The Mighty*）（自闭症与小儿麻痹症）

照护者叙事处方：

Pam Pam《癌症好朋友》（*Good Friend，Cancer*）

张曼娟《我辈中人》《以我之名：写给独一无二的自己》

平山亮《我是儿子，我来照顾：28位儿子照顾者的长照路故事》

萝拉·李普斯基、康妮·柏克（Laura van Dernoot Lipsky & Connie Burk）《创伤照管：照顾别人的你，更要留意自己的伤》（*Trauma Stewardship：An Everyday Guide to Caring for Self While Caring for Others*）

马克·席尔维（Marc Silver）《乳癌患者的丈夫》（*Breast Cancer Husband*）

珍妮丝·史普林（Janis Abrahms Spring）《老爸给我的最后一份礼物》（日记形式）

潘妮·温瑟尔（Penny Wincer）《照顾别人，是一门不可能完美的艺术：一个全职照护者的生命故事》（*Tender：The Imperfect Art of Caring*）

其他生命困境：

丧夫：主妇之友社的《以爱之名说再见：失去丈夫后重启人生的方法》；约翰·欧文（John Irving）《新汉普夏饭店》（*The Hotel New Hampshire*）

丧父：琳达·纽伯瑞（Linda Newbery）《雪山男孩与幻影巨怪》（*The Brocken spectre*）；韩国作家文智娜《宁静又美丽的回忆国度》

丧母：麦克斯·波特（Max Porter）《悲伤是长着羽毛的生灵》（*Grief is the Thing with Feathers*，又译《悲伤长了翅膀》）；皮姆·凡赫斯特（Pimm van Hest）《爱，无所不在》（*Everywhere and All Around*）

丧子：哈洛德·库希纳（Harold S. Kushner）《当好人遇上坏事》（*When Bad Things Happen to Good People*）；日本作家城井文《云上的阿里》

丧亲：阿涅伊丝·马丹－吕岗（Agnès Martin-Lugand）小说《快乐的人看书并喝咖啡》（*Les Gens Heureux Lisent et Boivent du Café*）；吉利斯·蒂伯（Gilles Tibo）《麦先生的旅行》（*Le Grand Voyage De Monsieur*）；诺拉·麦肯纳利（Nora McInerny）《悲恸的保存期限：陪伴自己与他人面对生命重大失去的幸存法则》（*No Happy Endings：A Memoir*）

被家人抛弃：安房直子《直到花豆煮熟》

夫妻矛盾：达妮拉·库洛特（Daniela Kulot）《鳄鱼爱上长颈鹿》（*Crocodiles Fall in Love with Giraffes*）

孤儿：《海的尽头是草原》

丧宠：约翰·伯宁罕（John Burningham）《阿里的飞机》（*Air Miles*）；辛西娅·赖兰特（Cynthia Rylant）《狗天堂》《猫天堂》；茱蒂丝·维斯特（Judith Viorst）《想念巴尼》（*The Tenth Good Thing About Barney*）；艾伦·霍华德和马克·格拉厄姆（Ellen Howard & Mark Graham）《墨菲和凯特》（*Murphy and Kate*）；玛格利特·怀尔德（Margaret Wild）《托比》（*Toby*）；桑妮亚·费兹派崔克（Sonya Fitzpatrick）《天堂没有不快乐的毛小孩：55个真实故事，回覆你最牵挂的16个问题》（*There Are No Sad Dogs in Heaven: Finding Comfort After the Loss of a Pet*）

面对弟弟妹妹的出生所引起的情感失落：《小菲菲和新弟弟》《彼得的椅子》《鳄鱼怪》

不满哥哥姐姐的管教：《大姐姐和小妹妹》

未成年人面对自己的疾病和死亡：埃里克－埃马纽埃尔·施米特（Eric-Emmanuel Schmitt）《奥斯卡与玫瑰奶奶》

父母离异：《保罗的超级计划》

好友去世：伊芙·班廷（Eve Bunting）《小鲁的池塘》（*Rudi's Pond*）

老年独居：梅·萨藤《过去的痛：梅·萨藤独居日记》

患得患失：梁爽《当你又忙又美，何惧患得患失》

战争创伤：村上春树《奇鸟行状录》

毒品或药物成瘾：小胡伯·塞尔比（Hubert Selby Jr）同名小说改编的电影《梦之安魂曲》（*Requiem for a Dream*）

艾滋病照护：丽贝·卡布朗（Rebecca Brown）《身体的礼物》（*The Gifts of the Body*）

自杀：麦特·海格（Matt Haig）《午夜图书馆》（*The Midnight Library*）；尼克·霍恩比（Nick Hornby）《自杀俱乐部》（*A Long Way Down*）；詹妮弗·尼文（Jennifer Niven）《生命中的灿烂时光》（*All the Bright Places*）；保罗·科埃略（Paulo Coelho de Souza）《维罗妮卡决定去死》（*Veronika Decides to Die*）；弗雷德里克·贝克曼（Fredrik Backman）《明天别再来敲门》（*A Man Called Ove*）

肥胖：丽莎·费普丝（Lisa Fipps）《海星女孩》（*Starfish*）

失恋：苏菲·卡尔（Sophie Calle）《极度疼痛》（*Douleur exquise*）

单身：洛根·尤里（Logan Ury）《哈佛×Google行为科学家的脱单指南》（*How to Not Die Alone: The Surprising Science That Will Help You Find Love*）

自然灾难或人为灾祸失去家园：维拉·毕·威廉斯（Vera B. Williams）《妈妈的红沙发》（*A Chair for My Mother*）

父母破产或家庭变故：凯瑟琳·派特森（Katherine Paterson）《逆风飞翔：一个少女勇者的画像》（*Lyddie*）；陈致元《一个不能没有礼物的日子》；贝蒂·史密斯（Betty Smith）《布鲁克林有棵树》（*A Tree Grows in Brooklyn*）

孤儿：佛瑞斯特·卡特（Forrest Carter）《少年小树之歌》（*The Education of Little Tree*）；約翰娜·施皮里（Johanna Spyri）《海蒂》（*Heidi*）

家庭贫困：彼得·勒文《风雨哈佛路》（*Homeless to Harvard：The Liz Murray Story*，又译《最贫穷的哈佛女孩》）；桑德拉·希斯内罗丝（Sandra Cisneros）《芒果街上的小屋》（*The House on Mango Street*）

阅读障碍：电影《长安三万里》；电影《地球上的星星》

身材矮小，自卑：埃尔文·布鲁克斯·怀特（E.B.White）《精灵鼠小弟》（*Stuart little*）

更年期：达西·斯坦克（Darcey Steinke）《盘点日记》（*Flash Count Diary*）

口吃：汤姆·胡珀（Tom Hooper）《国王的演说》（*The King's Speech*）；乔丹·斯科特（Jordan Scott）《我说话像河流》（*I Talk Like a River*）

失眠：比尔·海斯（Bill Hayes）《睡魔：一个失眠者的自述》（*Sleep Demons：An Insomniac's Memoir*）；强纳森·柯（Jonathan Coe）《睡眠之屋》（*The House of Sleep*）

重度肢体残障或问题少年：加百列·葛利马（Gabriele Clima）《指间阳光》（*The Sun Between Your Fingers*）；苏珊·泰格蒂丝（Sosan Taghdis）《破袜子花拉》（*The Sock With a Hole*）

家有兄弟姐妹受智障或其他健康问题困扰：电影《黑气球》（*The Black Balloon*）；贝蒂·瑞·奈特（Betty Ren Wright）《我的姐姐不一样》（*My Sister Is Different*）；电影《奇迹男孩》（*Wonder*）

沉迷网络：陈榕笙《孤狗少年》

霸凌：法国作家马克·李维（Marc Levy）《偷影子的人》（*The Shadow Thief*）；凯西·卡瑟迪（Cathy Cassidy）《别告诉爱丽丝》（*Looking Glass Girl*）；露丝·尾关（Ruth Ozeki）《不存在的女孩》（*A Tale for the Time Being*）；泰·凯勒（Tae Keller）《陈珍妮的宇宙指南》（*Jennifer Chan Is Not Alone*）

意外截瘫或受伤：洁宁·夏合德（Janine Shepherd）《永不服输》（*Never Tell Me Never*）《振翅高飞》（*Dare to Fly*）；丹·米尔曼（Dan Millman）《深夜加油站遇到苏格拉底》（*Way of the Peaceful Warrior：A Book that Changes Lives*）

社交恐惧症：E.洛克哈特（E. Lockhart）《男友清单》（*The Boyfriend List*）；莎拉·巴纳德（Sara Barnard）《安静雷声》（*A Quiet Kind of Thunder*）

目标叙事闭锁叙事处方：丹·米尔曼（Dan Millman）《深夜加油站遇见苏格拉底》（*Peaceful Warrior*，又译《和平勇士》）